網膜剝離 stage 5 の細分類

（旧） stage 5：網膜全剝離
（新規） stage 5A：眼底検査で乳頭が見える
　　　　 stage 5B：眼底検査で乳頭が見えない（水晶体後部線維組織あるいは網膜剝離漏斗の閉塞による）
　　　　 stage 5C：stage 5B に前眼部変化（浅前房、角膜・虹彩・水晶体癒着、角膜混濁）が加わったもの

Regression 退縮

（新規） 残存する網膜無血管領域の範囲を記載する

Reactivation 再燃

（新規） 定義：治療後に新規 ROP 病変や網膜血管異常の出現
　　　　 全く同じ ROP が再発するという recurrence（再発）でなく、以前とは違った ROP の活動性が増した reactivation の用語を推奨する
　　　　 stage は "reactivated stage 2" のように記載する

後期の合併症

（新規） 晩期網膜剝離、網膜分離、残存する網膜無血管領域、黄斑異常、網膜血管異常（分岐異常、牽引、網膜ひだ、硝子体出血等）、緑内障

厚生省分類と新規国際分類の比較

厚生省分類		国際分類
Ⅰ型		Acute disease (Classic ROP)
1 期　網膜内血管新生		
2 期　境界線形成	←→	stage 1　Demarcation line
3 期　硝子体内滲出・増殖期		
初期	←→	stage 2　Ridge
中期 } 後期 }	←→	stage 3　Extraretinal fibrovascular proliferation mild, moderate, severe
4 期　部分的網膜剝離	←→	stage 4　Subtotal retinal detachment 4A　Extrafoveal 4B　Retinal detachment including fovea
5 期　網膜全剝離	←→	stage 5　Total retinal detachment 5A　Disc visible with ophthalmoscopy 5B　Disc invisible with ophthalmoscopy 5C　5B & anterior segment abnormalities
		Preplus disease, Plus disease（重症徴候）
Ⅱ型	←→	Aggressive ROP

文　献
1） Chiang MF, Quinn GE, Fielder AR, et al. : International Classification of Retinopathy of Prematurity, Third Edition. Ophthalmology 128 : e51-e68, 2021
doi: 10.1016/j.ophtha.2021.05.031.

未熟児網膜症国際分類の改訂について

この度、未熟児網膜症の国際分類が改訂されました。『小児眼科学』（p.274～283）および『未熟児網膜症』をお読みいただく際は、以下の要旨をご参照ください。

2022年2月
株式会社 三輪書店
（526-2刷・643-1刷）

未熟児網膜症国際分類の改訂（2021年）[1]

Zoneにおける変更

a) Zone I
（旧）視神経乳頭を端として＋28～＋30Dレンズで見える範囲を半径とした円内
（新規）視神経乳頭から中心窩までの距離の2倍を半径とした円内

b) Posterior zone II
（新規）zone IIのうち、zone Iに接する2乳頭径幅の領域

c) Notch 弯入
（新規）ROPが1～2時間の円周範囲で後方に弯入している状態

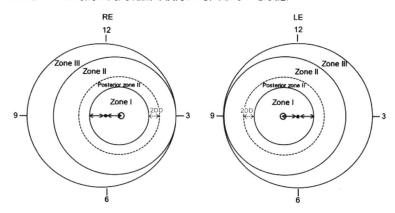

Plus Disease と Preplus Disease

（旧）Plus disease：網膜血管の拡張と蛇行
Preplus disease：網膜血管の拡張と蛇行があるが plus disease に達しないもの
（新規）正常から preplus disease、plus disease は網膜血管の拡張・蛇行で判断されるが、一連のスペクトラムであり、異常がある眼底象限の数や乳頭周囲の狭い範囲の所見ではなく、zone I 内の所見で判断されるべきである

Aggressive posterior ROP の名称変更

（旧）Aggressive posterior ROP
（新規）Aggressive ROP

未熟児網膜症

Retinopathy of prematurity

編集 東 範行 Noriyuki Azuma

三輪書店

序　文　preface

　未熟児網膜症は，小児の視覚障害の大きな原因である．発達途上の網膜血管の成長が障害されることによって生じ，硝子体内に病的新生血管が増殖して牽引性網膜剥離を起こす．一定期間を経て網膜症に自然に鎮静化し瘢痕化するが，血管増殖と網膜剥離は短期間のうちに進行するので，その活動期の間に的確に診断して治療を行い，疾患の後遺症である瘢痕をいかに軽度に収めるかが診療の目的となる．

　未熟児網膜症の発症に，周産期医療の進歩によって体重が非常に少ない児の生存が可能となり，近年増加するとともに，重症網膜症も多くみられるようになった．したがって，治療のタイミングが以前より短期間に限られ，さらなる的確な診断と治療が必要である．その検査や治療には技術習得の訓練が必要であるが，残念ながら教育を受けることができる施設が限られ，指導する専門医師の数も十分とはいいがたい．全身状態に問題がある患児が対象では，教育の効率が悪く，技術の習得に時間がかかる．全身の管理は，新生児科，麻酔科，その他の関連する診療科医師との連携が必須である．一方で，新生児集中治療室の整備が全国で進み，多くの医師が未熟児網膜症の診療にかかわる状況となっている．

　そこで本書は，未熟児網膜症について，検査と病態の理解，治療までを広く扱うとともに，さらに疾患の基礎的理解までを網羅する内容とすべく企画した．通常の教科書と構成を異にし，診療技術や診方，考え方を詳しく述べた実践編を前半に置き，疾患をさらに深く理解するための基礎編を後半に置いた．未熟児網膜症の診療で近年の最も大きな進歩は，広画角眼底カメラによる眼底撮影である．眼底全体を把握することができるので，眼底周辺部を含めて広く病変が起こる未熟児網膜症では，この撮影の意義はとても大きい．本書の大部分はこの写真が用いられている．カラー写真だけで病状がわかるように心がけたが，蛍光眼底造影写真も多く並列させた．ことに重症網膜症では，予想もつかない循環病態が起こっていることがおわかりいただけると思う．

　最も頻見されるであろう病期分類を扱った3章は，頁肩の章を示す色を明瞭にして，すぐに開けるようにした．病状の一瞬を写しとっただけでは実際の疾患の進行過程や治療における逡巡はわかりにくいので，症例の経過を多数載せた．さらにここでは，印刷された写真では判別しにくい微細な病変を理解するために，解説のためのシェーマを配した．病期分類については，厚生省分類と国際分類はともに優れているが，一長一短がある．厚生省分類は病変の位置と広がりを記載できず，国際分類は瘢痕期の記載が不十分である．そこで本書では，活動期は国際分類，瘢痕期は厚生省分類を用いた．網膜剥離については

stage 4, stage 5 だけでは複雑な増殖組織や網膜剝離の進行過程の詳細を表現しきれないので, 独自の記載を行った. また, 増殖組織の立ち上がりと網膜剝離の範囲を理解しやすいように, 眼球の概念図を置いた.

治療に関しては, 最も基本となる光凝固, 繊細な器具の使用によって長足の進歩を遂げた網膜硝子体手術について詳しく解説している. 近年, 未熟児網膜症に対しても, 成人の網膜血管疾患と同様に抗血管内皮増殖因子治療が試みられるようになって, 薬剤の国際治験が進行中であり, 新しい治療の選択肢になると考えられる.

これらの病態や治療の経過を理解するためには眼底写真に勝るものはないが, 良質な写真を揃えることはとても難しい. 筆者らはこれまで, 広画角眼底撮影によるカラー眼底写真と蛍光眼底造影写真を集積してきた. 今回, 以前上梓した『未熟児網膜症眼底アトラス』(エルゼビア・ジャパン; 2009 年) 等で用いた版権上使用できる優れたものも含めて, すべての病態にわたる写真を揃えさらに新たに撮影した多くを加えたので, きわめて充実したものとなっている.

さらに, 全身管理や家族へのインフォームド・コンセント, 新しい機器や遠隔医療などの最近のトピックスから, 鎮静化後のリハビリテーション・ロービジョンケアや晩期合併症に対する経過観察まで, 診療にかかわる重要な項目が網羅されている.

後半の基礎編では, 疾患の歴史や疫学で周産期管理と未熟児網膜症発症の推移が理解できるとともに, その診断・治療の発展にわが国の多くの医師がかかわってきたことがご理解いただけると思う. 病理や類似疾患は, 眼底を観察するときに網膜硝子体で起こっているであろう病態を想定するのに役立ち, 基礎研究は網膜血管疾患の研究を志す方々の参考になると期待される.

著者はわが国を代表する未熟児網膜症診療を専門とする医師が揃っており, 長年にわたって培ってきたノウハウが十全に記載されている.

本書が未熟児網膜症の診療にかかわるすべての方々の一助となれば幸いである.

2018 年 10 月

国立成育医療研究センター

東　範行

執筆者一覧

編　集

東　　範行	国立成育医療研究センター　病院　眼科診療部長，研究所　視覚科学研究室長

執　筆（掲載順）

東　　範行	国立成育医療研究センター　病院　眼科診療部長，研究所　視覚科学研究室長
清田眞理子	東京都立墨東病院　新生児科
仁科　幸子	国立成育医療研究センター　眼科
吉田　朋世	国立成育医療研究センター　眼科
林　　英之	福岡大学医学部　眼科学教室　教授
大森美依奈	小金井眼科クリニック　院長
横井　　匡	国立成育医療研究センター　眼科
太刀川貴子	東京都立大塚病院　眼科　部長
寺﨑　浩子	名古屋大学医学部　眼科学教室　教授
日下　俊次	近畿大学医学部　眼科教室　主任教授
野々部典枝	名古屋大学医学部附属病院　総合周産期母子医療センター　新生児部門　病院助教
塚本　桂子	国立成育医療研究センター　周産期・母性診療センター　新生児科
伊藤　裕司	国立成育医療研究センター　周産期・母性診療センター　新生児科　副センター長/診療部長
伊東　祐之	国立成育医療研究センター　麻酔科
富田　　香	平和眼科　院長
岡前むつみ	東京都立久我山青光学園　視覚障害教育部門　特別支援教育コーディネーター
川崎　　良	大阪大学大学院医学系研究科　視覚情報制御学（トプコン）　教授
近藤　寛之	産業医科大学　眼科学教室　教授
福嶋　葉子	大阪大学医学部　眼科学教室　助教

目 次 contents

実践編 —— 診療の向上のために

1章 未熟児網膜症とは —— その診療における心がけ (東 範行)

疾患の概念を理解する 2
発達途上の網膜血管に起こる増殖疾患である 2
病的血管新生と増殖には血管内皮増殖因子が関与している 2
病的血管新生と増殖が進行すると網膜剝離になって失明する 3
活動期と瘢痕期がある 3
発現頻度や重症度を決める最も大きな要因は網膜血管の未熟性である 3
高濃度酸素は未熟児網膜症を悪化させる誘因である 3
ほかにも発生に関与する多くの因子が考えられている 3
近年は軽症例の減少と重症例の増加の二極化がみられる 3

病態理解のために,病期分類を正確に知り現状を的確に診断することが重要である ... 3

未熟児網膜症診療の目標と心構え 4

血管新生を抑えるための治療 4
光凝固 4
冷凍凝固 5
抗血管内皮増殖因子治療 5

網膜剝離に対する治療 5

未熟児網膜症診療の教育 5

2章 眼底検査法と写真撮影法

眼底検査法 (清田眞理子) 6
わが国の診療環境 6
眼底検査の対象と時期 6
検査の準備 8
検査の方法 9
観察時の注意点 11

写真撮影法 (仁科幸子・吉田朋世) 13
RetCam®について 13
撮影前の準備 15
撮影の実際 15

眼底写真の利用法 18

手持ち眼底カメラでの撮影 18

その他の検査法（林　英之）.. 18

超音波Bモード検査 19

光干渉断層法 20

レーザー走査広角眼底検査 23

3章　網膜症の進行と病期分類

厚生省分類と国際分類（大森美依奈）... 26

厚生省分類 26

国際分類 26

活動期分類（国際分類）.. 28

病変の位置と範囲（location and extent of disease）（大森美依奈）.... 28

病期（stage）（大森美依奈）... 31

plus disease と pre-plus disease（大森美依奈）............................. 43

aggressive posterior ROP（厚生省分類 II 型）（大森美依奈）......... 47

網膜剝離の進行（東　範行）... 51

非定型例（横井　匡）.. 60

特　徴 60

病態メカニズム 60

治療法 60

瘢痕期分類（厚生省分類）（大森美依奈）....................................... 64

4章　光凝固（太刀川貴子）

光凝固の適応と考え方 74

光凝固 75

レーザー光凝固装置 75

治療準備 76

方　法 78

術直後の管理 79

経過観察と追加凝固 80

光凝固は十分行われているが増殖が起こった場合 80

寛解の判定 80

光凝固例の眼底像 81

冷凍凝固 94

方　法 94

合併症 94

vii

5章 診断や治療適応に迷う場合

治療が必要かどうかの判断に迷う場合（大森美依奈・太刀川貴子） ··········· 96
自然治癒 ··········· 96
治療適応 ··········· 101

バックリング手術と硝子体手術でstage 4の早期治療適応に迷う場合（東　範行） ··········· 105
バックリング手術を優先する場合（硝子体手術が有効でない場合） ··········· 105
バックリング手術が有効でない場合（硝子体手術を優先する場合） ··········· 106

6章 網膜剥離に対する治療

網膜剥離に対する治療の適応と考え方（東　範行） ··········· 112
早期治療の重要性 ··········· 112
網膜剥離と増殖組織の進行過程 ··········· 113
classic ROP（厚生省分類Ⅰ型）とaggressive posterior ROP（APROP/Ⅱ型）の違い ··········· 115
移送と全身麻酔に関わる問題 ··········· 115
手術に際しての基本的な考え方 ··········· 115
手術方針 ··········· 116
手術眼の選択とインフォームド・コンセント ··········· 116

光凝固を行っても増殖が進行（stage 4前）あるいは網膜部分剥離（stage 4）に対する早期手術（東　範行） ··········· 117
classic ROP/厚生省分類Ⅰ型の早期手術 ··········· 117
APROP/厚生省分類Ⅱ型の早期手術 ··········· 127

網膜全剥離（stage 5）に対する硝子体手術（東　範行） ··········· 139
水晶体切除と硝子体手術（lensectomy & vitrectomy） ··········· 139
開放式硝子体手術（open sky vitrectomy） ··········· 143

再手術（東　範行） ··········· 145

新しい手術機器（寺﨑浩子） ··········· 145
広角眼底撮影装置 ··········· 145
光干渉断層法 ··········· 146
OCT angiography ··········· 146
手術用顕微鏡の発展 ··········· 146

7章 抗血管内皮増殖因子治療

抗血管内皮増殖因子治療と薬物の選択（日下俊次） ··········· 150
治療の考え方 ··········· 150

治療に用いる薬物の種類と違い 151

治療に用いる薬物の選択 152

適応外使用と倫理委員会 153

国際治験 153

治療手技（日下俊次） 153

治療の適応と実際（日下俊次） 154

pre-vitrectomy adjunct 154

salvage therapy 154

monotherapy 160

治療の問題点 161

硝子体注射に伴う眼局所の合併症（日下俊次） 161

牽引性網膜剥離の進行（日下俊次） 161

全身の合併症（日下俊次） 161

再　　燃（横井　匡） 161

8章　診療情報の伝達・共有と遠隔医療（野々部典枝）

搬送時に必要な診療情報 166

まず最初に伝えるべき眼科情報 166

全身状態についての情報 167

NICU間での情報伝達 167

その他の重要事項 167

画像の伝達法 168

遠隔医療の必要性 169

これからの遠隔医療 170

9章　NICUでの管理と麻酔，患児の移送

NICUでの管理（塚本桂子・伊藤裕司） 172

眼底検査や光凝固の際の管理（塚本桂子・伊藤裕司） 173

未熟児網膜症に対する眼底検査の対象と検査時期 173

NICUでの未熟児に対する眼底検査の実際 173

光凝固の際の特記事項 175

未熟児の全身麻酔（伊東祐之） 176

新生児医療の進歩と未熟児網膜症の増加 176

未熟児の全身麻酔の問題点 176

いつ手術を行うべきか 178

ix

未熟児の全身麻酔の麻酔手技 ·· 178

新生児搬送（塚本桂子・伊藤裕司）·· 181

搬送前の情報共有 ·· 181

術前・術後の搬送方法 ··· 181

10章 家族に対する説明とインフォームド・コンセント（吉田朋世）

病　態 ··· 184

治　療 ··· 185

光凝固 ··· 185

抗血管内皮増殖因子治療 ·· 185

網膜剝離に対する手術 ·· 185

治療後の経過観察 ··· 186

11章 リハビリテーション・ロービジョンケア

屈折矯正と視能訓練（富田　香）·· 188

屈折異常 ·· 188

斜　視 ··· 189

重篤な視覚障害をもつ乳幼児に対して（富田　香）······························ 191

視反応の見方 ··· 191

早期からのロービジョンケア ·· 192

羞　明 ··· 193

身体障害者手帳 ··· 193

重複障害（富田　香）··· 194

就学相談と学校での対応（仁科幸子・岡前むつみ）································ 195

未熟児網膜症による視覚障害児の就学 ·· 195

医療機関から教育機関への連携 ·· 196

就学相談の実際 ··· 196

12章 晩期合併症（横井　匡）

角膜混濁 ··· 202

白内障 ·· 203

緑内障 ·· 204

硝子体出血 ·· 206

裂孔原性網膜剝離 ··· 207

小眼球,眼球萎縮 209
小眼球 209
眼球萎縮 209
斜　視 210

基礎編 —— 疾患のさらなる理解のために

13章 疾患概念の成立と診断・治療の歴史（東　範行）

疾患概念成立の歴史と発症頻度の変遷 216
海外での遷移 216
わが国での遷移 216
厚生省分類と国際分類の制定の歴史 217
治療の変遷 218
光凝固と冷凍凝固 218
硝子体手術 218
抗血管内皮増殖因子治療 219

14章 発症率と治療率の変遷（疫学）（川崎　良）

出生数の減少と低出生体重児の割合 222
未熟児網膜症の発症率と治療率の推移 223
全国視覚特別支援学校調査にみる未熟児網膜症の推移と現況 224
まとめ 224

15章 病　理（東　範行）

病理を理解する重要性 226
stage 1（demarcation line：境界線） 226
stage 2（ridge：隆起） 226
stage 3（extraretinal neovascularization：網膜外線維血管増殖） 226
stage 4（partial retinal detachment：網膜部分剝離） 227
stage 5（total retinal detachment：網膜全剝離） 227

16章 未熟児網膜症の基礎研究

遺伝子解析（近藤寛之） ... 232
未熟児網膜症の遺伝素因と遺伝子研究 ... 232
未熟児網膜症の発症に関連する遺伝子 ... 233
未熟児網膜症の鑑別診断と遺伝子診断 ... 234

動物モデル（福嶋葉子） ... 235
動物モデルの必要性 ... 235
未熟児網膜症の動物モデル ... 236
発生期の網膜血管新生 ... 237
マウス酸素誘導網膜症モデル ... 241
展　望 ... 244

17章 診断に迷う類似疾患

新生児硝子体出血（仁科幸子） ... 248
家族性滲出性硝子体網膜症（近藤寛之） ... 248
臨床所見 ... 248
病態生理と遺伝子 ... 252

色素失調症（仁科幸子） ... 255
疾患の概念と特徴 ... 255
眼所見 ... 255
診断と治療 ... 256
全身症状と管理 ... 259

索　引 ... 261

実践編
診療の向上のために

Retinopathy of
prematurity

1章 未熟児網膜症とは—— その診療における心がけ

未熟児網膜症に対して，疾患概念と病期分類を正確に理解し，現状を的確に診断する．診療の第一目標は，鎮静化する前の活動期に網膜障害をいかに抑えるかにある．治療は，レーザー網膜光凝固治療，抗血管内皮増殖因子治療，バックリング手術，硝子体手術を病期に応じて適切に選択する．全身状態を考慮し，新生児科や麻酔科と連携する．家族への説明やインフォームド・コンセントも重要である．鎮静化後も，視機能ケアや晩期合併症について長期にわたって診療が続く．その教育は，診療に携わっている医師の指導を受ける必要がある．

疾患の概念を理解する

発達途上の網膜血管に起こる増殖疾患である

網膜血管は胎生第14週頃より視神経乳頭部から発生を始め，眼底の前方へ成長し，最周辺部に達して成長が完了するのは出生前（浅層血管第30週，深層血管第38〜40週）である．網膜血管が成長途上の段階で未熟児として出生すると，安定した母体から環境が急激に変化することによって，網膜血管は最も未熟な血管細胞がある成長先端部で成長を停止し，やがて異常な方向へ病的血管の新生と増殖が起こる．

耳側のほうが，鼻側より視神経乳頭から鋸状縁までの距離が長いので，網膜血管が最周辺部まで到達する時期が遅く，未熟児網膜症（retinopathy of prematurity：ROP）が起こりやすい．出生週数が早ければ，鼻側の血管の成長も完成していないので，全周にROPが起こる．

病的血管新生と増殖には血管内皮増殖因子が関与している

成長途上の血管は，血管がまだ伸びていない無血管領域から適度の血管内皮増殖因子（vascular endothelial growth factor：VEGF）が放出されて，成長が誘導される．ROPでは無血管領域が虚血状態となってVEGFの放出が亢進し，これに反応して病的血管新生と増殖が起こる．虚血によって病的血管新生が起こる機序は，成人の糖尿病網膜症や網膜静脈閉塞症などと同じであるが，これらでは後極を含む広範囲の網膜血管が閉塞して無血管領域となり，ここからVEGFが放出されるので，後極や乳頭上に病的血管新生が起こる．一方で，ROPでは無血管領域からVEGFが放出され，網膜血管成長先端部だけに病的血管新生が起こるのが特徴である．しかし，出生週数が極端に早い場合は，後方の有血管網膜も虚血となって毛細血管が閉塞し，VEGFの放出と病的血管新生が起こる．

病的血管新生と増殖が進行すると網膜剥離になって失明する

新生血管は，硝子体腔で本来存在する硝子体（有形硝子体）の線維に沿って成長するとともに，周囲にコラーゲンなどの結合組織を産生する．この結合組織は収縮するので，接着している網膜を牽引し，網膜剥離を引き起こす．これも糖尿病網膜症などの網膜虚血疾患と同様の機転であるが，小児では増殖組織の収縮と網膜の伸展性が強いので，成人よりはるかに高度な網膜剥離になる．また，時には異常血管からの漏出による滲出性網膜剥離も起こる．

活動期と瘢痕期がある

ROP は 3〜4ヵ月ほどの限定的な短期間に病的血管新生の活動が活発になり，のちに自然に停止し鎮静化するのが特徴で，糖尿病網膜症などと大きく異なる．ROP の病期は 2つに大別され，増殖が進行するのを活動期，これが鎮静化した後，眼底に後遺症の残った状態を瘢痕期という．ただし実際の病態では，病的血管新生（活動）にやや遅れて結合組織の産生と収縮（瘢痕化）が起こっており，両者の機転は混在している．

発現頻度や重症度を決める最も大きな要因は網膜血管の未熟性である

在胎週数，出生体重が少ないほど網膜血管が未熟であり，発症率が高く，重症になりやすい．ROP は新生児集中治療室の管理の進歩によって一時減少していたが，その後周産期医療の進歩に伴う生存率の上昇によって再度増加し，重症 ROP が多くみられるようになった．

高濃度酸素は未熟児網膜症を悪化させる誘因である

高濃度酸素を投与することによって網膜血管は収縮し，さらに虚血を悪化させる．長期に高濃度酸素を投与された場合は，ROP の発生や重症化の可能性が高い．最近は新生児集中治療室での呼吸管理が進歩し，高濃度酸素を投与する機会が減っているので，この点では ROP の発生と重症化の軽減に寄与している．

ほかにも発生に関与する多くの因子が考えられている

そのほかにも呼吸窮迫症候群，交換輸血，敗血症，脳室内出血，手術の既往，栄養や水分投与のアンバランスなど，多因子が複雑に関与していると考えられる．

近年は軽症例の減少と重症例の増加の二極化がみられる

呼吸管理の進歩によって，軽症の ROP は減少している．一方で，在胎週数，出生体重が極端に少ない超低出生体重児の生存によって，重症例は依然多くみられる．

病態理解のために，病期分類を正確に知り現状を的確に診断することが重要である

・活動期と瘢痕期のおのおのに分類がある．
・厚生省分類と国際分類があり，活動期分類では stage に一部ずれがある．
・**厚生省分類**
　　長所：わが国が誇る病期分類で，国際分類作成の先駆けとなった．瘢痕期分類

が優れている.

短所：病変の位置や広がりを示す方法が決められていない.

- **国際分類**

長所：病変の位置を zone で，広がりを時刻で記載できる.悪化の徴候として，plus disease の概念がある（plus disease＝後方の2象限以上で後方の網膜血管の拡張と蛇行がみられる）.

短所：瘢痕期分類が整備されていない.

- ROP は，大きく2つのタイプに分かれる.1つは病期 stage が緩徐で段階的に進行するタイプ（厚生省分類I型／国際分類 classic ROP）であり，十分に観察して診断し，治療方針をゆっくり決めることができる.もう1つは病期の段階を順に追わず急速に進行して，網膜剥離に至る劇症のタイプ（厚生省分類II型／国際分類 aggressive posterior ROP：APROP）であり，診断や治療に時間的猶予がない.
- 病理を理解し，眼底を見て網膜や硝子体内で何が起こっているか想定することが有用である.

未熟児網膜症診療の目標と心構え

- 活動性が限局した一時期であり，自然に停止し鎮静化するので，活動期における網膜障害をいかに軽く抑えるかが診療の第一目標である.
- 眼底検査で病期を的確に診断しなければならない.また，治療は悪化しない早期のうちに行う必要がある.
- 治療後も活動性が収まるまで，注意深く経過を観察する必要がある.活動が一時期収まってから再燃することもあり，その場合は早期に追加治療を行う.かなりの期間を置いて完全な鎮静化を見極めるまで，注意が必要である.

- 全身状態に問題があることも多く，検査や治療については，新生児科や麻酔科との十分な連携が必要である.
- 急速に悪化することもあり，視力に大きく影響する疾患なので，家族への説明やインフォームド・コンセントを十分に行う.
- 鎮静化した後も，視力予後に応じて視能訓練やロービジョンケアが必要である.
- 晩期合併症として裂孔原性網膜剥離，白内障，緑内障などが起こりうるので，生涯にわたって経過観察が必要である.

血管新生を抑えるための治療

光凝固

- 現在の治療の第一選択である.
- 新生血管を直接焼くのではなく，無血管領域を広範に凝固して VEGF の放出を抑えるのが目的である.
- **治療開始時期**

日本：

厚生省分類I型3期の中期でさらに進行する場合.II型では診断がつき次第.

米国：

CRYO-ROP study

光凝固に先駆けて，失明予防のために決められた冷凍凝固による治療基準.限界閾未熟児網膜症（threshold ROP）を治療の適応とした.のちに，より早期の前限界閾未熟児網膜症（prethreshold ROP）を規定した.

Early Treatment for ROP（ETROP）study

良好な視力を得るために決められた光凝固による早期治療基準.前限界閾未熟児網膜症（prethreshold ROP）のなかから治療基準が選定された.

冷凍凝固

・米国では光凝固が普及する前に行われたが，現在はほとんど行われない．
・眼球や全身状態に対する侵襲が強い．
・増殖組織の収縮や癒着を惹起することが問題である．

抗血管内皮増殖因子治療

・病的血管新生の抑制には，成人の血管増殖疾患と同様に抗 VEGF 薬の硝子体内注射が有効である．
・いまだ ROP で認可されている薬剤はないので，適応外使用（off-label use）で，施設の倫理委員会の承認のもと，医師の自己責任で行わなければならない．
・2018 年現在，ranibizumab の ROP 使用に関する国際治験が進行中である．
・増殖組織を強く収縮させて網膜剥離を悪化させるので，進行例に使用してはならない．
・抗 VEGF 治療後に長期間を経て再燃することがあるので，注意深い経過観察が必要である．

網膜剥離に対する治療

・厚生省分類Ⅰ型／国際分類 classic ROP に対しては，stage 4 ではバックリング手術あるいは水晶体温存硝子体手術（lens-sparing vitrectomy），時には水晶体を除去しての硝子体手術が行われる．
・厚生省分類Ⅱ型／国際分類 APROP に対しては，stage 4 の早期なら水晶体を除去しての硝子体手術が有効である．
・stage 5 へ進行すれば，増殖組織内の新生血管の退縮を待って，水晶体を除去しての硝子体手術が行われる．角膜が混濁している場合は，開放式硝子体手術（open-sky vitrectomy）が行われる．

未熟児網膜症診療の教育

・眼底検査と光凝固には高度な技術を要するので，新生児集中治療室で ROP の診療を行っている施設で，診療に携わっている医師の指導を受けるべきである．自己学習のみでは事故につながる可能性が高い．
・まず，眼底検査と病期の診断を的確に行える習練をする．広画角眼底撮影は眼底全体を把握できるため有用であるが，増殖の立ち上がりが少なく見える欠点もあり，増殖膜の伸展などは実際の眼底検査のほうが勝る．また，蛍光眼底造影は常に行える検査ではないので，眼底検査だけで病期や病態を理解できるよう努める．
・眼底チャートの記載は，網膜血管の走行は正確に記載しなくてよいが，病変の zone と範囲（extent）を正確に記載することに努める．
・血管増殖疾患であるので，網膜だけではなく常に硝子体との関係を考える．硝子体線維の走行に沿った増殖組織の伸展や牽引の方向などである．
・光凝固についても，指導医のもとに研修する．少なくとも成人の汎光凝固を十分に行える技量は必要で，無血管領域が広い耳側から少しずつ行えるようにする．
・患児の全身状態から考えて，眼底検査，光凝固ともに行える時間は限られている．短時間で的確な操作を行えるよう研修することが大切である．
・家族へのインフォームド・コンセントは，指導する医師とともに参加し，説明すべき内容や説明の仕方を勉強する．

2章 眼底検査法と写真撮影法

良い診療のためには，適切な時期に適切な道具と方法で診療する必要がある．倒像鏡による眼底検査は圧迫すれば最周辺部まで診察可能で，双眼倒像鏡では立体視できるが，混濁があると見えにくく，視野が狭く，所見を記憶に頼らなければならず主観的である．RetCam® による眼底写真は広画角で，少々の混濁があっても写り，客観的に記録し，前回と比較できる．どちらも熟練を要するので，普段から両方使用して慣れておくとよい．超音波は網膜剝離を疑う際に使用する．

眼底検査法

わが国の診療環境

わが国では，2007 ～ 2010 年の 4 年間に在胎 24 週未満の児の出生数は 992 人，在胎 24～31 週の児の生存率は 95％で，世界トップである[1]．海外と比較して，わが国では在胎週数が短く出生体重が少ない児が多く生存しているので，海外の基準が必ずしも当てはまらない．

眼底検査の対象と時期

スクリーニング対象
❶ 国内の基準

厚生省研究班（1975 年）[2]：在胎 34 週以前または出生体重 1,800g 以下．

❷ 海外の基準

米国（2013 年）[3]：在胎 31 週未満または出生体重 1,500g 以下，それ以上でも酸素投与した児や経過が不安定な児．米国の

ETROP study[4] による未熟児網膜症（retinopathy of prematurity：ROP）の発症率は，表 2-1 の通りである．

英国（2008 年）[5]：在胎 31 週未満または出生体重 1,250 g 以下は必須（must），在胎 32 週未満または出生体重 1,500 g 以下は努力義務（should）である．

中国（2004 年）[6, 7]：在胎 34 週以下または出生体重 2,000g 以下．

全身管理によって発症・増悪の様相が異なるため，国によりスクリーニング対象が異なっている．

表2-1　ETROP studyの在胎週数および出生体重別の未熟児網膜症発症率

在胎週数	27週以下	89.0%
	28～31週	51.7%
	32週以上	14.2%
出生体重	750g未満	92.7%
	750～999g	75.9%
	1,000～1,250g	43.7%

（文献 4 を参照して作成）

❸ 国内の現状

2009年の全国調査では在胎30〜37週以下，出生体重1,500〜2,600g以下と施設により基準にかなりばらつきがあり[8]，各施設の判断で行われている．国内の早産児死亡・ROP治療状況は，図2-1の通りである[9]．

❹ 本書で推奨する基準

在胎32週未満または出生体重1,500g以下は必須，在胎34週未満または出生体重1,800g以下はスクリーニングすることが望ましい．それ以上でも長期酸素投与，人工換気，敗血症，脳室内出血，胎児水腫など新生児科医がハイリスクと判断した場合もスクリーニングを行う．

初回検査時期

❶ 米国の基準

在胎28週未満は修正（在胎＋生後週数）31週から，在胎28週以上は生後4週から[3]．

❷ 本書で推奨する基準

在胎27週未満は修正30週から，在胎27週以上は生後3週から[10]．修正29週では混濁で所見が取れないことが多く，治療の報告もない．重症例は修正30週で治療を要することがある．

診察間隔

❶ 米国眼科学会の推奨[3]

1週間以内：zone Ⅰ no ROP or stage 1 or 2；zone Ⅱ stage 3；APROP疑い

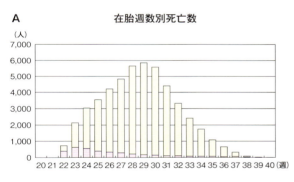
A　在胎週数別死亡数

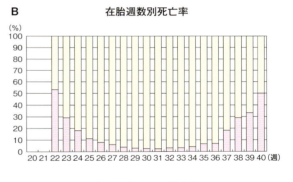
B　在胎週数別死亡率

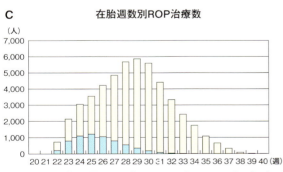
C　在胎週数別ROP治療数

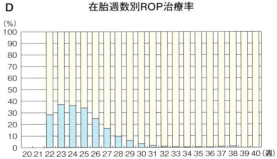
D　在胎週数別ROP治療率

図2-1　周産期母子医療センターネットワークデータベースより

対象：2003〜2014年出生，在胎32週未満または出生体重1,500g以下．
A・B：生産児49,683人（A：在胎週別死亡数，B：在胎週別死亡率）■：死亡，□：生存．
C・D：生産児49,775人（C：在胎週数別ROP治療数，D：在胎週数別ROP治療率）■：治療，□：治療なし．
わが国の総合・地域周産期母子医療センターの多くが参加（2014年時点で165施設）．1,500g未満の約65%，1,000g未満の約80%が含まれる．死亡とROP治療は一部重複もあると予想される．

1〜2週間：posterior zone Ⅱ no ROP；
zone Ⅱ stage 2；zone Ⅰ寛解
期
2週間：zone Ⅱ no ROP or stage 1；
zone Ⅱ寛解期
2〜3週間：zone Ⅲ stage 1 or 2；
zone Ⅲ寛解期

❷本書の推奨

基本的には米国眼科学会の診察間隔でよい
が，zone Ⅰ stage 2，zone Ⅱ stage 3，zone
にかかわらず pre-plus disease，APROP 疑
いは，少し進行すれば治療を要する状態であ
り，週2回以上を推奨する．

網膜症の鎮静化を示す所見

・病期の進行の停止．
・境界線の厚みや隆起（ridge）の充血の減少．
・血管の周辺への伸展．
・血管拡張・蛇行の軽快．
・増殖組織の網膜面からの遊離・退縮．

鎮静化の時期

CRYO-ROP study によれば，自然経過で
は平均で修正 38.6 週に鎮静化し始める．
90％は修正 44 週以前に鎮静化し始め，最も
遅い症例で修正 53 週であった[11]．

近年，抗血管内皮増殖因子（vascular en-
dothelial growth factor：VEGF）治療が行
われるようになり，レーザー網膜光凝固治療
（光凝固）より再燃時期が遅いと報告されて
いる．2歳半で再燃し網膜剥離になったとい
う報告[12]があり，抗 VEGF 治療後，網膜血
管が周辺まで伸展していない症例は長期の経
過観察を要する．

寛解後の検査

治療後の症例は，再燃や晩期合併症（角膜
混濁，白内障，緑内障，硝子体出血，網膜剥
離など），屈折異常，斜視に注意して経過観

察する．徐々に診察の間隔を空けてよいが，
生涯にわたって定期検査を行う．自然治癒例
でも stage 3 や修正 50 週頃まで血管伸展し
ない症例は屈折異常・斜視が出る頻度が高
く，視力が確認できるまで定期検査を行う．

検査の準備

検査機器

倒像鏡（双眼・単眼：両手がフリーになり
未熟児鈎・強膜圧迫子を使え，最周辺部まで
観察可能で立体視できるので双眼を推奨す
る），集光レンズ（28 D・20 D：zone Ⅰの範
囲がわかるので 28 D を推奨する），開瞼器（バ
ネ式が使いやすい，瞼裂幅で大小を使い分け
る；図2-2），未熟児鈎，強膜圧迫子（図
2-3）．

点眼薬

❶診察1時間前

散瞳薬はミドリン®P（0.5％トロピカミド
＋ 0.5％フェニレフリン塩酸塩）が一般的だ
が，カプト点眼（Caputo drops）[13]やその変
法[14]（ミドリン®P：サイプレジン®：ネオシ
ネジン® ＝ 1：1：2 であらかじめ混合）のほ
うが散瞳効果良好で副作用を軽減できる．多
くは1〜2回（2回の場合は5分間隔）の点
眼で十分な散瞳が得られる．散瞳が不十分な
ら点眼を追加する．

散瞳薬の副作用は腹部膨満，眼瞼蒼白，頻
脈，血圧上昇である．両眼に1滴ずつ点眼後，
鼻根部の涙点を3分間くらい圧迫すると点眼
薬が鼻に流れるのを防ぎ，全身的副作用を軽
減できる．

❷診察直前

点眼麻酔ベノキシール®（オキシブプロカ
イン塩酸塩）．

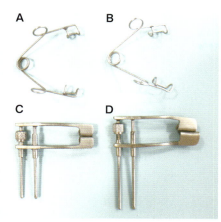

図2-2 開瞼器
A・B：武田式小児用開瞼器（A：6mm，B：9mm）．
C・D：バンガーター氏開瞼器（C：6mm，D：9mm）．

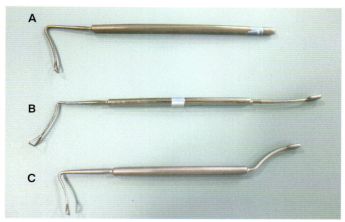

図2-3 未熟児鉤と強膜圧迫子
A：阪大式未熟児用鉤．
B・C：圧迫子付未熟児鉤（Bは筆者の好みで使いやすいように未熟児鉤の角度を広げてある）．

❸ 診察中
必要なら角膜乾燥防止のため生理食塩水，人工涙液．

全身管理
検査前は栄養を中止し誤嚥を予防する．必要なら気道内の分泌物を吸引する．心電図，脈拍，動脈血酸素飽和度モニターを介助者が見えるように配置し，徐脈・無呼吸に対処できるようにする．全身状態が悪く検査を延期しなければならない場合はその旨を診療録に記載し，新生児科医と相談して次回検査を調整する．

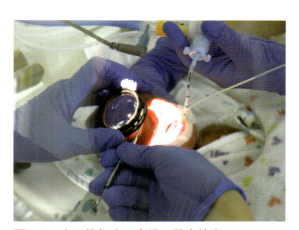

図2-4 人工換気中の患児の眼底検査
呼吸器の回路を介助者側に傾けて検者の視野を確保する．

検査の方法

検査態勢
① 手洗いと手袋着用で感染予防に努める．
② 体温低下予防および体動抑制のため，タオルで体幹を巻く．
③ 介助者が頭部と体幹を固定し，新生児科医立ち合いのもとで行う．
④ 人工換気を行っている場合は，呼吸器の回路が視野に入らないように介助者側に傾ける（図2-4）．
⑤ 保育器内の患児は保育器越しに診察できるが，反射が気になる場合は保育器の扉を開けて頭部を出して診察する（図2-5，図2-6）．必要に応じて，患児の顔を観察したい方向に傾けたり，保育器内で身体を回転したりする．

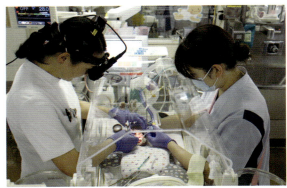
図2-5　保育器越しの眼底検査
全身状態が不安定な患児はできるだけ保育器内で診察する．保育器の2つの窓の間に患児の頭部を配置すると診察しやすい．

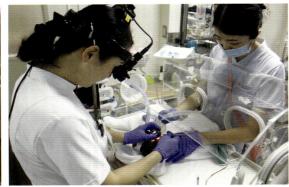
図2-6　保育器から頭部を出した眼底検査

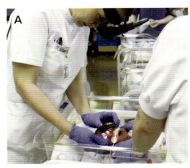
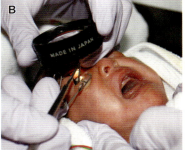
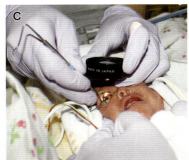
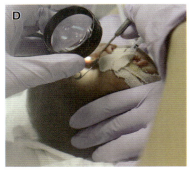
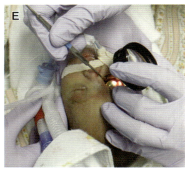

図2-7　耳側・鼻側周辺部の観察
A：コットの上方に検者が立ち，右眼耳側を観察．
B：未熟児鈎で眼球を回転させ，耳側中間周辺部を観察．
C：強膜圧迫子で眼球を陥凹させ，耳側最周辺部を観察．
D・E：検者が右横に立ち，保育器内で右眼鼻側周辺部を観察．鼻側はL字に曲がった未熟児鈎では柄が顔にあたり診察しにくいので，直線的な強膜圧迫子を使用する．

具体的な検査法

❶基本的な検査

点眼麻酔後に開瞼器をかけ，倒像鏡で後極部・耳側・鼻側を診察し，余裕があれば上下も診察する．病変は先に耳側・鼻側に出て，後から上方・下方に出るので，検査時間が限られている場合は後極部・耳側・鼻側で診察を終える．検者が右利きの場合は右手に未熟児鈎・強膜圧迫子を，左手に集光レンズを持ち，視野の右側（3時方向）～上側（12時方向）を回転・圧迫して観察するのがやりやすい．

❷周辺部の観察

観察したい側へ患児の頭を傾け，検者が身体や頭を対側へ傾ける．未熟児鈎や強膜圧迫子で眼球を回転させて中間周辺部を観察し，強膜圧迫子で眼球を圧迫し陥凹させて最周辺部を観察する（図2-7）．

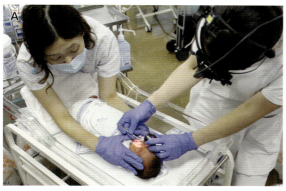
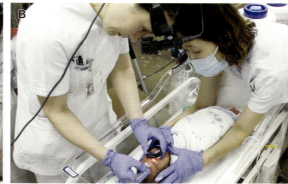

図2-8　上下方向の観察
A：検者がコットの右横に立ち，下側を観察．
B：検者がコットの左横に立ち，上側を観察．

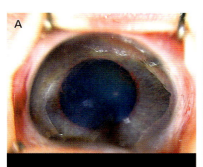
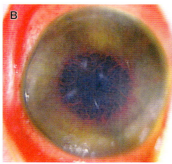
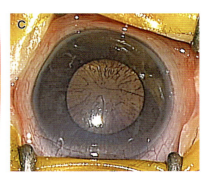

図2-9　前眼部の観察
A：水晶体血管膜怒張中等度．VersaCam®で撮影．眼底透見可能．
B：水晶体血管膜怒張高度で散瞳不良．VersaCam®で撮影．眼底透見不能．
C：水晶体後面の血管膜．手持ち細隙灯顕微鏡やVersaCam®では見えないが，手術用顕微鏡では水晶体後面の血管膜が見える．

❸上下方向の観察

　検者が右利きの場合，下側の観察時は検者が患児の右横に立ち，下側を回転・圧迫し，検者の身体と頭を対側（上側）に傾けると観察しやすい（図2-8A）．上側の観察時は検者が患児の左横に立ち，上側を回転・圧迫し，検者の身体と頭を対側（下側）に傾けると観察しやすい（図2-8B）．

❹検査時の注意点

　点眼，開瞼器の装着，未熟児鈎による眼球の回転・圧迫は徐脈や無呼吸をきたすことがあり，注意する．

観察時の注意点

前眼部の散瞳不良や水晶体血管膜の怒張

　散瞳不良や水晶体血管膜の怒張は重症を示唆する（図2-9）．手持ち細隙灯顕微鏡で観察すると軽度に見えても，手術用顕微鏡で観察すると手持ち細隙灯顕微鏡で見える以上に水晶体血管膜が発達している．検眼鏡による眼底からの徹照で観察することもできる．

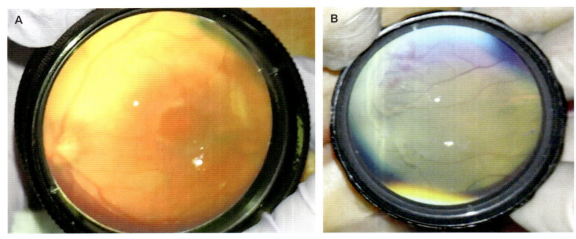

図2-10 28Dレンズに映った眼底（スマートフォンで撮影）
A：視神経乳頭を視野の一端に置いたときの他端がzone Ⅰの半径である．（写真提供：大阪大学 福嶋葉子氏）
B：病変を視野の端に映したとき視神経乳頭が見えないのでzone Ⅱである．（写真提供：筑波大学 岡本芳史氏）

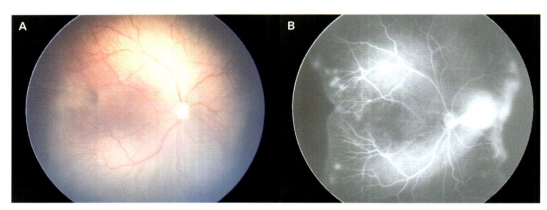

図2-11 鼻側血管の伸展不良
右眼（Bは蛍光眼底造影）．在胎25週680gで出生，画像現在：修正31週．

網膜血管の伸展度（zone）[15]

28 Dレンズの視野の一端に視神経乳頭を置いたときの他端がzone Ⅰの半径である（図2-10A）．一部でもzone Ⅰの範囲があればzone Ⅰと判定する．zone Ⅰを越えて血管が伸展しているが，鼻側血管が鋸状縁まで達していなければzone Ⅱである（図2-10B）．鼻側血管が鋸状縁に達していればzone Ⅲと判断してよい．耳側の湾入（wedge）部か鼻側で血管伸展が最短であることが多く，zoneの判定部位となる．

倒像鏡と集光レンズでの観察は視野が狭く，広画角のRetCam®画像でのzoneの判定よりも難しい．

鼻側血管の伸展不良

耳側は鋸状縁までの距離が長いためROPの好発部位であるが，APROP・zone Ⅰなどの重症例では，鼻側（特に鼻下側）に先に境界線や増殖性変化が出ることが多い．在胎週数が短く，眼内の混濁が強い症例では鼻側の所見に注意する（図2-11）．

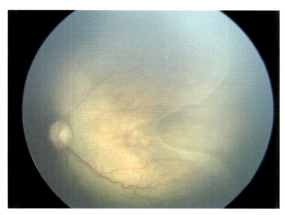

図2-12　耳側境界線の湾入
左眼．在胎22週350gで出生，画像現在：修正32週．

耳側境界線の湾入

在胎24週以下の症例では，耳側境界線が湾入している所見がよくみられる．黄斑との位置関係に注意する（図2-12）．

後極部の静脈拡張と動脈蛇行の範囲と程度（plus disease）[15]

血管拡張・蛇行を周辺にたどると，血管先端部に増殖性変化があることが多い．

血管先端部の所見（stage）[15]

眼底の部位で異なるstageが共存している場合，最も進行している病変で判定する．初期の増殖組織は半透明で見逃しやすく注意する．耳側がそれ以外より最も進行しているか同程度の場合が9割，耳側以外が最も進行している場合が1割程度である[16]．ETROP type 1の治療適応[17]は増殖組織の範囲は問わないとしているが，範囲が広くなると治癒しにくくなるので範囲にも注意する．

写真撮影法

ROPの診療において，眼底所見を客観的に記録し，情報を的確に共有するために，眼底写真を撮影することは非常に有用である．本項では，国内で広く使われている広画角デジタル眼撮影装置を中心に，使用方法と撮影のコツについて述べる．

RetCam®について

RetCam®は，手持ち式の接触型レンズで最大画角130°まで撮影可能な高解像度の眼底カメラであり，未熟児・乳幼児の眼底撮影に合わせて3 CCDチップカメラおよび照射角度が最適化されている．蛍光眼底造影ユニットを搭載できるRetCam® 3のほか，カラー眼底撮影には小型化して移動運搬に便利なRetCam® Shuttle，さらに軽量化されて専用ボックスに収納して持ち運びできるRetCam® Portable（アイネクスト社）が現在販売されている（図2-13）．

ハンドピースに取り付けるレンズには，ROP診療に汎用される画角130°のレンズのほかに，画角80°の高解像度レンズ，画角30°の高倍率レンズ，画角120°の小児用レンズ，ポートレートレンズがあり，用途に応じて付け替えられる．広画角130°レンズはROP，家族性滲出性硝子体網膜症，網膜芽細胞腫，ゆさぶられっ子症候群など，眼底周辺部まで病変を描出する必要のある乳幼児眼疾患の撮影に最適であり，隅角の撮影も可能である．一方，画角80°や30°レンズは，限局した範囲の眼底病変を高解像度で詳細に撮影する用途に適する．特に後極部に主病変がある場合には，画角80°レンズを用いると高コントラストで細部まで撮影できる．さらに，視神経乳頭や黄斑部の病変を詳細に撮影するには画角30°レンズが適している（図2-14）．

未熟児のベッドサイドまで移動が可能であり，仰臥位で保育器から頭部を出して撮影できる．接触型レンズで，硝子体混濁があり条件の悪い未熟児の眼底周辺部まで撮影するに

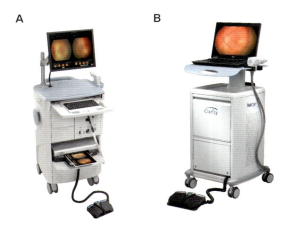

(写真提供:アイネクスト社)

図2-13 広画角デジタル眼撮影装置RetCam®
A：RetCam® 3.
B：RetCam® Shuttle.
C：RetCam® Portable.

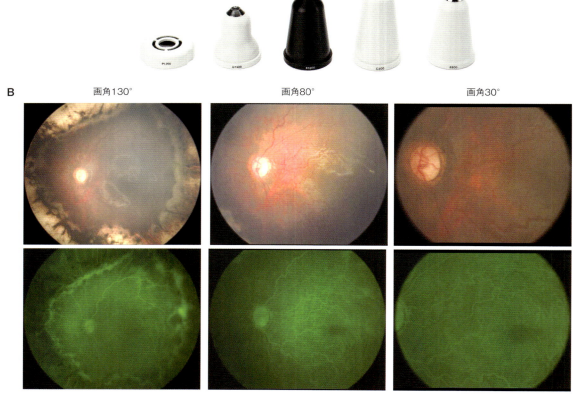

図2-14 レンズの種類と眼底写真 (Aの写真提供:アイネクスト社)
A：レンズの種類．左側から順に，ポートレートレンズ，ROP・前眼部レンズ（画角 130°），小児・前眼部レンズ（画角 120°），高倍率レンズ（画角 30°），高解像度レンズ（画角 80°）．
B：眼底写真．左側から順に，画角 130°，画角 80°，画角 30°で撮影した眼底および蛍光眼底造影写真．

は習熟を要する．未熟児の全身への負担を避け，短時間で鮮明な写真を撮影するために，初めに模擬人形（RetCam® ベビーモデル）などで練習を行ってから実際の撮影を行うことを勧める．

撮影前の準備

撮影に必要なもの
❶ 開瞼器
　眼底検査には一般に，未熟児用，乳児用のバンガーター氏開瞼器が使用されている．しかし，RetCam® 撮影時にはワイヤー式の武田氏開瞼器のほうが，レンズの先端が当たりにくく使いやすい．

❷ 特殊コンタクトレンズ角膜装着補助剤（スコピゾル® 眼科用液），眼科用表面麻酔剤（ベノキシール® 点眼液0.4％）
　レンズを角膜に接触させるため，十分量用意しておく．

❸ フルオレセイン注射液，生理食塩液
　蛍光眼底造影を行う際にはあらかじめ用意し，患児の静脈路を確保しておく．

❹ その他
　レンズ面を清潔に保つアルコール綿や，患児についた余分なスコピゾル® を拭き取る清浄綿，柔らかいティッシュやガーゼなどを用意しておく．

散瞳と鎮静
　周辺部の眼底撮影を十分に行うためには，事前に十分に散瞳しておくことが重要である．一般に 6 mm 以上の散瞳径があれば，順調に撮影を行うことができる．
　撮影に引き続き光凝固などの治療を行う場合には，フェンタニルなどによる鎮静や気道確保を新生児科医に依頼しておく．

撮影の実際

RetCam® の使用方法
　ベッドサイドで撮影者や新生児科医，介助の看護師からディスプレイの映像がよく見える位置に RetCam® 本体を設置する．使用前にアルコール綿や清浄綿でレンズ面を清潔に拭き取り，レンズを慎重に取り付ける．ハンドピースの長いケーブルは手ぶれの原因になりやすく，また万一の落下防止のため，撮影者の肩にかけておく．
　患児を仰臥位とし，手が出ないように両腕をそろえて体幹をタオルでしっかりくるむ．介助者は，患児の顎を少し反らし気味にして頭部と顎を両手で固定する．保育器内の患児は，保育器を開けて頭部だけ外へ出してもらう体勢とする（図2-15）．
　光源のスイッチを入れ，両眼に開瞼器をかけてベノキシール® を点眼する．その後，角膜上に空気が入らないように注意して，十分量のスコピゾル® を均一に点眼する．ハンドピースを利き手で把持し，角膜にレンズ面を接触させる（図2-16）．この際に他方の手でもレンズ部を支えると，眼球を強く圧迫する

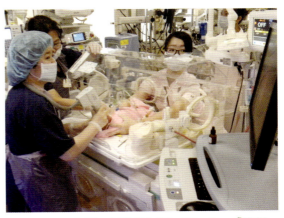

図2-15 保育器から頭部を出してRetCam® 撮影

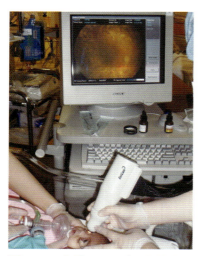

図2-16　角膜にレンズ面を接触させて撮影

ことなく，安定した操作が可能となる．撮影画像が回旋しないよう，方向に留意する．

撮影法とコツ

はじめに焦点や明るさを調整するために，角膜面に対して垂直もしくはやや斜め方向からレンズ面を接触させ，眼底後極部をディスプレイに映し出す．このときにレンズ面が角膜と均一に接していなかったり，ハンドピースを押しすぎていたり，患児の頭が傾いていたり，開瞼器にレンズが当たっていたりすると，鮮明な映像が得られないためよく確認する．またスコピゾル®に空気の泡が入っていたり，スコピゾル®が少なすぎて均一に広がっていない場合にも撮影困難となるため，点眼を追加する（図2-17）．散瞳不良例，水晶体血管膜や硝子体混濁（hazy media）の顕著な例，角膜混濁や白内障のある例では，レンズの角度を変えて鮮明に映る方向を探す．

眼底後極部で調節して鮮明な映像が得られたら，画像の撮影を行う．フットペダルを用いて撮影する際には，足を動かすときに手ぶれが生じないように注意する．慣れないうちは，立ち会い医師に本体やフットペダルを操作してもらい撮影するとよい．後極部の撮影ができたら，次にレンズの方向を変えて周辺部を撮影する．この際，把持しているレンズと角膜の接触面が保たれるよう気をつけながら，少しずつ方向をずらしていくのがコツである．はじめは標準5方向の撮影ができるように練習する．まずは後極中央の画像を撮り，次にレンズを鼻側にずらして耳側網膜を，レンズを耳側にずらして鼻側網膜を，上方にずらして下方網膜を，最後に下方にずらして上方網膜を撮影する（図2-18）．慣れてきたら，焦点や明るさは変えずに同じ条件で360°全域を順々に周辺部まで撮影する．映像が不鮮明となってきたら，スコピゾル®を追加する．

蛍光眼底造影

広画角カメラで蛍光眼底造影を行うと，後極部から周辺部網膜の病変まで，異常血管の活動性と進行性が鮮明に描出される．特にAPROPやzone I ROPでは，初期病変や再発病変を見逃さないために，治療適応および治療効果の判定に蛍光眼底造影は大変有用である．

蛍光眼底造影は，あらかじめ家族に同意を得て施行する．副作用としてアナフィラキシー以外に，皮膚や尿の黄染が起こることも忘れずに説明する．

蛍光眼底造影を行う場合，フルオレセイン注射液（0.1 mL/kg）および注射後にフラッシュするための生理食塩液2〜3 mLを事前に用意しておく．また，蛍光眼底造影前のカラー眼底撮影で焦点を合わせておき，ハンドピースをいったん外して蛍光眼底造影用のフィルターを挿入する．光源を蛍光眼底造影用の励起光に差し替えてスイッチを入れ，光量を最大に調節し，スコピゾル®を追加点眼しておく．

準備ができたら，新生児科医に静脈路からフルオレセインを注入し，すぐに生理食塩液でフラッシュしてもらう．角膜にレンズ面を

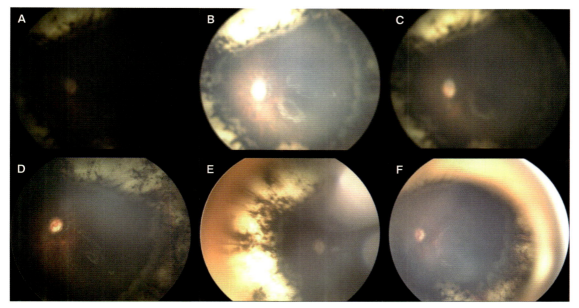

図2-17 鮮明な画像が得られない場合
A：照明が暗い．　　B：照明が明るすぎる．　　C：焦点がぼけている．
D：眼底が回旋している．　　E：ハンドピースで角膜を押しすぎている．　　F：スコピゾル®が不足している．

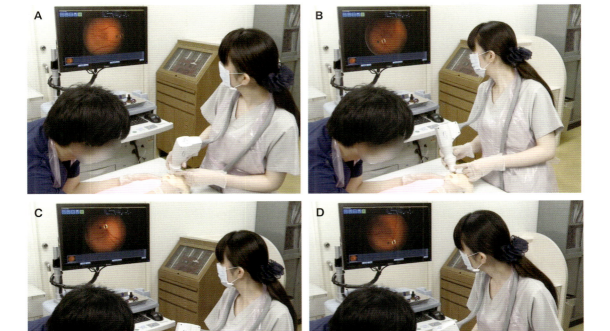

図2-18 周辺部の撮影　　　　　　　　　　　　　　　　　　（文献18より許可を得て転載．写真提供：アイネクスト社）
A：耳側網膜．　　B：鼻側網膜．　　C：下方網膜．　　D：上方網膜．

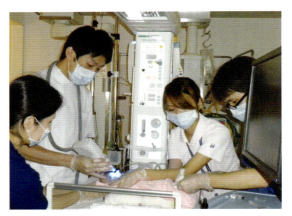
図2-19 蛍光眼底造影

接触させ，後極部の網膜動脈が映りだしたら素早く撮影を開始する（図2-19）．血管に焦点が合うように調整しなおして，後極部から病変のある周辺部へと撮影を進めていく．時間が経つと不鮮明となるため，病変の位置をあらかじめ確認しておき，目的の部位の撮影を先に行う．血管活動性の高い病態では，新生血管や硝子体遺残血管から蛍光色素の旺盛な漏出が起こり，数十秒で撮影が困難となる．活動性の高い眼，治療を優先させる眼は左右どちらか，あらかじめ想定して左右眼の撮影の順序を決め，迅速に撮影を行う必要がある．蛍光眼底造影では光障害を起こすリスクがあるため，片眼のセッションは5分以内に終えるように注意する．

眼底写真の画像処理

RetCam®で撮影した複数の画像を，画像編集ソフトで処理して眼底のパノラマ写真を作成すると，より効果的な眼底所見の提示が可能となる．パノラマ写真を作成するためには，あらかじめ連続性を念頭に置いて，一つひとつの撮影の角度や光量を合わせておく必要がある．

眼底写真の利用法

RetCam®による広画角眼底撮影は，コツをつかむとベッドサイドで比較的容易に行うことができる．時系列で撮影・記録した画像を比較できるため，1～2週ごとに進行するROPの経過観察，客観的な病期・進行度の判定に非常に有用である．

ディスプレイに映った画像を見てもらうと，新生児科医や看護師にも病状がわかりやすい．また撮影画像を用いると，家族にも病状と治療の必要性についてわかりやすく説明することができる．

広画角デジタル眼底カメラの普及によって画像情報を的確に共有することができれば，医師間や施設間の連携に役立ち，重症ROPに対する早期硝子体手術や抗VEGF治療の適応を判断することができる．

手持ち眼底カメラでの撮影

RetCam®が施設にない場合，種々の手持ち眼底カメラを使用して未熟児の眼底を撮影することも可能である．しかし，多くの手持ち眼底カメラは画角が約30°～45°と狭く，ROPで最も重要な周辺部の撮影や，広範囲の撮影を行うのに適さない．撮影にはかなりの習熟を要する．

その他の検査法

ROPの診断，病期の判定，治療適応や経過観察は，いずれも眼底検査所見あるいはそれと関連する眼底写真という光学的検査所見に基づいて行われる．

しかし，光学的検査だけでは不十分な場合もある．まず透光体の混濁，散瞳不良のため

光学的検査が行えない例がある．次に，年長児で性格や精神発達の障害のためまぶしさを嫌がり検査できない例がある．そして，診療に有用な情報を得るために，眼底検査だけでは判定しがたい微細な網膜構造の変化を確認する必要がある場合もある．このような場合には，超音波Bモード検査（B-mode ultrasonography），光干渉断層法（optical coherence tomography：OCT），レーザー走査広角眼底検査などの検査法が診断補助に有用である．

超音波Bモード検査

超音波Bモード像は急性期，瘢痕期の網膜症いずれにおいても，透光体混濁，小瞳孔，検査非協力児において，網膜剥離の有無を検索するのに有用な検査である（図2-20）．

stage 5の網膜全剥離は，画像上で眼球壁の両側網膜が剥離して硝子体腔中心に向けて引き寄せられる典型的な漏斗状網膜剥離（funnel-shaped retinal detachment）像を呈

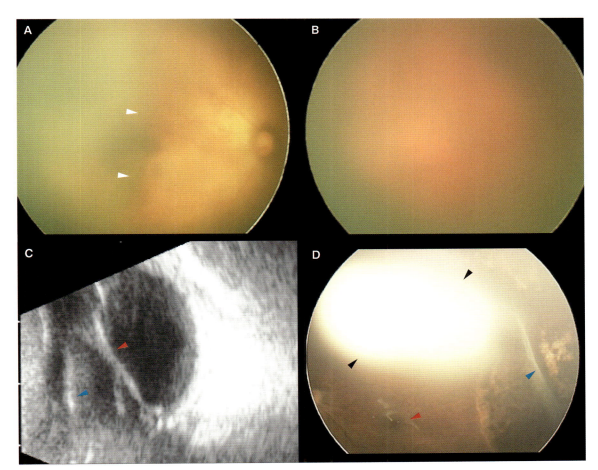

図2-20　硝子体出血を併発した例
A：右眼，眼底．zone I病変（血管末端：▷）（在胎24週610gで出生．画像現在：修正32週）．
B：左眼，眼底．硝子体出血のため眼底透見不能．
C：左眼，超音波Bモード像．遺残硝子体動脈（▶），硝子体内線維血管増殖組織（▶）がみられるが，網膜剥離は認めない．
D：経過観察し硝子体出血消失後に光凝固を行い，1歳3ヵ月時の左眼眼底．水晶体後面混濁（▶），光凝固斑に一致して増殖組織（▶），黄斑偏位（▶）を認める．

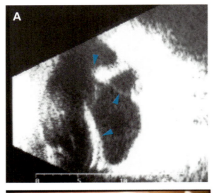
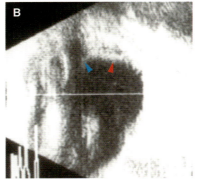
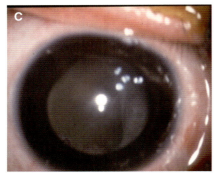
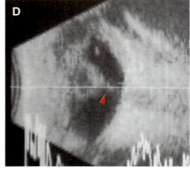

図2-21　超音波Bモード像
A：stage 3 硝子体内線維血管増殖組織（▶）．
B：stage 4 硝子体内線維血管増殖組織（▶），テント状網膜剥離（▶）．
C：stage 5 白色瞳孔．
D：stage 5 漏斗状網膜剥離，前方でopen-funnel，後方でclosed-funnel（▶）．

する（図2-21 C・D）．stage 5の網膜復位のために，硝子体手術を行う際に超音波Bモード検査を行うと，両側剥離網膜に間隙があればopen-funnel，接触癒合しているとclosed-funnelと呼び，closed-funnelはより重篤で復位成績は不良とされる[19～21]．

急性期ならびに瘢痕期stage 4の部分網膜剥離は，硝子体内線維血管増殖組織に連続するテント状隆起として描出される（図2-21 B，図2-22）．急性期ではstage 5への進行を示唆し，予防的早期硝子体手術による治療の対象となり，瘢痕期でも予防的手術を考慮する必要が生じる[22]．

硝子体内線維血管増殖組織は，stage 2およびstage 3の症例の一部にみられる．これがstage 4への進行リスクであるか否か明確なエビデンスはないが，経験的に慎重な経過観察や光凝固などの治療が勧められている（図2-20 C，図2-21A）[23, 24]．

光干渉断層法

OCTを一連の未熟児に行うと黄斑浮腫が確認されるが，多くは一過性で自然消退する[25]．黄斑浮腫と経過観察中の網膜症増悪や治療の必要性には相関が認められ[26]，浮腫は抗VEGF治療で消失するが[27]，個々の症例の診療の指標となりうるのか明かなエビデンスはない[27]．

一方で，眼底検査に非協力的な瘢痕期の年長児に生じたstage 4を確認するには，OCTは超音波Bモード検査と同様に有用な場合がある（図2-22）[28, 29]．同様に，硝子体内線維血管増殖組織もOCTにより描出される（図2-22）[30]．また，視力発達不良を示す瘢痕期症例においてOCTで中心窩平坦化などが確認されれば，器質性視力障害が強く疑われ（図2-23）屈折異常弱視などは考えにくくなり，治療の決定に影響を与える[31]．

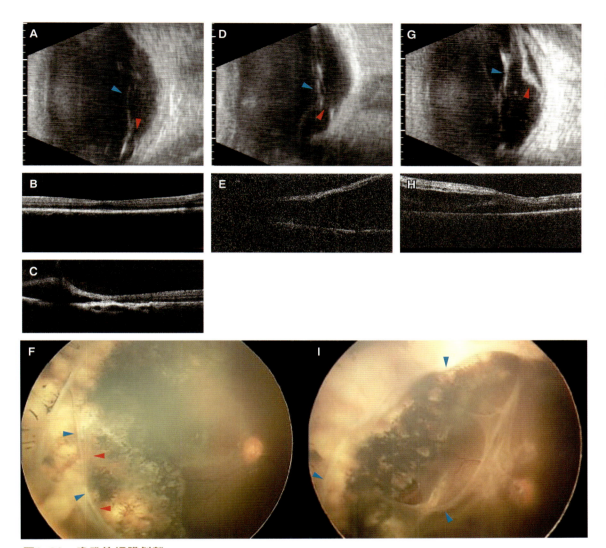

図2-22 晩発性網膜剥離

後極部劇症型網膜症（APROP）の診断で両眼光凝固．右眼は stage 3，左眼は stage 4 で安定した．視力は右 (0.9)，左 (0.06) で経過観察中．眼底検査にはきわめて非協力的だが，超音波 B モード像（硝子体内線維血管増殖組織 ▶，テント状網膜剥離 ▶）で右眼に stage 4A への伸展が疑われ（A），OCT でも黄斑部には著明な変化はなく（B），周辺に網膜剥離が観察された（C）．左眼は変わらず stage 4B を示していた（D・E）．全身麻酔下で眼底検査を行うと，光凝固斑の増殖組織（▶）と限局性網膜剥離（▶）がみられた（F）．3ヵ月後には網膜剥離が広がり（▶）stage 4B に進行し，視力は 0.4 に低下した（G〜I）（在胎 24 週 760g で出生．画像現在：7 歳）．

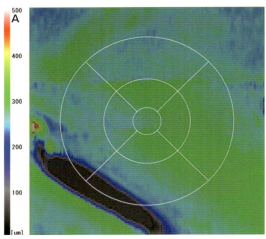
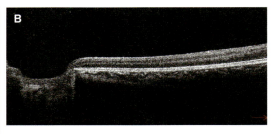

図2-23 瘢痕期器質性視力障害例

視力は右（1.0），左（0.15×S－1.5D ◯ C－1.25D Ax 65°）．OCTマップ（A），水平断（B）のいずれにも中心窩陥凹が確認されない．器質性視力障害が疑われる（在胎27週1,000gで出生．画像現在：6歳．両眼に光凝固）．

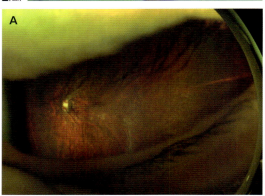
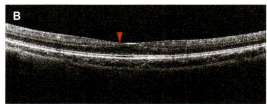

図2-24 瘢痕期経過観察例

他院で右眼ROPに対して硝子体手術が行われたが視力0．経過観察を求めて受診．左眼視力（1.0×S－12.0D ◯ C－3.5D Ax30°），眼底検査に非協力的．超広角眼底像（A）では黄斑部の色調不良，周辺部網膜に光凝固斑．OCT（B）で中心窩に陥凹（▶）（在胎週数，出生時体重不明．画像現在：12歳）．

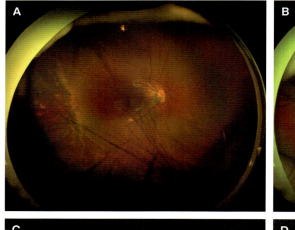
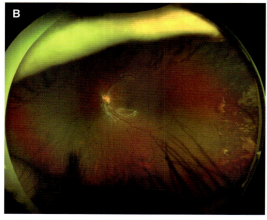
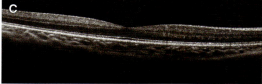
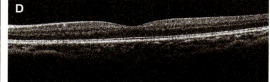

図2-25 瘢痕期視力不良例

4歳時の視力は右（1.0），左0.2（0.3×S－5.25D ◯ C－1.0D Ax 20°）．超広角眼底像（A：右眼，B：左眼）では，後極部網膜血管の直線化，周辺部網膜の光凝固がみられる．OCT（C：右眼，D：左眼）では黄斑部に著変なし．不同視弱視が疑われる（在胎29週1,130gで出生，双生児．画像現在：5歳．両眼に光凝固）．

レーザー走査広角眼底検査

　2種類以上のレーザーで眼底を高速走査して擬似カラー広角眼底画像を構成する検査法は，scannning laser ophthalmoscopy（SLO）とも呼ばれる．なかでも Optos 社の超広角走査型レーザー検眼鏡は 200°の超広角眼底像を短時間で得ることができるので，検査に非協力的な年長児の経過観察において通常の眼底検査と写真撮影の代わりになりうる（図2-24，図2-25）[32, 33]．

文　献

1）International Network for Evaluating Outcomes（iNeo）of Neonates：Neonatal Outcomes of Very Low Birth Weight and Very Preterm Neonates：An International Comparison. J Pediatr 177：144-152, 2016.

2）植村恭夫，塚原　勇，永田　誠，他：未熟児網膜症の診断および治療基準に関する研究—厚生省特別研究費補助金 昭和49年度研究班報告．日本の眼科 46：553-559，1975.

3）American Academy of Pediatrics Section on Ophthalmology, American Academy of Ophthalmology, American Association for Pediatric Ophthalmology and Strabismus, et al.：Screening examination of premature infants for retinopathy of prematurity. Pediatrics 131：189-195, 2013.

4）Early Treatment for Retinopathy of Prematurity Cooperative Group：The incidence and course of retinopathy of prematurity：findings from the early treatment for retinopathy of prematurity study. Pediatrics 116：15-23, 2005.

5）Wikinson AR, Haines L, Head K, et al.：UK retinopathy of prematurity guideline. Early Hum Dev 84：71-74, 2008.

6）Li Q, Wang Z, Wang R, et al.：A Prospective Study of the Incidence of Retinopathy of Prematurity in China: Evaluation of Different Screening Criteria. J Ophthalmol doi: 10.1155/2016/5918736, 2016.

7）Experts Group for the Guidelines of Prevention and Treatment of Retinopathy in Premature Infants：Guidelines for therapeutic use of oxygen and prevention and treatment of retinopathy in premature infants. Zhonghua Er Ke Za Zhi 45：672-673, 2007.

8）平田義章，中村友彦：全国新生児医療施設における未熟（児）網膜症スクリーニング体制と治療の現状と課題．日未熟児新生児会誌 22：77-83，2010.

9）周産期母子医療センターネットワークデータベース解析報告．　http://plaza.umin.ac.jp/nrndata/

10）清田眞理子，平岡美依奈，渡辺とよ子：未熟児網膜症の初回検査時期の検討．日眼会誌 114：356-361，2010.

11）Repka MX, Palmer EA, Tung B：Involution of retinopathy of prematurity. Arch Ophthalmol 118：645-649, 2000.

12）Snyder LL, Garcia-Gonzalez JM, Shapiro MJ, et al.：Very late reactivation of retinopathy of prematurity after monotherapy with intravitreal bevacizumab. Ophthalmic Surg Lasers Imaging Retina 47：280-283, 2016.

13）Caputo AR, Schnitzer RE, Lindquist TD, et al.：Dilation in neonates：a protocol. Pediatrics 69：77-80, 1982.

14）猪谷泰史 監修，大山牧子，齋藤純一，星野睦夫 編：新生児診療マニュアル（第6版）．東京医学社，2015，p16.

15）International Committee for the Classification of Retinopathy of Prematurity. The International Classification of Retinopathy of Prematurity revisited. Arch Ophthalmol 123：991-999, 2005.

16）Paysse EA, Coats DK, Sprunger DT：Predictive value of temporal retinal disease in retinopathy of prematurity. J Pediatr Ophthalmol Strabismus 34：177-181, 1997.

17）Early Treatment for Retinopathy of Prematurity Cooperative Group：Revised indications for the treatment of retinopathy of prematurity：results of the early treatment for retinopathy of prematurity randomized trial. Arch Ophthalmol 121：1684-1696, 2003.

18）佐藤　篤，大杉愛成 編，東　範行，仁科幸子，吉田朋世，他 監修・協力：広画角デジタル眼撮影装置の使用法（教育用ビデオ）．アイネクスト，千葉，2016.

19）Jabbour NM, Eller AE, Hirose T, et al.：Stage 5 retinopathy of prematurity. Prognostic value of morphologic findings. Ophthalmology 94：1640-1646, 1987.

20）Mintz-Hittner HA, O'Malley RE, Kretzer FL：Long-term form identification vision after early, closed, lensectomy-vitrectomy for stage 5 retinopathy of prematurity. Ophthalmology 104：454-459, 1997.

21）Muslubas IS, Karacorlu M Hocaoglu M, et al.：Ultrasonography Findings in Eyes With Stage 5 Retinopathy of Prematurity. Ophthalmic Surg Lasers Imaging Retina 46：1035-1040, 2015.

22）Pulido JS, Byme SF, Clarkson JG, et al.：Evaluation of eyes with advanced stages of retinopathy of prematurity using standardized echography. Ophthalmology 98：1099-1104, 1991.

23）大島健司，中間宣博，西村葉子，他：活動期未熟児網膜症の網膜剥離に対する硝子体手術．臨床眼科 38：327-331，1984.

24) Jokl DH, Silverman RH, Nemerofiky SL, et al.：Is there a role for high-frequency ultrasonography in clinical staging of retinopathy of prematurity ？ J Pediatr Ophthalmol Strabismus 43：31-35, 2006.

25) Maldonado RS, O'Connell R, Ascher SB, et al.：Spectral-domain optical coherence tomographic assessment of severity of cystoid macular edema in retinopathy of prematurity. Arch Ophthalmol 130：569-578, 2012.

26) Rothman AL, Tran-Viet D, Gustafson KE, et al.：Poorer neurodevelopmental outcomes associated with cystoid macular edema identified in preterm infants in the intensive care nursery. Ophthalmology 122：610-619, 2015.

27) Vogel RN, Strampe M, Fagbemi OE, et al.：Foveal Development in Infants Treated with Bevacizumab or Laser Photocoagulation for Retinopathy of Prematurity. Ophthalmology 125：444-452, 2018.

28) Joshi MM, Trese MT, Capone A Jr：Optical coherence tomography findings in stage 4A retinopathy of prematurity：a theory for visual variability. Ophthalmology 113：657-660, 2006.

29) Patel CK：Optical coherence tomography in the management of acute retinopathy of prematurity. Am J Ophthalmol 141：582-584, 2006.

30) Zepeda EM, Shariff A, Gillette TB, et al.：Vitreous Bands Identified by Handheld Spectral-Domain Optical Coherence Tomography Among Premature Infants. JAMA Ophthalmol 136：753-758, 2018.

31) Soong GP, Shaprio M, Seiple W, et al.：Macular structure and vision of patients with macular heterotopia secondary to retinopathy of prematurity. Retina 28：1111-1116, 2008.

32) Patel CK, Fung TH, Muqit MM, et al.：Non-contact ultra-widefield imaging of retinopathy of prematurity using the Optos dual wavelength scanning laser ophthalmoscope. Eye 27：589-596, 2013.

33) Arnold RW, Grendahl RL, Kevin Winkle R, et al.：Outpatient, Wide-Field, Digital Imaging of Infants With Retinopathy of Prematurity. Ophthalmic Surg Lasers Imaging Retina 48：494-497, 2017.

3章 網膜症の進行と病期分類

未熟児網膜症の病期分類には，厚生省分類と国際分類が用いられており，活動期分類には国際分類を，瘢痕期分類には厚生省分類を使用すると理解しやすい．国際分類では，活動期病期とともに，病変の位置を zone で，後極部血管の拡張・蛇行の有無を plus disease で表し，治療適応を理解するうえで重要である．また，最も重症な病型である aggressive posterior ROP の特徴と初期の眼底像について理解することが大切である．

厚生省分類と国際分類

未熟児網膜症（retinopathy of prematurity：ROP）は，発達が不十分な網膜血管が異常増殖する活動期と，これが鎮静化した後の病像である瘢痕期がある．わが国で厚生省分類が作成され，その後に国際分類が制定された．

厚生省分類

わが国の活動期分類は，厚生省の未熟児網膜症研究班が診断および治療基準に関する研究報告書として 1975 年に発表し（通称「厚生省旧分類」）[1]，後に一部改定された（通称「厚生省新分類」）[2]．厚生省分類では，臨床経過および予後の点より，ROP を I 型（type I），II 型（type II）に大別している（表3-1）．I 型は，境界線形成，硝子体内の増殖性変化，牽引性網膜剥離へと段階的に進行し，比較的緩徐な経過をとり，自然治癒する症例も多く存在する．一方，II 型は，網膜血管が非常に未発達で，全周にわたって増殖性変化が生じ，後極部の血管の拡張・蛇行も初期よりみられる．I 型と異なり，段階的な進行経過をとることなく，比較的速い経過で網膜剥離を起こす予後不良の病型として注意が喚起されている．

厚生省分類には，活動期病変の位置や範囲に関する記載法がなく，あくまでも病期のみの記載しかない．しかし，瘢痕期分類があり，活動期と同様に瘢痕の程度を段階的に分類できる．

本書では，この厚生省未熟児網膜症研究班が作成した分類を「厚生省分類」と記載する．

国際分類

最初の国際分類は 1984 年に発表され[3]，1987 年に網膜剥離の分類が一部改定された[4]（表3-2）．国際分類作成において，わが国の厚生省分類が参考にされたため，stage 分類において両者には共通点が多い（表3-3）．ただし，①厚生省分類における 1 期は国際分類にはない，②厚生省分類 2 期の境界線形成が国際分類 stage 1 に相当する，③国際分類 stage 2 の隆起（ridge）が厚生省分類にはない，④数個の新生血管の発芽病変がある場合，厚生省分類では 3 期初期となるが，国際分類では stage 2 にあたる，などの相違点もある．

また，当初はわが国のⅡ型の概念が受け入れられず，悪化の傾向を示す徴候として plus disease の概念を記載するにとどまった．しかし，2005 年の改定の際に，Ⅱ型の概念が全面的に導入され，aggressive posterior ROP（APROP）と規定されることとなった[5]．

国際分類では眼底を 3 つの zone に分け，血管の伸展度によって重症度をある程度予測できるような利点がある．また，病変の位置や範囲を表現する方法も記載されており，活動期の病期分類としてはより優れている．

ただし，国際分類では瘢痕期を段階的に分類したものはなく，寛解期における瘢痕を記載するにとどまっている（表 3-6 参照）．このため，活動期については国際分類を，瘢痕期については厚生省分類を用いて記載するのが妥当である．

表3-1　厚生省分類（活動期分類）

Ⅰ型	**1期：網膜血管新生期** 周辺部で発育が完成していない網膜血管先端部に分岐過多（異常分岐），異常な怒張・蛇行，走行異常などがみられ，それより周辺部には明らかな無血管領域が存在する．後極部には変化がない．
	2期：境界線形成期 有血管領域と無血管領域の境界部に境界線が明瞭にみられる．
	3期：硝子体内滲出と増殖期 硝子体内への滲出と，血管およびその支持組織の増殖がみられ，後極部にも血管の怒張・蛇行を伴うことがある．下記のように3段階に分類する． 　初期：ごくわずかな硝子体への滲出・発芽 　中期：明らかな硝子体への滲出，増殖性変化 　後期：中期の所見に牽引性変化が加わった場合
	4期：部分的網膜剥離期
	5期：全網膜剥離期
Ⅱ型	未熟性の強い眼に起こり，赤道部より後極側の領域で，全周にわたり未発達の血管先端領域に，異常吻合および走行異常・出血などがみられ，それより周辺は広い無血管領域が存在する．網膜血管は，有血管領域の全域にわたり著明な怒張・蛇行を示す．以上の所見を認めた場合，Ⅱ型の診断は確定的となる．進行とともに，網膜血管の怒張・蛇行はますます著明になり，出血，滲出性変化が強く起こり，Ⅰ型のような緩徐で段階的経過をとることなく，急速に網膜剥離へと進む．

表3-2　国際分類（international classification of ROP）（1987年）

位置（location）	zone Ⅰ：乳頭を中心に乳頭－中心窩間距離の2倍を半径として描いた円内 zone Ⅱ：乳頭から鼻側鋸状縁までの距離を半径として描いた円内 zone Ⅲ：zone Ⅱの周辺にあたる耳側の三日月状の部分
病期（stage）	stage 1：demarcation line（境界線） stage 2：ridge（隆起） stage 3：extraretinal fibrovascular proliferation（網膜外線維血管増殖） 　　　　mild, moderate, severe stage 4：partial retinal detachment（網膜部分剥離） 　　　　4A：extrafoveal（中心窩を含まない），4B：foveal（中心窩を含む） stage 5：total retinal detachment（網膜全剥離）
plus disease	後極部の拡張・蛇行が2象限以上，虹彩血管の充血，散瞳不良（瞳孔硬直），硝子体混濁

表3-3　厚生省分類と国際分類の対応（活動期）

厚生省分類		国際分類
Ⅰ型	⟷	classic ROP
1期：網膜血管新生期		
2期：境界線形成期	⟷	stage 1：demarcation line
3期：硝子体内滲出と増殖期		
初　期	⟷	stage 2：ridge
中　期 }	⟷	stage 3：extraretinal fibrovascular proliferation
後　期 }		mild
		moderate
		severe
4期：部分的網膜剝離期	⟷	stage 4：partial retinal detachment
		4A extrafoveal
		4B foveal
5期：全網膜剝離期	⟷	stage 5：total retinal detachment
Ⅱ型	⟷	aggressive posterior ROP

活動期分類（国際分類）

病変の位置と範囲
(location and extent of disease)

　国際分類の大きな特徴は，病変の位置（location）と範囲（extent）を記載する点であり，病状の重症度や予後を予測するのに役立っている．

　位置は眼底を3つのzoneに分けて，網膜血管の先端の位置を記載する（図3-1）．ROPにおいては，眼底のチャートは視神経乳頭を中心に描く．なぜなら，網膜血管は視神経乳頭から鋸状縁に向かって伸びていくからである．特にROPでは，耳側よりむしろ鼻側の網膜血管の伸展度が重症度と関連しており，鼻側血管の成長が著しく悪いと重症化しやすい．zone Ⅰは最も後極側にあるzoneで，乳頭を中心として，乳頭と中心窩間の距離の2倍を半径として描いた円の内である．

zone Ⅱは，乳頭を中心として，乳頭と鼻側鋸状縁（右眼では3時，左眼では9時の位置）までを半径として描いた円の内からzone Ⅰを除いた範囲である．zone Ⅰとzone Ⅱの境は，25 Dまたは28 Dのレンズを乳頭の鼻側端に置いて見える範囲がおおよそzone Ⅰの耳側の部分であると規定している．zone Ⅲはzone Ⅱの周辺にあたる耳側の三日月状の範囲である．網膜血管の伸展は完全な同心円ではないので，zoneの判定に際しては，最も血管の伸展が悪い（成長が遅れている）後方の位置を記載する（図3-2〜図3-4）．

　なお，国際分類においては病変の範囲を時計の時刻で記載する．1時間は30°に相当する．また，3時は右眼では鼻側真横にあたり，左眼では耳側真横にあたる．たとえば，「右眼の8時から11時までの3時間分の範囲に，連続した増殖組織がある」などと記載する．

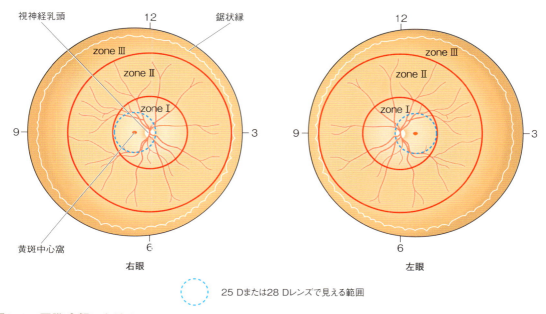

図3-1 国際分類における zone
網膜を視神経乳頭を中心とした3つの zone に分ける．zone Ⅰ は，乳頭－黄斑中心窩間距離の2倍を半径として描いた円内，zone Ⅱ は，乳頭から鼻側鋸状縁までを半径として描いた円内，zone Ⅲ は，それより周辺の三日月状の部分を指す．病変の位置は，最も内側にある部分で判定される．眼底の時計時刻の表現も，通常の黄斑中心ではなく乳頭中心に考える．

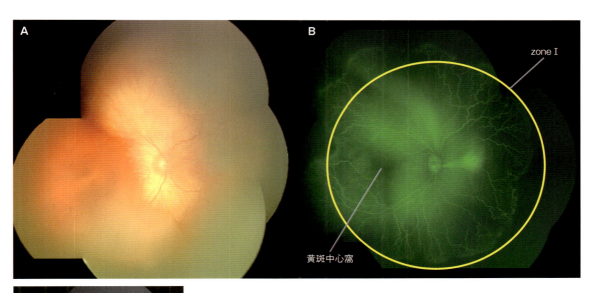

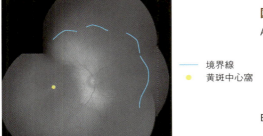

図3-2 zone Ⅰ ROP
A：右眼．zone は最も血管の成長が遅れている部位で判定する．黄斑部の耳側はしばしば血管の発育が悪く，境界線は後方に向かって湾入している（これを wedge という）．耳側の血管湾入部および鼻側の境界線が zone Ⅰ にあり，上方では zone Ⅱ に到達していても，これは zone Ⅰ ROP である．眼底全周にごく細い境界線が形成されているが，硝子体混濁のために明らかではない．
B：A の蛍光眼底造影／右眼．耳側の湾入および鼻側の境界線が zone Ⅰ にある．zone Ⅱ ROP でみられた血管先端の多分岐はあまりみられず，血管の構築も粗造である．

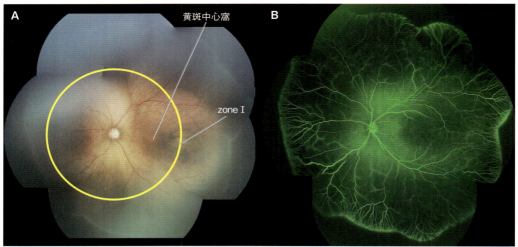

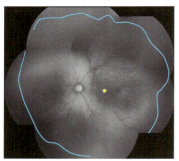

図3-3 zone Ⅱ ROP

A：左眼．病変（境界線）はzone Ⅰより前方（周辺），すなわちzone Ⅱにあり，zone Ⅱ ROPである．zone Ⅱの中間よりも周辺側まで血管が伸長している場合，anterior zone Ⅱ ROPという．眼底全周に白く平坦な境界線が形成されている．血管の成長は全周において良好であるが，鼻側が最も伸展不良である．

B：Aの蛍光眼底造影／左眼．zone Ⅱ ROPでは，後方においては血管構築が成熟しつつあるが，周辺では血管先端での多分岐，シダ状の蛍光色素漏出や毛細血管床の閉塞などがみられる．

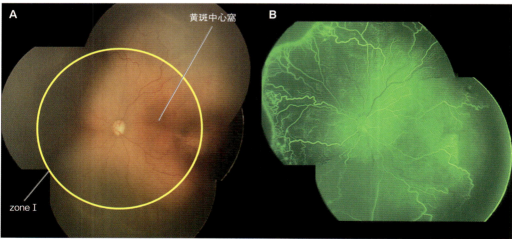

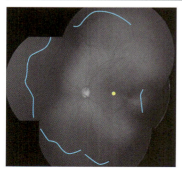

図3-4 posterior zone Ⅱ ROP

A：左眼．血管の先端は全周zone Ⅱにあり，zone Ⅱ ROPであるが，限りなくzone Ⅰに近い位置にある．このような症例をposterior zone Ⅱ ROPといい，比較的進行が速い．

B：Aの蛍光眼底造影／左眼．図3-3のzone Ⅱ ROPと比較して血管構築が未熟で，乳頭周囲にもシダ状の蛍光色素漏出や毛細血管床の閉塞などがみられ，その範囲が広いため，虚血の程度が強いことがわかる．

病期（stage）

未熟児網膜症を発症する前

網膜血管の発達は不完全で未熟である．網膜血管は鋸状縁まで伸びておらず，周辺部には無血管領域が存在する．通常，無血管領域は灰白色をしており，境界線を形成していなくても血管先端部には多分岐や拡張・蛇行，走行異常などがみられることがある．このような血管先端部の変化がある場合，厚生省分類では1期に相当するが，この時点ではROPを発症したことにはならない（図3-5，図3-6）．

stage 1：境界線（demarcation line）

厚生省分類では2期にあたり，国際分類とともに，境界線形成を認めた時点で「ROPを発症した」と判定される．境界線は，無血管領域と有血管領域を分ける細く白い線であり，網膜内に存在する．境界線に向かう網膜血管には多分岐がみられることが多い（図3-7，図3-8）．

stage 2：隆起（ridge）

隆起は，境界線が高さと幅を増して，網膜面上から盛り上がった構造であり，白色からピンク色に変化する．"ポップコーン"と呼ばれる数個の孤立性の新生血管の発芽（neovascular tuft）が網膜面上にみられることがある．このような発芽病変があれば，厚生省分類では3期初期にあたる．国際分類では，孤立性発芽病変が融合しないとstage 3とはしない（図3-9～図3-11）．

stage 3：網膜外線維血管増殖（extraretinal fibrovasuclar proliferation）

新生血管の発芽が次第に癒合し，硝子体中へ立ち上がってくる段階で，新生血管周囲に線維結合組織も形成され始める．この増殖組織は隆起の後極側に起こり，隆起からやや離れた位置にあるか，隆起後縁に接している．増殖組織に連なる網膜血管は，血管先端部だけでなく後極側から拡張・蛇行していることが多い．増殖組織の範囲と牽引の程度によって，stage 3はmild，moderate，severeの3段階に分けられる（図3-12～図3-16）．

stage 4：網膜部分剝離（partial retinal detachment）

網膜剝離の大部分は，増殖組織に含まれる線維結合組織の収縮・牽引によるものである．しかし，まれに血管からの漏出による滲出性剝離や，牽引性と滲出性が混在した網膜剝離がみられることもある．

網膜剝離の後方への進展度により，中心窩に及んでいない場合をstage 4A，中心窩まで剝離している場合をstage 4Bとする．

stage 5：網膜全剝離（total retinal detachment）

増殖組織が広範にあると，網膜全剝離へ進む．剝離漏斗（funnel）の構造が，前部（anterior）と後部（posterior）で，開いているか（open）閉じているか（narrow）により4つに分類でき，anterior open-posterior narrowのように記載する．

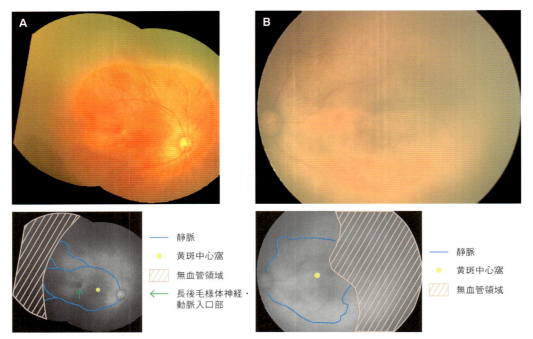

図3-5　premature fundus（未熟眼底）/厚生省分類1期

A：右眼/耳側．網膜血管成長途上の眼底．耳側の網膜血管は途絶し，その前方（周辺部）は血管の存在しない無血管領域となっており，網膜の色調は灰白色である．血管の先端部に多分岐や蛇行はない．黄斑の形成も未熟で，陥凹や輪部反射はいまだみられない．黄斑は，長後毛様体神経・動脈入口部と間違われやすいが，それより乳頭寄りに位置する．

B：左眼/耳側．未熟性が強く，硝子体混濁により眼底の透見性が不良である．乳頭から血管の走行を追うと，耳側の網膜血管は途絶しており，血管の成長が著しく不良である．

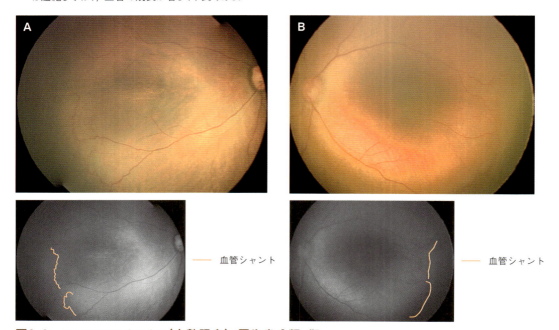

図3-6　premature fundus（未熟眼底）/厚生省分類1期

A：右眼/耳側．耳側の血管は有血管領域と無血管領域の境界で円周方向へ蛇行しながら走行し，耳上側の血管（動脈）と耳下側の血管（静脈）が吻合している．

B：左眼/耳側．耳側の血管は有血管領域と無血管領域の境界で円周方向へ蛇行しながら走行している．まだ境界線は形成されていない段階である．

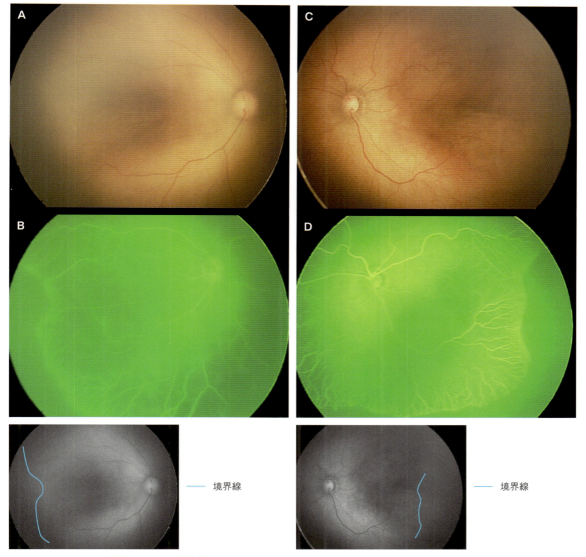
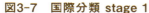

図3-7 国際分類 stage 1

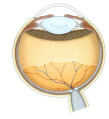

A：右眼／耳側．耳側の有血管領域と無血管領域の境に白色の境界線が形成されている．境界線は比較的後方（posterior zone Ⅱ）にあり，黄斑耳側の血管の成長は特に悪いので，境界線は後方へ向かって屈曲している．これが鋭角になったものを湾入（wedge）という．厚生省分類2期，国際分類stage 1の所見であり，この所見があるとROPを発症したことになる．zone Ⅱ, stage 1 without plus disase.

B：Aの蛍光眼底造影／右眼．境界線は蛍光眼底造影で過蛍光となるが，造影後期になっても蛍光色素漏出はみられない．

C：左眼／耳側．耳側の境界線がzone Ⅰとzone Ⅱの境界部に形成されており，血管の成長が著しく不良である．後極の血管に拡張・蛇行はみられない．この症例は鼻側の血管伸展不良でzone Ⅰ ROPであるが，このような症例では，境界線も狭細で見逃しやすい．zone Ⅰ, stage 1 without plus disease.

D：Cの蛍光眼底造影／左眼．蛍光眼底造影では境界線が明瞭に造影されている．境界線より前方に広い無血管領域が存在することがわかる．

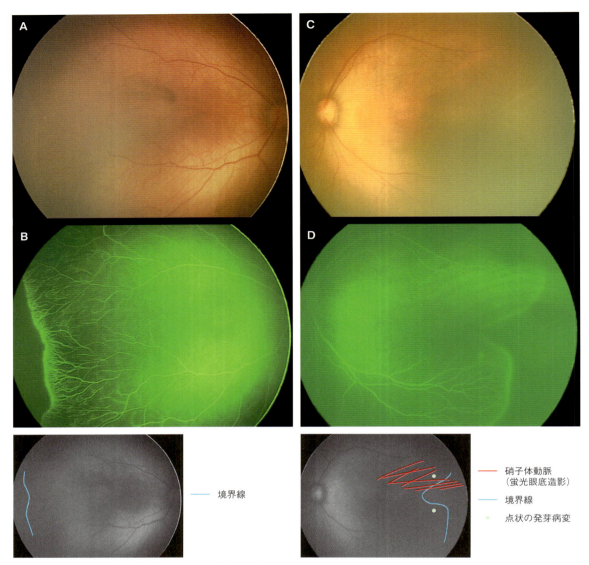

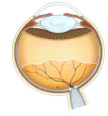

図3-8 国際分類 stage 1

A：右眼／耳側．耳側の境界線は zone Ⅱ の前方（anterior zone Ⅱ）に形成されており，血管の成長は比較的良好である．zone Ⅱ，stage 1 without plus disease．

B：A の蛍光眼底造影／右眼．境界線に向かう血管の多分岐が明瞭である．境界線の後縁に存在する血管先端の吻合部が過蛍光であるが，造影後期の蛍光色素漏出はない．後極部の血管構築はかなり成熟しているが，血管先端に近い位置には毛細血管床の閉塞部位がみられる．

C：左眼／耳側．境界線はやや厚くなっている．zone Ⅱ の後方に境界線が形成されている posterior zone Ⅱ の症例である．耳側の境界線は黄斑部に向かい湾入している．湾入の存在は未熟性をうかがわせる．硝子体がやや混濁しており，検眼鏡で新生血管の発芽を同定するのは困難である．zone Ⅱ，stage 1 without plus disease．

D：C の蛍光眼底造影／左眼．湾入の上下に点状の過蛍光が 2 ヵ所みられ，網膜内で血管が増殖し，新生血管の発芽が始まる段階である．zone Ⅰ ROP など未熟性の強い症例では，明らかな隆起を形成しないうちに，硝子体内血管増殖が始まることがある．硝子体動脈が造影されている．

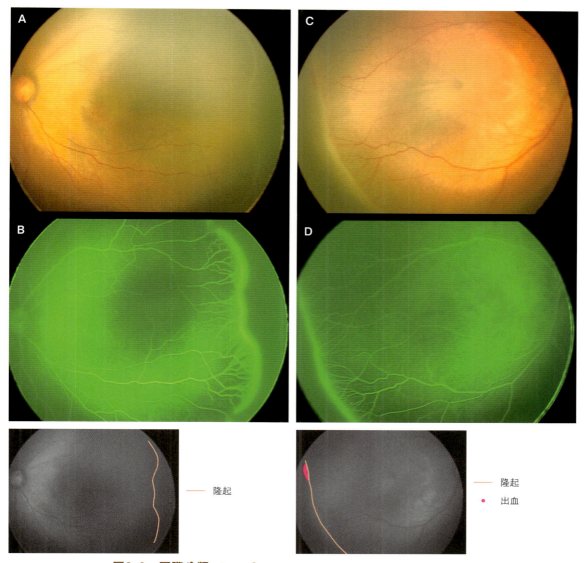

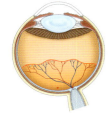

図3-9 国際分類 stage 2

A：左眼／耳側．耳側の境界線は厚みを帯びて硝子体腔へ突出し，ピンク色になっている．これを隆起といい，国際分類では stage 2 である．厚生省分類には隆起にあたる病期がなく，新生血管の発芽がない段階なので，厚生省分類 2 期である．zone Ⅱ, stage 2 without plus disease.

B：A の蛍光眼底造影／左眼．隆起からは蛍光色素漏出がみられる．

C：右眼／耳側．耳側に隆起がみられ，やや上方には隆起に沿って，一部出血がみられる．後極部の網膜血管に拡張や蛇行はみられない．新生血管の発芽はみられず，厚生省分類 2 期の所見である．zone Ⅱ, stage 2 without plus disease.

D：C の蛍光眼底造影／右眼．隆起からは蛍光色素漏出がみられるが，新生血管の発芽はまだみられない．

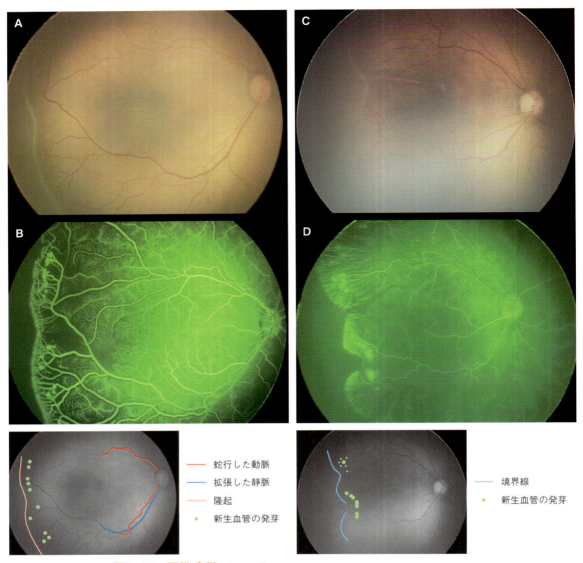

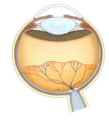

図3-10 国際分類 stage 2

A：右眼／耳側．隆起のやや後方で，複数個の新生血管の発芽が起こっている．後極部の静脈は耳下側で拡張し，動脈は耳側2象限で蛇行している．厚生省分類3期初期の所見である．zone Ⅱ, stage 2 with pre-plus disease.

B：Aの蛍光眼底造影／右眼．隆起の後縁の血管先端部はやや厚くなり，その後方に明瞭な硝子体内の新生血管発芽病変が認められる．これらからは，造影時間とともに蛍光色素が漏出する．隆起の後方では，一部に，静脈および動脈周囲の無血管領域が存在する．

C：右眼／耳側．耳側の境界線は，黄斑に向かって湾入している．硝子体は混濁して，やや透見困難であり，隆起と発芽病変が存在していても，この段階では明瞭に視認できない．しかし，湾入が強ければ，この部位は注意が必要である．鼻側の血管の伸展が最も不良なzone Ⅰの症例である．zone Ⅰ, stage 2 without plus disease.

D：Cの蛍光眼底造影／右眼．造影検査では境界線のやや後方に初期の発芽病変があり，まもなく検眼鏡でも明らかになると思われる．湾入が顕著な場合には，この部位に血管新生が起こることが多い．このような血管伸展が不良な例においては，明らかな隆起を形成せずに血管新生が始まることが多い．蛍光眼底造影の所見から判定すると厚生省分類3期初期にあたる．

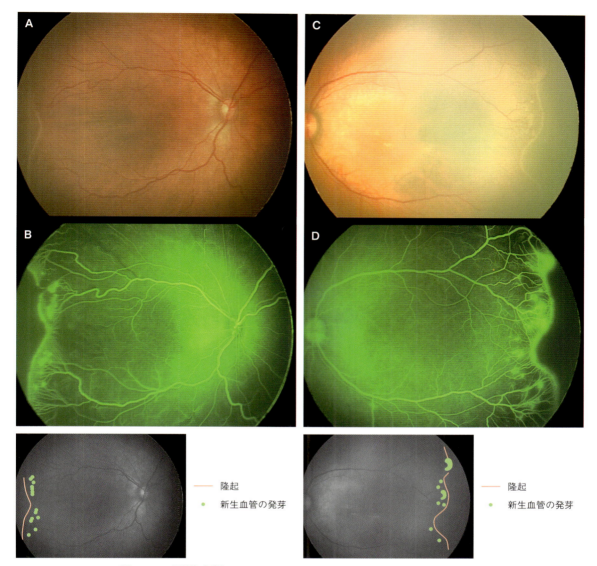

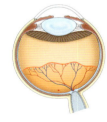

図3-11 国際分類 stage 2

A：右眼／耳側．耳側に隆起が形成され，その後方に，硝子体腔内への新生血管発芽が多数みられる．発芽病変が癒合して増殖組織を形成しつつある．国際分類 stage 2 から stage 3 へ移行する段階である．発芽病変へ向かう静脈は拡張している．厚生省分類 3 期初期である．zone Ⅱ，stage 2 with pre-plus disease.

B：A の蛍光眼底造影／右眼．隆起後縁に発芽病変が多数認められる．これらからは，造影時間とともに蛍光色素の漏出がみられる．隣接した発芽病変が次第に癒合し，線維血管増殖組織が形成されていく．

C：左眼／耳側．新生血管の発芽は次第に数を増し，一部は互いに癒合し，線維成分を含む増殖組織を形成していく．国際分類 stage 2 から stage 3 へ移行しつつある．厚生省分類 3 期初期である．耳側 2 象限で静脈が拡張しているが，動脈の蛇行はみられない．zone Ⅱ，stage 2 with pre-plus disease.

D：C の蛍光眼底造影／左眼．新生血管の発芽は数が増えるとともに，蛍光色素漏出が顕著になる．耳上側では隣接する発芽病変が一部癒合し始めている．

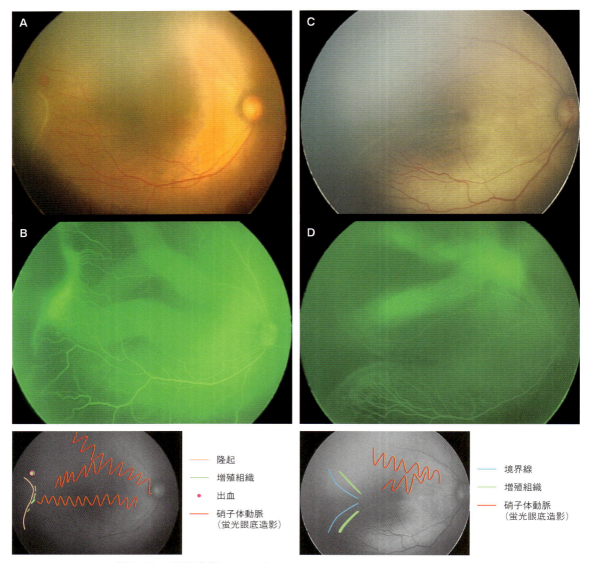

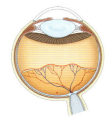

図3-12 国際分類 stage 3 mild

A：右眼／耳側．耳側の隆起のやや後方に新生血管の発芽と，それらが癒合した線維血管増殖がみられる．発芽は時間とともに数を増し，次第に癒合していく．増殖組織へ連なる静脈はやや拡張しているが，動脈に蛇行はみられない．新生血管の発芽には一部出血を伴っている．厚生省分類 3 期初期から中期に移行する段階である．zone Ⅱ, stage 3 mild with pre-plus disease.

B：A の蛍光眼底造影／右眼．耳側に連続 1 時間程度の増殖組織がみられる．いまだ丈は高くない．蛍光眼底造影では増殖組織から旺盛な蛍光色素漏出がみられる．硝子体動脈が造影されている．

C：右眼／耳側．9 時（耳側）の隆起は黄斑に向かって鋭く湾入し，その後方に幅広い扁平な白色病変が存在する．硝子体混濁のために透見が困難であるが，これは隆起が幅広くなったものではなく，初期の増殖組織である．鼻側の血管の伸展が不良な posterior zone Ⅱ の症例である．静脈はやや拡張し，耳上側の動脈がわずかに蛇行している．zone Ⅱ, stage 3 mild with pre-plus disease.

D：C の蛍光眼底造影／右眼．隆起の後方に新生血管の発芽が多数生じて，癒合しながら線維血管増殖を形成しつつある段階である．湾入部は血管新生が起こりやすいので，注意して観察する必要がある．硝子体動脈が造影されている．蛍光眼底造影の所見からは厚生省分類 3 期中期である．

38　3章　網膜症の進行と病期分類

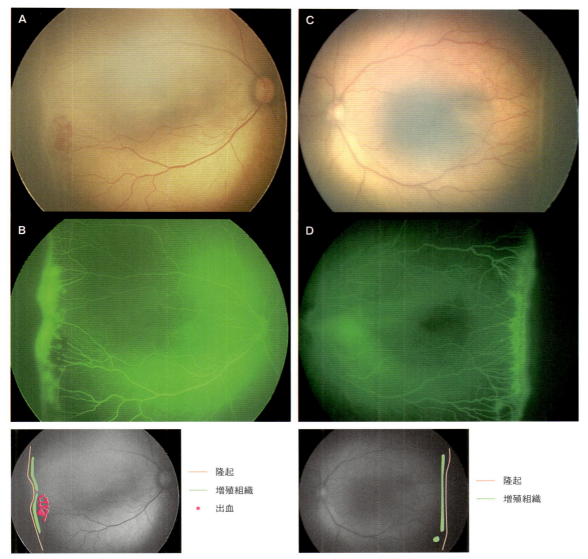

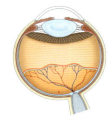

図3-13 国際分類 stage 3 moderate

A：右眼／耳側．耳側の隆起のやや後方に新生血管の発芽と，癒合した線維血管増殖組織の形成がみられる．発芽は時間とともに数を増し，次第に癒合していく．増殖組織へ連なる静脈はやや拡張し動脈は蛇行している．増殖組織には出血を伴っている．厚生省分類3期中期の所見である．zone Ⅱ，stage 3 moderate with pre-plus disease.

B：Aの蛍光眼底造影／右眼．耳側に連続2時間程度の増殖組織がみられる．いまだ丈は高くない．蛍光眼底造影では増殖組織から旺盛な蛍光色素漏出がみられる．

C：左眼／耳側．隆起の後方で，2時から4時の範囲に連続2時間程度のやや丈が高い増殖組織がみられる．増殖組織に連なる後極部の静脈は拡張し，動脈にわずかに蛇行している．厚生省分類3期中期である．zone Ⅱ，stage 3 moderate with pre-plus disease.

D：Cの蛍光眼底造影／左眼．隆起とほぼ連続して，連続2時間程度の線維血管増殖がみられる．造影初期の写真であり，後期には蛍光色素漏出が著明となる．

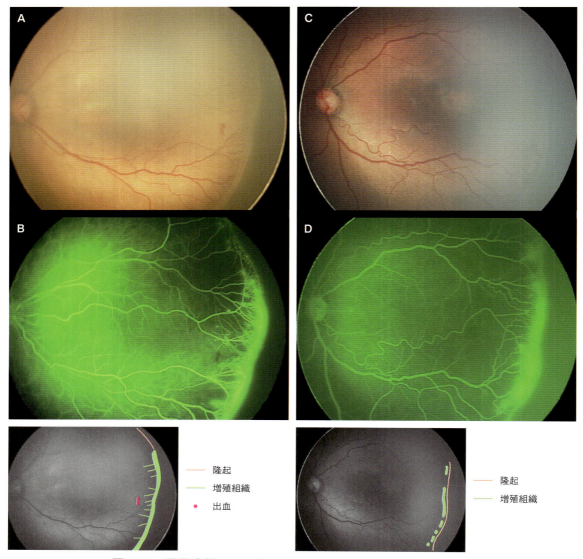
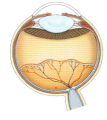

図3-14　国際分類 stage 3 moderate

A：左眼／耳側．隆起と連続してやや充血した増殖組織がみられ，後極部の静脈が拡張しているが，動脈の蛇行はみられない．隆起の後方で一部出血がみられる．厚生省分類3期中期である．zone Ⅱ，stage 3 moderate with pre-plus disease.

B：Aの蛍光眼底造影／左眼．連続2時間の増殖組織が造影されている．増殖組織から旺盛な蛍光色素漏出がみられる．増殖組織の後方に無血管領域が存在する．

C：左眼／耳側．隆起に接して3時から5時の範囲に連続した増殖組織が形成されている．後極部の血管は耳側で静脈が拡張し，動脈が蛇行している（plus disease）．厚生省分類3期中期である．zone Ⅱ，stage 3 moderate with plus disease.

D：Cの蛍光眼底造影／左眼．隆起に接する増殖組織とその後方に，数個の新生血管の発芽がみられる．

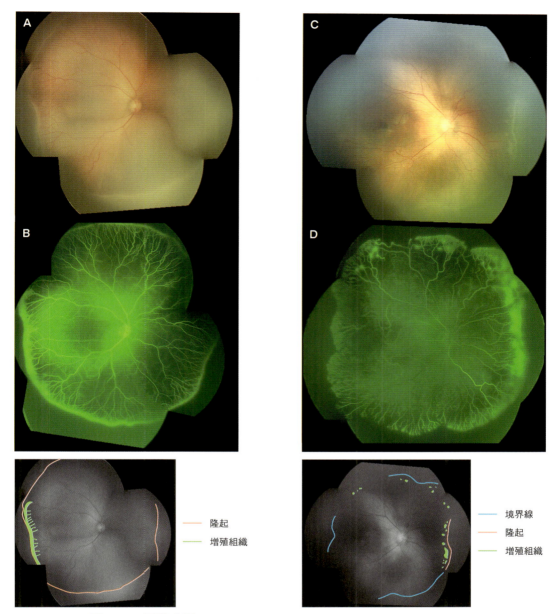

図3-15 国際分類 stage 3 moderate

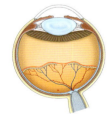

A：右眼／眼底写真．眼底のほぼ全周で隆起が形成され，隆起の後方で7時から10時の位置に線維血管増殖がみられる．静脈はやや拡張しているが動脈の蛇行はなく，pre-plus diseaseの所見である．鼻側でstage 2，耳側でstage 3と異なる所見が混在している場合，重症なほうのstageで判定する．すなわち，この場合 stage 3である．zone Ⅱ，stage 3 moderate with pre-plus disease．

B：Aの蛍光眼底造影／右眼．耳側では円周方向に連続し，かつ前後方向に幅広い増殖組織から，旺盛な蛍光色素漏出がみられる．耳側を除く上方・鼻側・下方は隆起のみである．

C：右眼／眼底写真．鼻側で特に血管の伸展が不良な zone Ⅰ ROP である．鼻側から上方にかけて，広範囲に増殖組織を生じている．後極部の血管は，鼻側でわずかに静脈が拡張しているが，動脈は蛇行しておらず，同じstageの zone Ⅱ ROP に比較すると，後極部血管の変化は軽度である．そのため，一見軽症に見えるが，非常に進行が速く重症化することが多い．zone Ⅰ，stage 3 moderate without plus disease．

D：Cの蛍光眼底造影／右眼．増殖組織は上方・鼻側の2象限にみられる．この症例のように，zone Ⅰ ROPでは，隆起を形成せずに stage 3 へと移行することがしばしばみられる．下方では境界線すら明らかでない．増殖組織の丈も低く，見逃しやすいので注意が必要である．

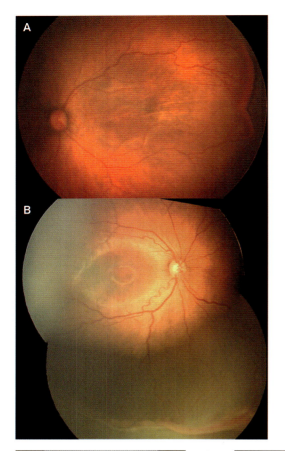
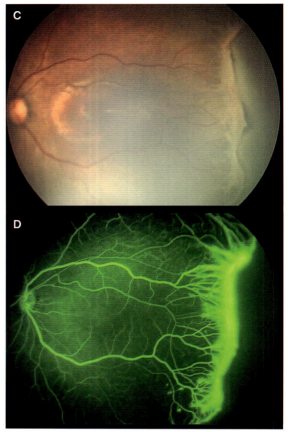
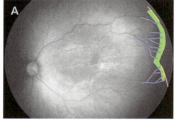
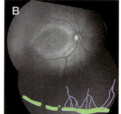
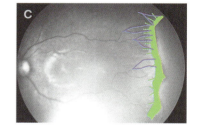

——— 隆起
● 牽引性変化が始まった増殖組織
——— 増殖組織の牽引により硝子体腔へ引き上げられた血管

● 牽引性変化が始まった増殖組織
——— 増殖組織の牽引により硝子体腔へ引き上げられた血管

● 増殖組織
——— 増殖組織の牽引により硝子体腔へ引き上げられた血管

図3-16　国際分類 stage 3 severe

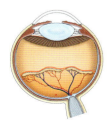

A：左眼／耳側．2時から3時の隆起がやや湾入した部位で，連続した前後に幅広い増殖組織が硝子体中へ立ち上がっている．なかに多数の血管が存在し，全体が赤色に見える．増殖組織は硝子体中へ牽引されており，そこへ向かう血管も一部網膜から浮き上がっている．網膜剥離はない．zone Ⅱ，stage 3 severe with pre-plus disease.

B：右眼．下方の隆起に接して増殖組織が幅広く形成され，丈も高い．中には多数の血管腔があり，赤色調が強いとともに，線維成分も密になって厚い組織となっている．5時から6時（鼻側下方）で，これによる牽引が始まっており，網膜から血管だけが硝子体腔へ引きずり出されているが，網膜剥離はない．zone Ⅱ，stage 3 severe with plus disease.

C：左眼／耳側．厚い増殖組織が立ち上がり，その牽引によって網膜が垂直に引かれ，一部はさらに血管が引きずり出されている．厚生省分類3期後期の所見である．zone Ⅱ，stage 3 severe with plus disease.

D：Cの蛍光眼底造影／左眼，耳側．増殖組織からの蛍光色素漏出が著しい．

plus disease と pre-plus disease

plus disease

ROP の重症度が増すにつれて，網膜血管の先端部の変化に加えて，後極部の静脈拡張や動脈蛇行，虹彩血管の充血，散瞳不良（瞳孔硬直），硝子体混濁がみられる．これらを示すものは悪化徴候として plus disease と呼ばれる．血管の拡張と蛇行に関しては，2象限以上あった場合を plus disease と判定する．その場合，網膜症が stage 3 に進んでいれば，"stage 3 + ROP" または "stage 3 with plus disease" と記載する（図 3-17 〜図 3-20）．後極部の血管に拡張も蛇行もみられない場合は "without plus disease" と記載する．

pre-plus disease

plus disease と診断するには不十分でも，正常と比べ動脈の蛇行や静脈の拡張がみられる場合には，pre-plus disease とする．"stage 2 with pre-plus disease" のように記載する（図 3-17）．

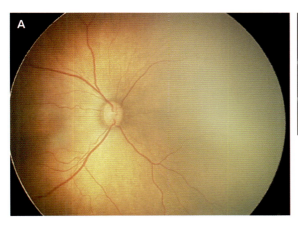
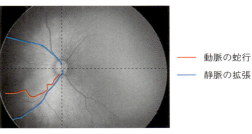
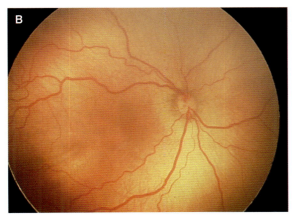
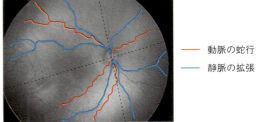

図3-17　pre-plus disease と plus disease の血管走行

A：pre-plus disease（右眼）静脈は耳側 2 象限で拡張し，動脈は耳下側の 1 象限のみ蛇行している．動脈が 2 象限以上蛇行していれば plus disease であるが，それを満たしていない（pre-plus disease）．このような所見があるときは，耳下側の血管の先端には新生血管の発芽や線維血管増殖組織がある場合が多い．

B：plus disease（左眼）4 象限すべてにおいて静脈が拡張し動脈が蛇行している．2 象限以上にわたって拡張・蛇行がある場合を plus disease という．

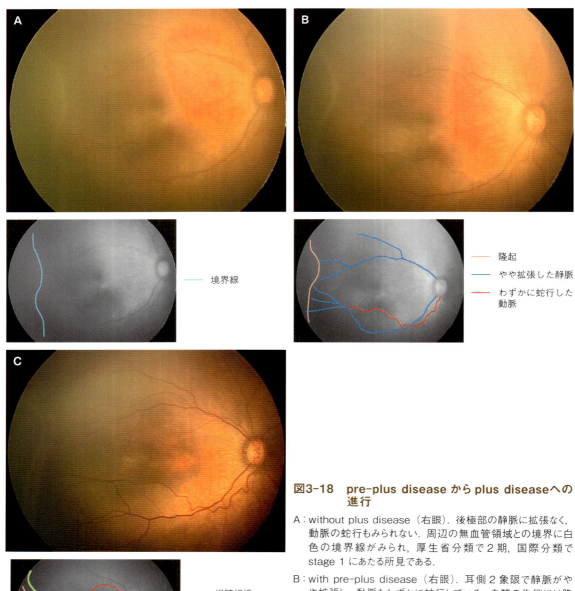

図3-18 pre-plus disease から plus diseaseへの進行

A：without plus disease（右眼）．後極部の静脈に拡張なく，動脈の蛇行もみられない．周辺の無血管領域との境界に白色の境界線がみられ，厚生省分類で2期，国際分類でstage 1 にあたる所見である．

B：with pre-plus disease（右眼）．耳側2象限で静脈がやや拡張し，動脈もわずかに蛇行している．血管の先端には隆起とその後方に新生血管の発芽がみられる．厚生省分類で3期初期，国際分類でstage 2 にあたる所見である．

C：with plus disease（右眼）．耳側2象限で静脈が拡張し，動脈が蛇行している．無血管領域との境界に隆起とその後方に線維血管増殖がみられる．厚生省分類で3期中期，国際分類でstage 3 にあたる所見である．

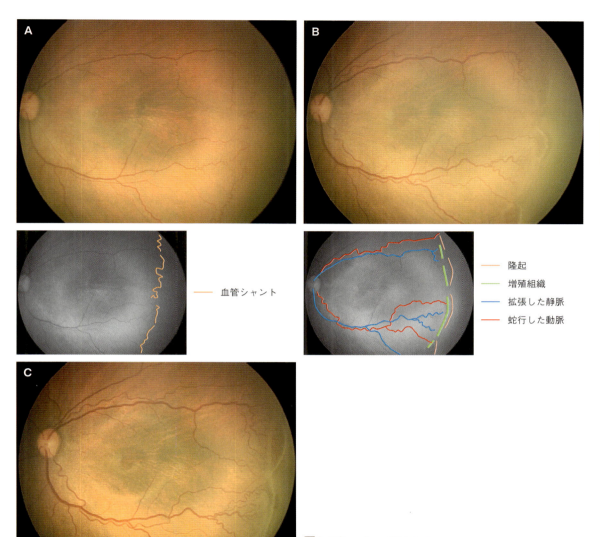

図3-19 plus disease

A：without plus disease（左眼）．後極部の静脈に拡張なく，動脈の蛇行もみられない．血管の先端は蛇行しながら円周方向へと走行しているが，境界線はまだみられない．厚生省分類で1期にあたる所見である．

B：with plus disease（左眼）．耳側2象限で静脈が拡張し，動脈も蛇行している．血管の先端には隆起とその後方に線維血管増殖組織がみられる．

C：with plus disease（左眼）．Bよりさらに静脈の拡張が強くなっている．血管先端の多分岐がより顕著となり，線維血管増殖の範囲が広がっている．

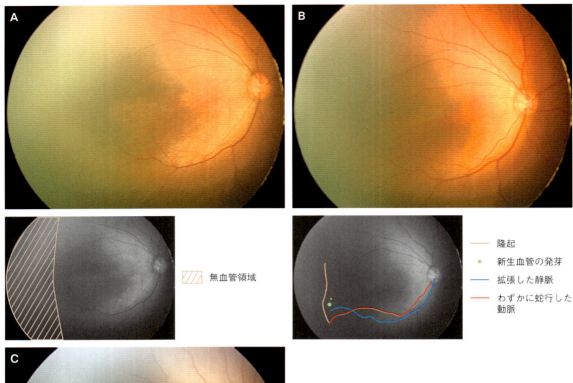
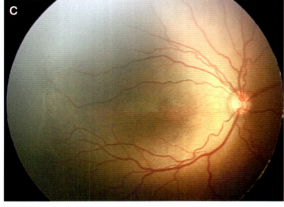
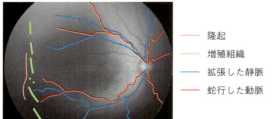

無血管領域

隆起
新生血管の発芽
拡張した静脈
わずかに蛇行した動脈

隆起
増殖組織
拡張した静脈
蛇行した動脈

図3-20 pre-plus disease から plus diseaseへの進行

A：without plus disease（右眼）．後極部の静脈に拡張なく，動脈の蛇行もみられない．血管の先端に境界線はまだみられない．発症前の段階である．

B：with pre-plus disease（右眼）．耳下側1象限で静脈がやや拡張し，動脈がわずかに蛇行している．血管の先端には隆起とその後方に新生血管の発芽が始まっているが，硝子体混濁により透見困難である．

C：with plus disease（右眼）．耳側2象限で静脈が拡張し，鼻側を含む全周で動脈が蛇行している．耳側には線維血管増殖が明らかである．厚生省分類で3期中期，国際分類でstage 3にあたる所見である．

aggressive posterior ROP
（厚生省分類 II 型）

aggressive posterior ROP（APROP）は非定型的で重症な ROP であり，非常に進行が速く，予後不良な特殊病型である．単に悪化徴候にすぎない plus disease では表現できず，以下のように規定された[5]（表3-4）．

①後極部に発症する．多くは zone I にみられるが，posterior zone II（zone II の後極部側）にも発症することがある．

② plus disease が顕著で，後極部の血管の拡張・蛇行は全周にみられ，その変化が非常に速い．網膜内で血管間のシャントが形成されるが，これは有血管領域と無血管領域の境界だけでなく，後方のほかの部位でも起こることがある．動脈と静脈は，どちらも拡張・蛇行が顕著になるため，両者を区別するのは難しいことが多い．また，有血管領域と無血管領域の境界に出血もみられる．

③有血管領域と無血管領域の境界は明瞭ではなく，新生血管網は網膜に対して平坦な形で，かつ半透明であるため見逃しやすい．また，円周方向に環状に走行する血管がみられることが特徴的である．

④典型的な stage 1 から stage 2，stage 3

表3-4　aggressive posterior ROPの特徴

> （1）後極部に発症（zone I またはposterior zone II）.
> （2）顕著なplus diseaseがみられ，血管の変化が速い.
> （3）シャントや出血.
> （4）平坦かつ半透明な新生血管のネットワークや環状方向に走行する血管.
> （5）進行が速く，stage 1~3 の典型的な経過で進行しない[*].
> （6）急速にstage 5 へと進行する.

[*]通常，隆起がみられないため，zone I で平坦な新生血管を認めた場合，隆起がなくとも stage 3 と判定する.

（文献5を参照して作成）

への段階的な進行をたどらず，治療をしなければ速やかに stage 5 へ至る．通常は隆起がみられないうちに，急に硝子体内血管新生が出現する．したがって，zone I で平坦な新生血管を認めた場合は，隆起がなくとも stage 3 と判定する[6]．

aggressive posterior ROP（厚生省分類 II 型）の初期像（図3-21～図3-23）

森実は，厚生省分類 II 型（APROP）の特徴について，次のように詳述している[7]．

①耳側血管の先端は黄斑部外輪予定部付近，鼻側は乳頭から 2～3 乳頭径の範囲にある．

②網膜動脈は 4 象限すべての方向で蛇行し，さらに静脈も拡張・蛇行する．

③有血管領域と無血管領域との境界部に新生血管が叢状をなし吻合形成を多数に認め，所々に出血斑も存在する．

これらの 3 要素がそろった場合に診断が確定するが，すべてがそろった時期はすでに相当進んだ段階であり，3 要素がそろって II 型の確証を得てからでは，治療時期を失しかねない．

ごく初期の特徴は，次の 4 つである．

①はじめ（修正 29 週頃）は，乳頭とその周囲にかろうじて血管を追跡できるが，それ以上の末梢では血管が途絶えて追えない．

②血管は全体に色調が淡く，狭細化が著明で，周囲網膜との色のコントラストがきわめて悪い．

③鼻側の血管先端がコイル状，あるいは縮れ毛状で，環状に走行するものや，吻合形成するものもみられる．

④約 1 週間後（修正 30～31 週頃），鼻側にうっすらと境界線形成の兆しが認められ，乳頭から伸びる動脈がわずかに蛇行してくる．

これら①～④の所見の出現をもって II 型（APROP）発症と定義する．発症から約 1 週

間後に，鼻側に細い境界線を形成し，数個の発芽や出血がみられ，その数日後には特徴的な後極部血管の拡張・蛇行が現れる．

また蛍光眼底造影では，網膜血管成長先端部のシャントとともに，後極を含む有血管領域にも毛細血管網の欠如が観察される．二次的な毛細血管閉塞が起こって，虚血になっていると思われる．

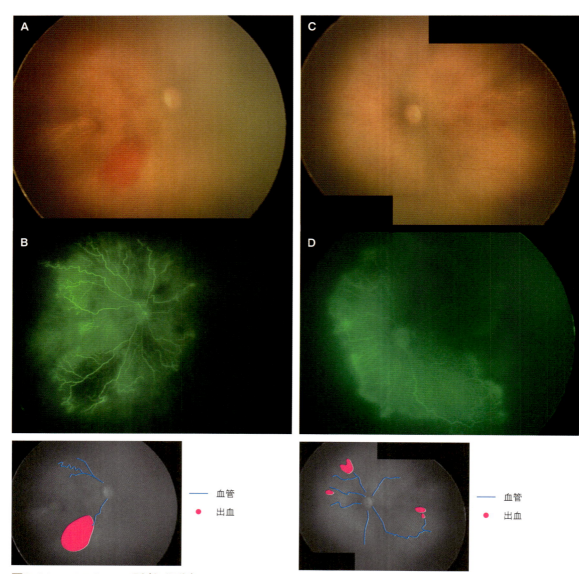

図3-21　APROP/Ⅱ型（初期像）

A・B：右眼／カラー眼底写真と同部位の蛍光眼底造影．乳頭の耳側にごく細い血管がみられるが，その成長は著しく不良である．まだ血管の拡張と蛇行はみられない．乳頭の耳下側に大きな斑状出血があり，APROPに特徴的な所見である．境界線は検眼鏡ではみられない．APROPのごく初期の所見である．

C・D：左眼／カラー眼底写真と同部位の蛍光眼底造影．A・Bと同一症例．乳頭の鼻側では，血管が乳頭から3〜4乳頭径の部位で途絶している．左眼には右眼のような大きな出血はないが，よく見ると数ヵ所に小さな出血がある．網膜血管は全体的に分岐が少なく，毛細血管構築も明瞭でなく，広範な循環異常が存在する．

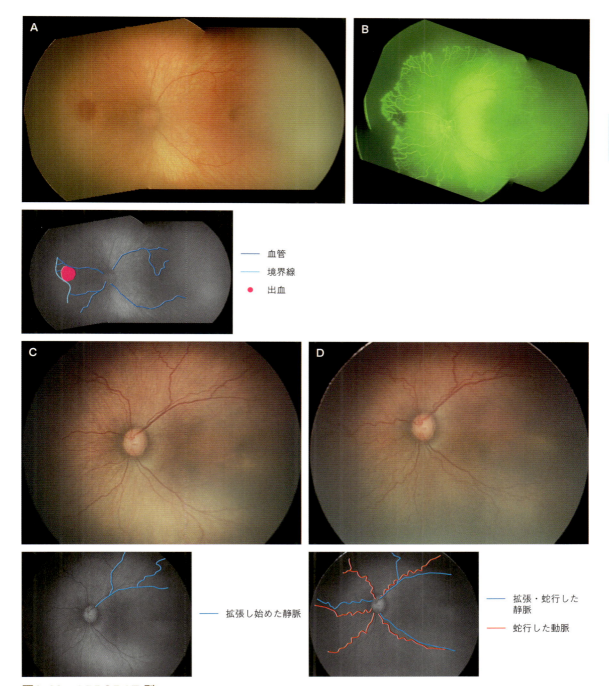

図3-22 APROP/Ⅱ型

A: 初期像，左眼．鼻側の乳頭からわずか3乳頭径の位置に細い境界線がみられる．鼻側の血管先端にはシャントがみられる．鼻側の網膜内で斑状出血がみられ，APROPに特徴的な所見である．耳側の境界線は検眼鏡では明瞭でないが，明らかに血管の伸展は不良である．

B: Aの蛍光眼底造影．網膜血管は眼底全体で見るとクローバー型であり，その成長のごく初期に起こったAPROPである．全体的に網膜血管の分岐が少ない．血管の拡張・蛇行はまだ明らかでないが，数日以内に出現すると予想される．血管先端部では，全周にわたりシャントを形成している．蛍光眼底造影でもまだ増殖組織がみられない，発症後ごく初期の段階である．

C: 左眼．発症直後の眼底所見．鼻側に細い境界線がみられるが，まだ増殖組織はみられない段階の後極部．

D: Cから3日が経過し，鼻側に平坦な増殖組織が出現した．動脈のみならず静脈も蛇行し始めている．このように血管の変化は非常に速い．

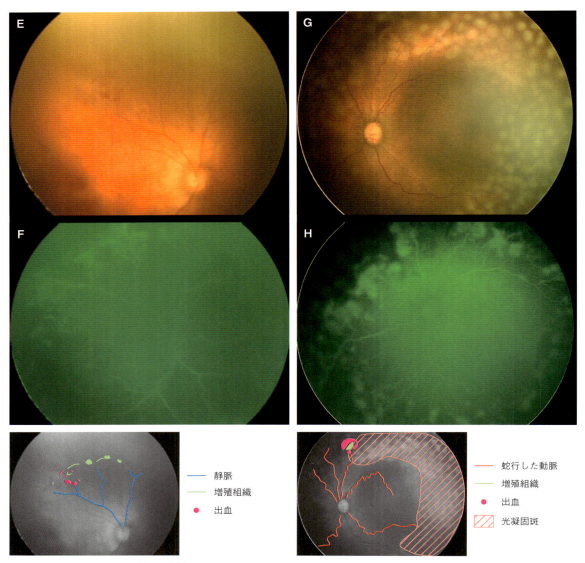

図3-22 APROP/Ⅱ型（つづき）

E・F：右眼／眼底写真および同部位の蛍光眼底造影．発症から約1週間後の眼底所見．検眼鏡では上方に出血がみられるが，まだ後極部の拡張・蛇行はそれほど明らかではなく，境界線すらはっきりとは認められない．まして増殖組織は明らかにはわからない．しかし，蛍光眼底造影を行うとほぼ全周に増殖組織が形成されていることがわかる．

G・H：左眼／眼底写真および同部位の蛍光眼底造影．光凝固施行開始後1週目の眼底所見．検眼鏡では上方の出血の部位に増殖組織があることがかろうじてわかるが，その他の部位ははっきりしない．しかし，蛍光眼底造影を行うと，広範囲に増殖組織があり，光凝固を行ってもまだ病勢が衰えていないことがわかる．後極部の血管が狭細化しているので，一見重症に見えないが，増殖のコントロールは非常に困難をきわめる．

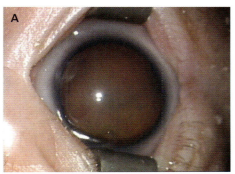
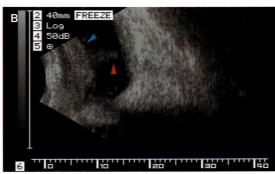
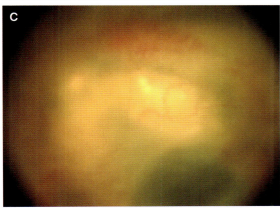

図3-23　APROP/Ⅱ型

A：左眼/前眼部写真．光凝固が施されなかった，自然経過のstage 5 APROP．水晶体は透明であるが，網膜は全剥離し，増殖組織とともに水晶体後面に接している．増殖膜内の新生血管は著しい．さらに血管新生緑内障を併発し，ぶどう膜外反と虹彩の周辺部への牽引収縮によって無虹彩様となり，角膜径も拡大している．

B：Aの超音波断層像．増殖組織の収縮がきわめて強い（▶）ので，網膜剥離の漏斗は極度に閉じている（▶）．

C：右眼/Aの眼底写真．水晶体後方の増殖組織は，さまざまな厚さで，血管や出血を多く含み，これによって高度に剥離した網膜は複雑に折り畳まれている．

網膜剥離の進行

牽引性網膜剥離

ROPの線維血管増殖（新生血管と産生される線維結合組織の増殖：以下，増殖）による牽引性網膜剥離は，厚生省分類および国際分類ではstage 4とstage 5の2つだけで，stage 4は剥離が黄斑に及んでいるか否かで4Bと4Aに分けられる．視力予後は，剥離が黄斑に及んでいるか否かが影響することは確かである．しかし，硝子体手術などによる網膜復位の成否は，剥離の範囲よりも，増殖の立ち上がりの程度や伸びる方向に強く左右される．また，現在の増殖の状態から，今後起こるであろう網膜剥離の形を推測することができるので，これを理解することが重要である．

ROPの牽引性網膜剥離は，成人の糖尿病網膜症などと同様に増殖組織の収縮によって起こるが，成人と異なりその収縮と牽引が非常に強い．一方で，成人であればそのような強い牽引が加われば網膜裂孔が生じるが，小児の網膜は軟らかく容易に大きく引き伸ばされるので，牽引網膜や網膜ひだ，水晶体後部に接するほどの網膜剥離を起こす．

❶進展様式

増殖と網膜剥離の進展様式を図3-24に示す．網膜から立ち上がった増殖組織は，硝子体線維の走行に沿って，まず水晶体後面に向かう．そのまま水晶体後面に到達し接着することもあるが，多くは硝子体密度が高い硝子体基底部へ向かって倒れ込む．この増殖組織の先端が対側の組織に接着すれば，把持部を得て牽引力が非常に強くなり，牽引性網膜剥離が急速かつ高度に進む．この時期には，増殖の先端部から，さらにコラーゲン主体の線

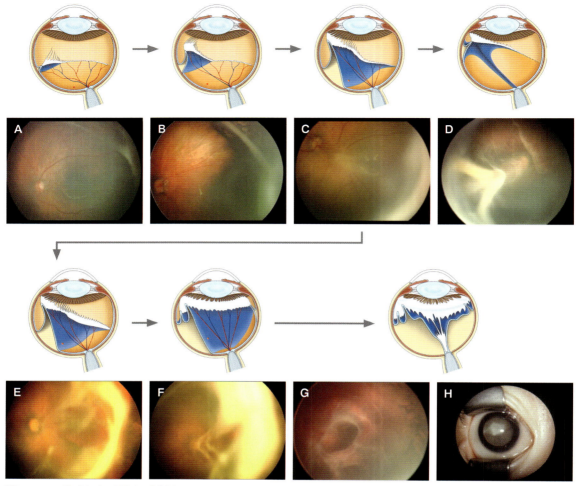

図3-24　増殖と牽引性網膜剝離の進行過程

A：光凝固を行っても鎮静化せず，増殖が進行する．増殖組織は硝子体線維の走行に沿って，まず水晶体後面に向かって伸びる．この段階で，増殖組織下の網膜は牽引されてすでに垂直方向に剝離し始めている．

B：そのまま水晶体後面に到達し接着することもあるが，多くは硝子体密度が高い硝子体基底部へ向かう．そして，線維結合組織と剝離網膜の先端はこの部位へ倒れ込むように牽引される．

C：増殖組織は硝子体基底部下の最周辺部網膜や毛様体扁平部に接着する．対側の組織に把持部を得ると牽引力が非常に強くなるので，牽引性網膜剝離は急速かつ高度に進行する．この段階では増殖組織の収縮によって，網膜は主に前後方向に牽引されて大きく伸ばされる．

【増殖組織の広がりが円周方向で半周未満の場合】

D：眼底の円周方向に広がる増殖組織は，その中央部に向かって収縮するが，その広がりが半周未満であれば，前後方向の収縮で網膜は硝子体基底部へ引かれるとともに，円周方向の収縮によって束ねられてひだを形成する．

【増殖組織の広がりが円周方向で半周以上の場合】

E：増殖の広がりが半周以上であれば，広範に硝子体基底部に接着する．

F：硝子体基底部への増殖と牽引が広がるとともに，逆に水晶体後面の前部硝子体膜に広がった結合組織が収縮するので，水晶体後面中心に向かっての牽引も加わる．

G：硝子体基底部に向かう収縮と水晶体後面中央に向かう牽引が混在し，増殖の円周方向の範囲が広いほど網膜剝離は高度になる．

H：全剝離した網膜は水晶体後面に向かって大きく牽引される．

　　　　前方の収縮・牽引が強い場合 → anterior narrow
　　　　前方の収縮・牽引が弱い場合 → anterior open
　　　　網膜が前方に弱い力で／狭く引かれる場合 → posterior open
　　　　網膜が前方に強い力で／広く引かれる場合・硝子体動脈本幹に沿って線維組織が形成される場合 → posterior narrow

維結合組織が四方に形成され広がっている．この線維結合組織は，初期には眼底検査で観察しにくいが，硝子体線維が密に存在する硝子体基底部，前部硝子体膜　さらには硝子体動脈本幹に沿って広がる．これらがいずれも収縮するので，牽引性網膜剝離の形態は複雑になる．

❷最終の形態

牽引性網膜剝離は，増殖が眼底の円周方向で半周（2象限）未満であるか，あるいは半周（2象限）以上全周に近いかで，最終の形態が異なる．

▶増殖が半周（2象限）未満

半周未満であれば，硝子体基底部に向かうとともに円周方向にも収縮するので，網膜は前方へ引かれるとともに円周方向に折り畳まれて，牽引網膜あるいは網膜ひだになる（図3-24A〜D）．

▶増殖が半周（2象限）以上

半周以上の場合は，輪の形に近くなった増殖の先端部の線維結合組織が収縮すると，それより後方の網膜を包み込む形になる．さらにこの増殖組織の先端部から，硝子体基底部とは逆方向に後方網膜の上を蓋のように覆う膜組織が形成される．特に増殖の立ち上がりが高く水晶体後面近くまできていると，この膜組織は前部硝子体膜に沿って形成されるので，厚く大きく広がる．これらも膜の中心に向かって収縮するので，巾着の口を閉めるように，剝離した網膜を前方で閉じることとなる（anterior narrow-posterior open の剝離）（図3-24E〜H）．

実際には，硝子体基底部に向かう牽引力と増殖先端部が輪状に閉じる牽引力は逆方向なので，その力の差によってさまざまな形になる．剝離した網膜については，増殖は網膜血管成長先端部で起こっているので，収縮した膜に閉じられる網膜はそれよ

り後方の有血管領域であり，それより前方の無血管領域は硝子体基底部との間で奥に折り畳まれて谷あるいは海溝のような形になる．これをトラフ（trough）と呼ぶ．

硝子体血管動脈本幹に沿った増殖に剝離した網膜が接着すれば，後方網膜も閉じられる（anterior closed-posterior closed の剝離）．

以上から，網膜剝離の状態を stage 4A，stage 4B，stage 5 だけで理解することはできない．その進行過程（図3-24）に応じて，これらの観点からみた網膜剝離の各段階の実例を図3-25〜図3-33に示す．

- **stage 4A**：図3-24A・B，図3-25，図3-26
- **stage 4B**：図3-24C〜F，図3-27〜図3-30（図3-24F，図3-30B は stage 5直前）
- **stage 5**　：図3-24G・H，図3-31〜図3-33

滲出性網膜剝離

ROP の網膜剝離は牽引性が主体であるが，滲出性や裂孔原性も起こる，あるいは牽引性剝離と混在することがある（図3-34，図3-35）．滲出性網膜剝離は血管壁からの血漿成分漏出によるものであり，胞状の形態で，ROP の鎮静化に伴って自然に消退する．

裂孔原性網膜剝離

裂孔原性網膜剝離は稀であるが，増殖組織の収縮に伴って光凝固斑の脆弱な網膜に形成されることがある（図3-36）．これに対しては，バックリング手術や硝子体手術による治療が必要である．しかし，裂孔が増殖組織の陰にあって見つからないことも多い．胞状剝離を見て滲出性か裂孔原性か迷う場合，裂孔原性は稀なので，盲目的に手術せず，しばらく観察するほうがよい．

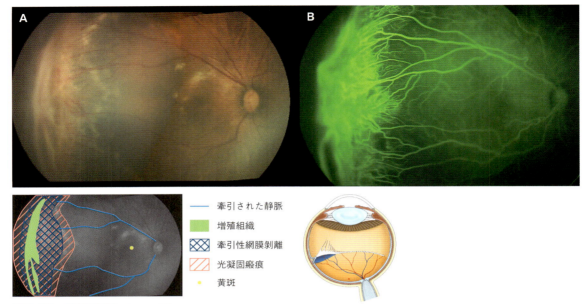

図3-25 国際分類 stage 4A

A：右眼．増殖組織はきわめて多数の血管を含むとともに，厚い線維結合組織で構成されている．増殖組織は立ち上がるとともに収縮し，その下で牽引性網膜剥離が始まっている．これによる前後方向の牽引で，乳頭から伸びる網膜血管がやや直線化している．網膜剥離は黄斑にまだ及んでいない（在胎24週630gで出生，修正32週に光凝固，修正40週に硝子体手術）．

B：蛍光眼底造影では，増殖組織からきわめて著しい蛍光色素漏出がみられる．

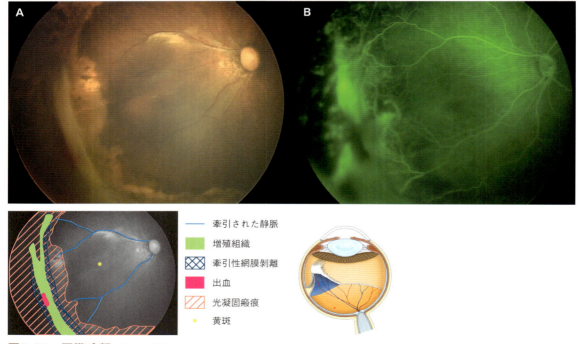

図3-26 国際分類 stage 4A

A：右眼．7時〜9時（耳下側）の高く立ち上がった増殖組織に牽引されて，網膜は前方に向かって広く牽引され始めている．乳頭から伸びる網膜の走行が直線化し，黄斑は偏位し始めている．光凝固は十分に行われて新生血管の活動性は低下しており，増殖組織は線維結合組織主体で血管は少なく白色である（在胎33週750gで出生，修正32週に光凝固，修正44週に硝子体手術）．

B：蛍光眼底造影では血管の走行が詳細に描出され，牽引によって網膜が広い範囲で引き伸ばされていることがわかる．網膜は前方に引かれるのみならず，増殖組織の中心に向かって円周方向にも牽引され移動している．

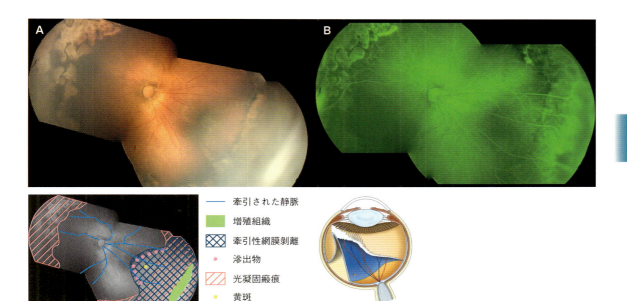

図3-27　国際分類 stage 4B

A：左眼．耳下側の増殖組織の牽引はきわめて強く，網膜は前方へ牽引されて血管が著しく直線化している．鼻側網膜も耳側へ牽引されており，本来は鼻側へ向かって走行する血管が乳頭から発して，いったん耳側に向かった後に反転して鼻側へ伸びている．網膜剥離は偏位した黄斑に及んでおり，網膜下に滲出物もみられる（在胎23週480gで出生，修正33週に光凝固，修正44週にバックリング手術）．

B：蛍光眼底造影では，網膜は4時方向の耳下側へ向かって強く引き伸ばされ，血管の直線化が著しい．

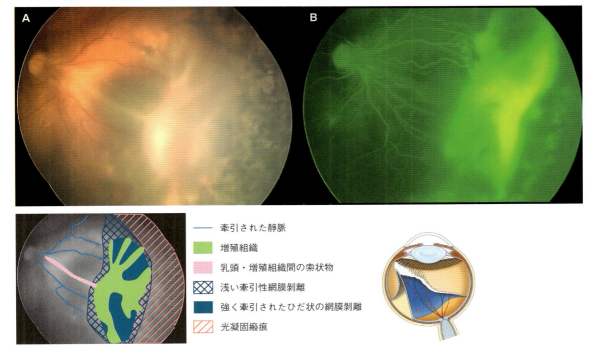

図3-28　国際分類 stage 4B

A：左眼．網膜が増殖組織に向かって前方へ牽引されるとともに，円周方向に束ねられつつある様子が血管の走行からわかる．さらに増殖組織の先端へは，乳頭から索状物が伸び，つながっている．黄斑は強く牽引されて，増殖組織の根元まで偏位し判別できない（在胎23週640gで出生，修正32週に光凝固，修正37週に硝子体手術）．

B：蛍光眼底造影で，網膜が束ねられている様子が血管の走行から詳細にわかる．増殖組織は蛍光色素漏出がまだ著明で多くの新生血管が含まれている．乳頭から伸びる索状物は造影されず，血管成分を含んでいない．

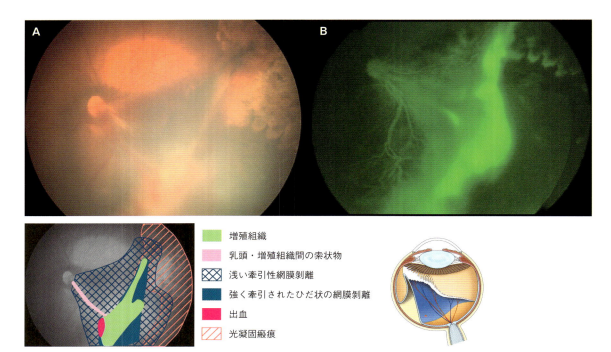

図3-29 国際分類 stage 4B

A：左眼．網膜は増殖組織に牽引され，黄斑もその中に巻き込まれている．乳頭から太い索状物が伸び，増殖組織の中心部頂上でつながっている（在胎24週650gで出生，修正31週に光凝固，修正37週に硝子体手術）．

B：蛍光眼底造影では，索状物の中に造影される血管が1本みられ，索状物は硝子体動脈とこれに沿った増殖組織である．ここからの蛍光色素漏出は軽微であり，その前方で色素漏出の強い増殖組織と融合していることがわかる．

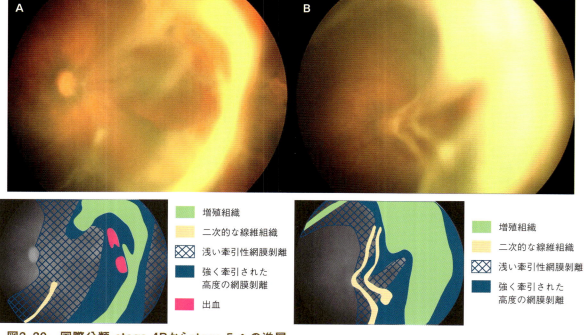

図3-30 国際分類 stage 4Bからstage 5への進展

A：左眼．半周を越えた増殖では，3つの牽引が働いてる．①増殖が輪状に収縮して絞扼する．②検眼鏡では見えないが増殖先端から硝子体基底部へ向かう牽引．③逆方向に後方網膜の上を蓋のように覆う膜組織が形成されている．

B：左眼．増殖先端の結合組織は増加するとともに，①と③の牽引力が強まったため，乳頭の上方に移っている．鼻側網膜も剥離を始め，全剥離へ向かう．

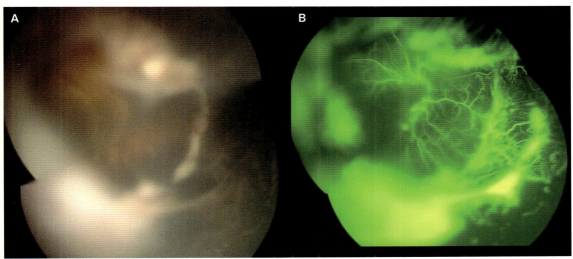
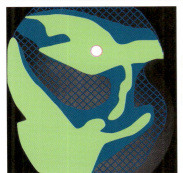
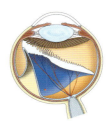

図3-31 国際分類 stage 5寸前（stage 4B）

A：右眼．ほぼ全周の増殖により，網膜は広く剝離し，全剝離寸前である．増殖が輪状に収縮するとともに，後方網膜を蓋のように覆う膜組織があり，これらによって後方網膜は包み込まれようとしている（在胎22週740gで出生，修正33週に光凝固，修正43週に硝子体手術）．

B：蛍光眼底造影では，増殖からの蛍光色素漏出が顕著で，新生血管の活動性はまだ高い．

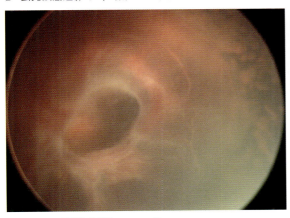
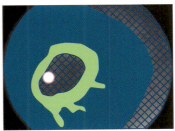

図3-32 国際分類 stage 5

左眼．ほぼ全周で立ち上がった増殖は先端部で線維結合組織が輪状につながって収縮し，巾着の口を閉じるように後方の網膜を包み込んで絞扼するとともに，水晶体後面へ達しつつある．線維結合組織の存在部位は，本来の網膜血管成長先端部なので，包まれているのは有血管網膜，その外は無血管網膜である．外の無血管網膜は奥に落ち込む形となっている（トラフ）．下鼻側（8時方向）の増殖組織は，硝子体基底部に向かう牽引のほうが強くここに接着しているので，全体にやや下鼻側へ引かれている（在胎23週470gで出生，修正35週に光凝固，修正40週に網膜剝離が進行するも全身状態不良で手術できず）．

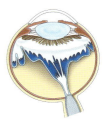

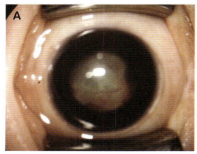
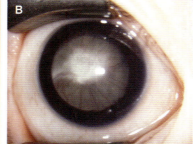
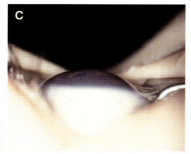
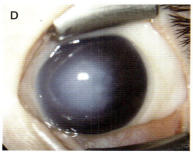

図3-33　国際分類 stage 5（散瞳時前眼部）の経過

それぞれ異なる症例であるが，各段階を示している．

A：水晶体後面の線維結合組織はまだ血管を多く含む．同時に虹彩の血管も怒張しているが，虹彩ルベオーシスではない．まだ ROP の活動期である．

B：線維結合組織内の血管は退縮するとともに，水晶体後面の中央に向かって収縮する〔水晶体後部線維増殖（retrolental fibroplasia）〕．これに牽引され，高度に剝がれた網膜も水晶体後面に達している．ROP は瘢痕期に移行している．

C：水晶体後面の線維結合組織のさらなる収縮によって水晶体は前方へ偏位し，前房が消失している様子が真横からわかる．

D：前房が消失すると，1〜2ヵ月のうちに角膜が混濁する．

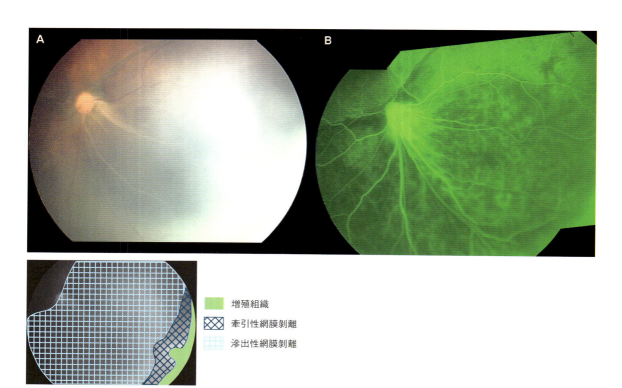

図3-34　牽引性網膜剝離と滲出性網膜剝離

A：左眼．耳側（4時方向）の増殖組織によって網膜は牽引され網膜血管は直線化しているが，同時に後極全体で鼻側にまで及ぶ扁平な網膜剝離が存在する．2ヵ月後に自然復位した（在胎23週610gで出生，修正37週に光凝固，修正47週に滲出性網膜剝離，修正54週に滲出性網膜剝離が消退後，牽引性網膜剝離に対してバックリング手術）．

B：蛍光眼底造影では，扁平な網膜剝離の範囲に一致して，後極の血管から広範な蛍光色素漏出がみられる．

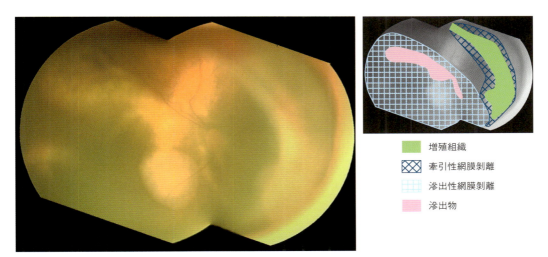

図3-35 牽引性網膜剝離と滲出性網膜剝離

右眼．鼻側は広範な牽引性網膜剝離があり，そこから離れて耳側には胞状の網膜剝離が存在する．網膜下滲出もみられ，この滲出性の胞状剝離は約1ヵ月で自然復位した（在胎23週610gで出生，修正35週に光凝固，修正40週に滲出性網膜剝離，修正44週に滲出性網膜剝離が消退後，牽引性網膜剝離に対して硝子体手術）．

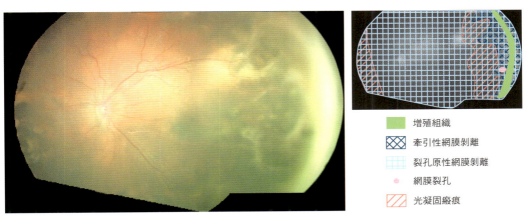

図3-36 裂孔原性網膜剝離

左眼．耳側の増殖組織に牽引されて牽引性網膜剝離が起こり，光凝固瘢痕の脆弱な網膜に裂孔が形成された．網膜下液は光凝固瘢痕を越え，後方はほぼ全剝離している．水晶体切除・硝子体手術・硝子体液－ガス置換・眼内光凝固によって，網膜は復位した（在胎25週770gで出生，修正31週に光凝固で鎮静化，修正53週に裂孔原性網膜剝離に対して硝子体手術）．

非定型例

ROP の国際分類は，先述の通り 2005 年に改定された．このなかで，通常の経過をたどる ROP（いわゆる classic ROP）と，急性経過をたどり重症である APROP が定義されている．この国際分類で定義はなされていないが，classic ROP・APROP のどちらにも分類できない非定型例がみられる．この非定型例は，線維血管増殖が視神経乳頭上を含む後極網膜から起こるものであり，後極網膜形態が不良となるため視力予後はきわめて不良となり，ROP のなかでは最重症型であると考えらえる[8, 9]．

特　徴

非定型例の特徴は，初期に APROP や zone I ROP と診断され光凝固による治療がなされるが，これに抵抗して後極網膜全体，さらには視神経乳頭上から線維血管増殖が起こり網膜剥離に至ることである．特に血管伸長不良例に多く，黄斑は形成されていないか，視神経乳頭や後極網膜に起こった増殖組織に巻き込まれるため，視力予後は不良である．蛍光眼底造影検査で正常網膜血管は描出されないか，されてもわずかで血管形成はきわめて不良である．糖尿病でみられる乳頭新生血管（disc neovascularization）の重症型ともいえる新生血管と増殖組織が乳頭上より起こり，蛍光色素漏出を認める（図 3-37，図 3-38）．時により重症化した，乳頭から後極網膜を覆うような新生血管板を形成する（図 3-39）．

病態メカニズム

このような視神経乳頭から直接高度な新生血管増殖を起こす病態として，若年者に起こる重症の糖尿病網膜症である florid type 糖尿病網膜症[10] や，Behçet 病における視神経乳頭上の新生血管増殖[11] があるが，いずれも高度な網膜虚血がその病態に関与すると考えられている．

いわゆる classic ROP と APROP を分ける病態メカニズムについては，classic ROP に比し，APROP では有血管領域にも毛細血管床の消失を認め，網膜全体が虚血に陥っている可能性が指摘されている[12]．非定型例における蛍光眼底造影検査では，後極網膜において毛細血管床のみならず，正常網膜動静脈も描出されていないことがあり，APROP 以上の高度な網膜虚血がその発症に関与している可能性がある．時に重症網膜症に，家族性滲出性硝子体網膜症に関連した遺伝子変異が同定されるが，非定型例（自験例）においては明らかな遺伝子変異は同定されていない[9]．

治療法

治療は，十分な光凝固の後，網膜全剥離を防ぐ目的で硝子体手術を行うことになる．しかし，前述した通り，黄斑を含めた正常網膜構造が形成されていないことが多く，たとえ網膜剥離への進行を防ぐことができたとしても，視力予後は不良である．

非定型例は，病初期には通常の APROP や zone I ROP と鑑別が難しく，経過から診断するほかない．視力予後は不良であるため，APROP や zone I ROP の治療成績が向上している現在においても，治療開始にあたっての視力予後に関する家族への説明は慎重な立場をとることが望まれる．

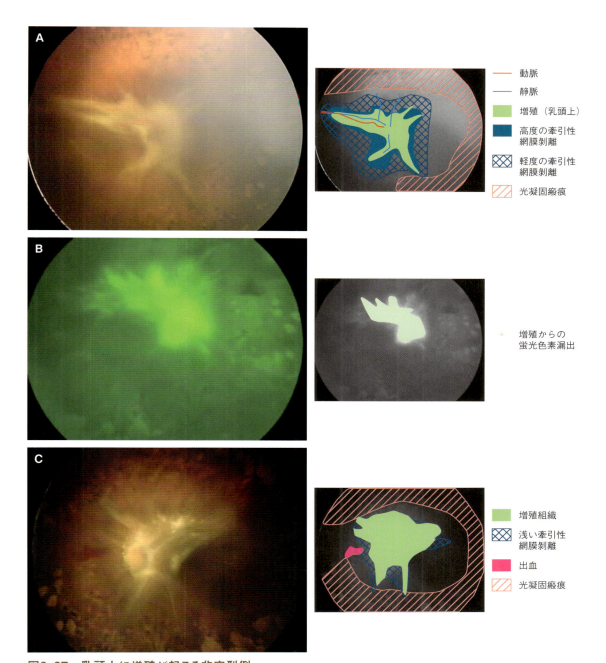

図3-37 乳頭上に増殖が起こる非定型例

A：右眼．硝子体手術前の眼底所見．視神経乳頭直上と後極網膜より線維血管増殖が起こり，視神経乳頭周囲に網膜剥離をきたしている（在胎33週1,930gで出生．視神経乳頭を中心とした非定型増殖に対し修正35週に光凝固．網膜剥離へと進展した修正40週に硝子体手術）．
B：蛍光眼底造影．線維血管増殖に一致した旺盛な蛍光色素漏出を認める．正常血管はほとんど描出されていない．
C：修正6ヵ月．術後網膜剥離の進行なく，視神経乳頭，後極網膜に増殖組織を残し治癒．視力は光覚．

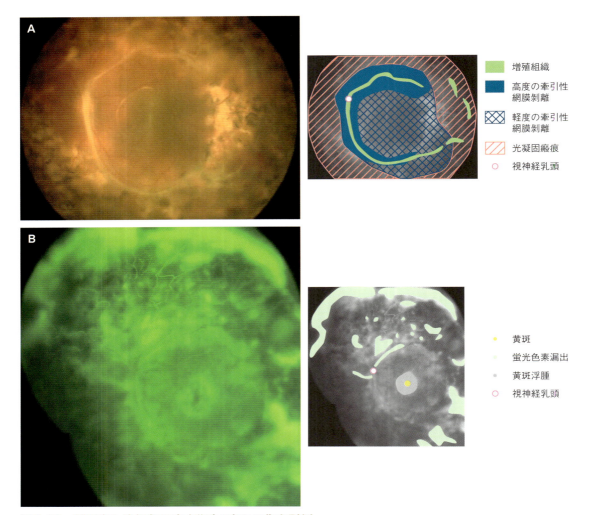

図3-38 周辺部と後極部に広く増殖が起こる非定型例

A：左眼．APROPと診断され光凝固が施行された．後極網膜，視神経乳頭上から線維血管増殖を認める．光凝固瘢痕の上に平坦な増殖膜を認める（在胎24週690gで出生，修正32週に光凝固）．

B：蛍光眼底造影．視神経乳頭からの蛍光色素漏出は高度でないが，周辺部網膜からの蛍光色素漏出が旺盛であり網膜症の活動性が非常に高いことがわかる．また，黄斑浮腫を伴っている．

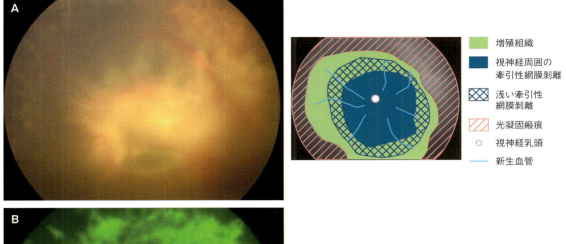
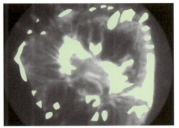

図3-39 後極部に広範な増殖が起こる非定型例

A：左眼．APROPと診断され光凝固が施行された．後極網膜を覆うように視神経乳頭から伸びる平坦な線維血管増殖を認める（在胎25週980g出生，修正32週に光凝固）．

B：蛍光眼底造影．視神経乳頭から放射状に新生血管が周辺に向かって伸びている．正常の網膜血管は描出されず，後極網膜が新生血管に覆われている状態である．

瘢痕期分類（厚生省分類）

　瘢痕期とは，ROPの活動性が停止し，眼底の所見が不変となった状態をいう（図3-40～図3-47）．

　瘢痕期を段階的に分類したものは厚生省分類だけであり，国際分類では個々の瘢痕病変の記載にとどまっている（表3-5，表3-6）．

（例）活動期：
　　　stage 4B（黄斑部を含む網膜剝離）で網膜血管が牽引されている状態．

　瘢痕期：
　　　網膜下液は吸収され，網膜は復位し，牽引乳頭・網膜となって停止．
　　　　あるいは
　　　高度に牽引され，網膜ひだとなって停止．

表3-5　瘢痕期分類（厚生省分類）

1度（grade 1）：周辺性変化（minor peripheral changes）
　　　　　眼底後極部に著変がなく，周辺部に軽度の瘢痕性変化（網膜あるいは硝子体の白色瘢痕組織の遺残，境界線の痕跡，色素沈着，網膜脈絡膜萎縮巣など）のみられるもので，視力は一般に正常である．
2度（grade 2）：牽引乳頭（dragged disc）を示すもので，次の3段階に分ける．
　　　　　弱度：検眼鏡的にわずかな牽引乳頭を認めるが，黄斑部に変化のないもの．
　　　　　中等度：明らかな牽引乳頭を認め，黄斑部外方偏位を認めるもの．
　　　　　強度：牽引乳頭とともに，検眼鏡的に黄斑部に器質的変化を認めるもの．
3度（grade 3）：束状網膜剝離（retinal fold）
　　　　　後極部に束状網膜剝離がある．
4度（grade 4）：部分的後部水晶体線維増殖
　　　　　瞳孔領の一部にみえる後部水晶体線維増殖．
5度（grade 5）：完全後部水晶体線維増殖
　　　　　完全な後部水晶体線維増殖．

（文献13より引用）

表3-6　未熟児網膜症の寛解期における瘢痕（国際分類）

I. peripheral changes（周辺部の変化）	
A. vascular（血管）	1. failure of peripheral retinal vascularization（周辺での成長不全） 2. abnormal, nondichotomous branching of the retinal vessels（二方向でない異常分岐） 3. vascular arcades with circumferential interconnection（環状方向で連結する血管アーケード） 4. telangiectatic vessels（末梢血管拡張）
B. retinal（網膜）	1. pigmentary changes（色素性変化） 2. vitreoretinal interface changes（硝子体網膜境界面の変化） 3. thin retina（菲薄） 4. peripheral folds（周辺部のひだ） 5. vitreous membranes with or without attachment to retina（網膜と癒着のある/ない硝子体膜） 6. lattice-like degeneration（格子様変性） 7. retinal breaks（裂孔） 8. traction-rhegmatogenousretinal detachment（牽引性－裂孔原性網膜剝離）
II. posterior changes（後極部の変化）	
A. vascular（血管）	1. vascular tortuosity（蛇行） 2. straightening of blood vessels in temporal arcade（耳側アーケードの直線化） 3. decrease in angle of insertion of major temporal arcade（耳側アーケード起始部の鋭角化）
B. retinal（網膜）	1. pigmentary changes（色素性変化） 2. distortion and ectopiaof macula（黄斑の変形や偏位） 3. stretching and folding of retina in macular region leading to periphery（黄斑領域の周囲に向かう伸展とひだ） 4. vitreoretinal interface changes（硝子体網膜境界面の変化） 5. vitreous membrane（硝子体膜） 6. dragging of retina over optic disc（牽引網膜・乳頭） 7. traction-rhegmatogenousretinal detachment（牽引性－裂孔原性網膜剝離）

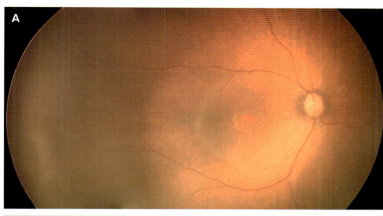
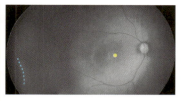

------ 境界線の瘢痕
● 黄斑

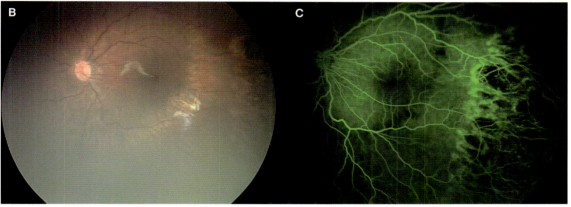

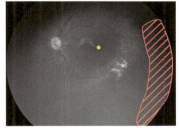

● 黄斑
▨ 光凝固瘢痕

図3-40 瘢痕期1度

A：自然治癒, 右眼. 耳側前方（周辺部）に白色の境界線の痕跡を認める. 網膜血管は境界線瘢痕まで, あるいはその先わずかまで成長して止まっている. それより後方の血管走行は正常で, 黄斑の形成も良好である. 周辺の無血管領域は生涯にわたって残存する.

B・C：光凝固後, 左眼. 耳側周辺部に光凝固瘢痕がみられる. 血管は光凝固瘢痕を乗り越えて成長している様子がわかる. 後方の血管走行は正常で, 黄斑の形成も良好である.

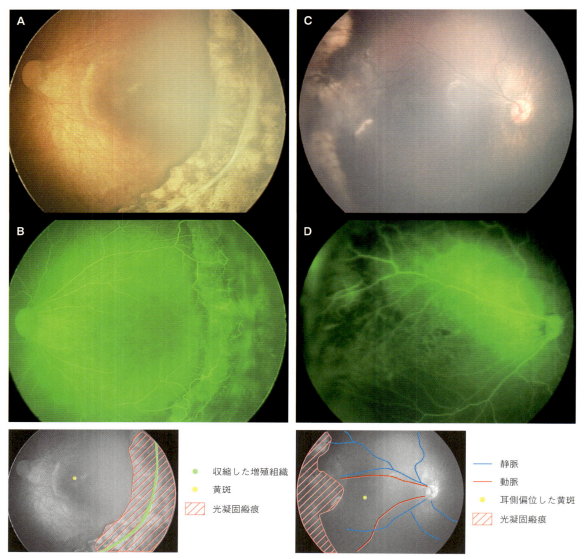

図3-41 瘢痕期2度

A・B：弱度，左眼．耳側前方（周辺部）に収縮した白色の線維血管増殖を認める．網膜血管はやや直線化しているものの，黄斑の耳側偏位はない．蛍光眼底造影で線維血管増殖からの蛍光色素漏出はほとんどみられず，瘢痕化していることがわかる．

C・D：中等度，右眼．耳側にある線維血管増殖組織によって網膜は耳側に引かれて，血管は直線化している．これによって黄斑はやや耳側へ偏位している．

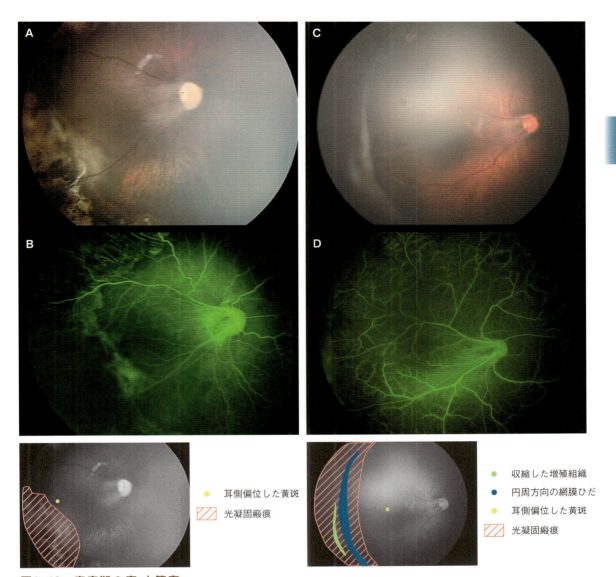

図3-42 瘢痕期2度 中等度

A・B：右眼．耳側前方で立ち上がった増殖組織によって網膜は強く牽引され，黄斑中心窩は光凝固瘢痕の位置近くまで達している．

C・D：右眼．網膜はさらに耳側瘢痕に向かって引かれ，牽引網膜・乳頭となっている．これに伴い，黄斑は耳側へ偏位している．

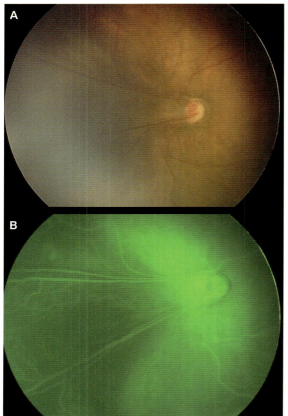
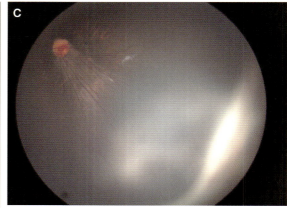
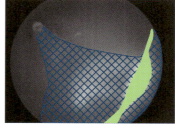
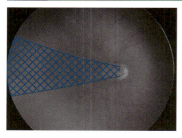

● 増殖組織の線維性瘢痕

⊠ 乳頭から前方まで束ねられた網膜

⊠ 乳頭から前方まで束ねられた網膜

図3-43 瘢痕期2度 強度

A・B：右眼．耳側で高度に立ち上がった増殖組織は，水晶体周辺部後面に接着し，これによって網膜は強く牽引された状態で停止し，瘢痕化している．黄斑部ははっきりとは認められない．

C：左眼．網膜は高度に牽引されたため，かなりの血管がこの中に束ねられている．乳頭を中心に鼻側網膜も耳側へ引かれているので，本来は鼻側へ走行する血管が乳頭から発して，いったん耳側に引かれた後，反転して鼻側へ伸びている．黄斑もこの中に巻き込まれて認められない．

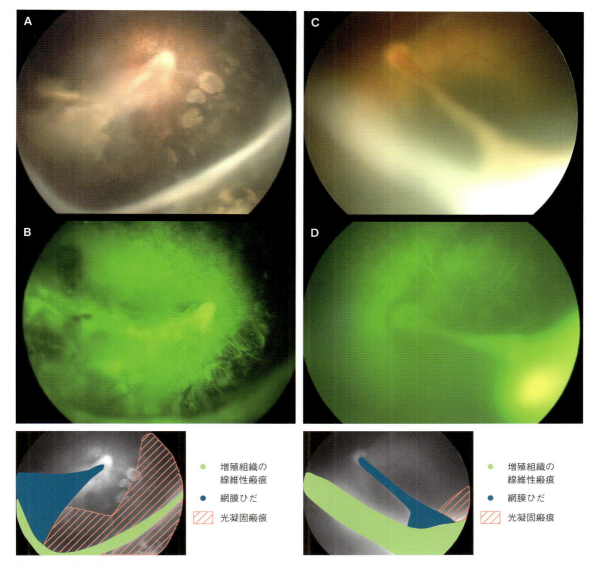

図3-44　瘢痕期3度

- A・B：右眼．下方の硝子体基底部方向へ向かった増殖組織によって，網膜は牽引されただけでなく，硝子体腔に向かって高く折り畳まれた．これによって，8時方向へ向かう網膜ひだとなって停止し，瘢痕化している．
- C・D：左眼．瘢痕化した増殖組織は中間周辺部（midperiphery）で高度に収縮して水晶体後面に伸びた．これに引かれて，これより後方の乳頭までの網膜は折り畳まれているが，さらに周辺の網膜も同様に折り畳まれ，多方向に向かうひだを形成している．鼻側網膜も耳側に引かれて，ひだを形成している．

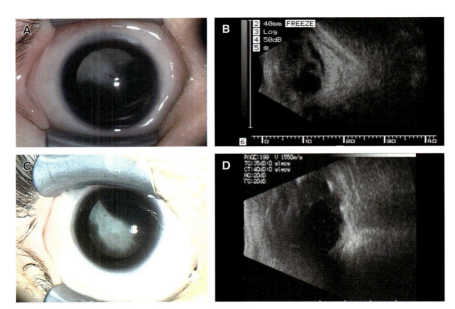

図3-45 瘢痕期4度

A：右眼．散瞳時前眼部写真．水晶体は透明で，瞳孔領中央やや上方の水晶体後面に増殖組織が接着し，これに引かれた網膜がその後方に見える．

B：Aの超音波断層像．増殖組織に牽引され，乳頭から前方へ伸びる牽引性網膜剥離がみられる．

C：右眼．散瞳時前眼部写真．水晶体は透明で，瞳孔領中央から耳上側の水晶体後面に増殖組織が接着し，これに引かれた網膜がその後方に見える．

D：Cの超音波断層像．増殖組織に牽引され，乳頭から前方へ伸びる牽引性網膜剥離がみられる．

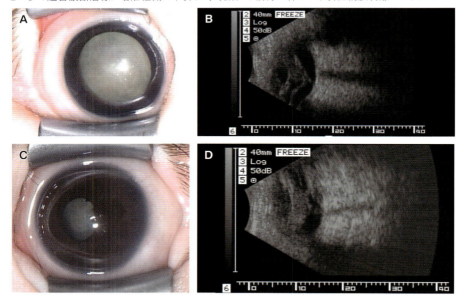

図3-46 瘢痕期5度

A：右眼．散瞳時前眼部写真．透明な水晶体の後面が全体的に瘢痕化し，白色の線維成分主体となった増殖組織で覆われている．この後方で網膜は全剥離している．

B：Aの超音波断層像．水晶体後面の剥離した網膜が描出されている．

C：左眼．散瞳時前眼部写真．透明な水晶体の後面が全体的に瘢痕化し，白色の線維成分主体となった増殖組織で覆われている．この後方で網膜は全剥離している．瞳孔縁は水晶体前面に後癒着して，散瞳不良である．膨隆虹彩や緑内障は生じていないが，高度の網膜剥離と増殖組織の瘢痕収縮によって，前房はやや浅くなっている．

D：Cの超音波断層像．水晶体後面の剥離した網膜が描出されている．

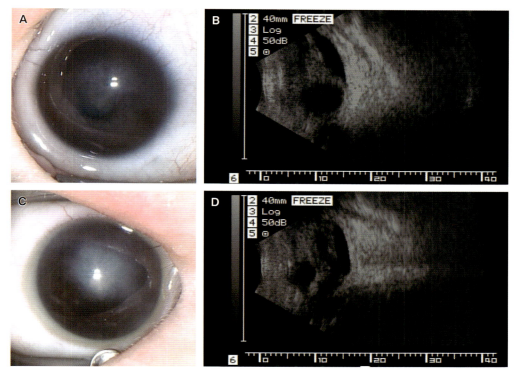

図3-47 瘢痕期5度

A：左眼．散瞳時前眼部写真．水晶体の後面は瘢痕化した増殖組織に覆われ，網膜は全剥離しているが，瞳孔の後癒着が強く，散瞳不良で透見不能である．高度の網膜剥離と増殖組織の瘢痕収縮によって前房は非常に浅くなり，虹彩の一部が角膜裏面に前癒着して，この部位は角膜混濁が起こっている．

B：Aの超音波断層像．高度の網膜剥離によって水晶体は前方へ移動している．

C：右眼．散瞳時前眼部写真．高度の網膜剥離と増殖組織の瘢痕収縮によって前房は消失し，角膜は広く混濁している．最周辺部はわずかに前房が残っていることが多いので，比較的透明性が保たれている．

D：Cの超音波断層像．高度の網膜剥離によって水晶体は前方へ移動している．増殖組織と複雑に剥離した網膜が混在して，超音波の反射率では両者を区別することはできない．

文献

1) 植村恭夫，塚原 勇，永田 誠，他：未熟児網膜症の診断および治療基準に関する研究 厚生省特別研究費補助金，昭和49年度研究班報告．日本の眼科 46：553-559，1975.

2) 植村恭夫，馬嶋昭生，永田 誠，他：未熟児網膜症の分類（厚生省未熟児網膜症診断基準，昭和49年度報告）の再検討について．日眼紀 34：1940-1944，1983.

3) The Committee for the Classification of Retinopathy of Prematurity：An international classification of retinopathy of prematurity. Arch Ophthalmol 102：1130-1134, 1984.

4) The International Committee for the Classification of the Late Stages of Retinopathy of Prematurity：An international classification of retinopathy of prematurity. II. The classification of retinal detachment. Arch Ophthalmol 105：906-912, 1987.

5) International Committee for the Classification of Retinopathy of Prematurity：The international classification of retinopathy of prematurity revisited. Arch Ophthalmol 123：991-999, 2005.

6) Early Treatment for Retinopathy of Prematurity Cooperative Group：The incidence and course of retinopathy of prematurity：findings from the early treatment for retinopathy of prematurity study. Pediatrics 116：15-23, 2005.

7) 森実秀子：未熟児網膜症第II型（劇症型）の初期像及び臨床経過について．日眼会誌 80：54-61, 1976.

8) Hiraoka M, Nishina S, Nakagawa A, et al.：Case of aggressive posterior retinopathy of prematurity with atypical neovascular growth. Jpn J Ophthalmol 52：417-419, 2008.

9）Yokoi T, Katagiri S, Hiraoka M, et al.：Atypical form of retinopathy of prematurity with severe fibrovascular proliferation in the optic disk region. Retina 38：1605-1612, 2018.

10）Lattanzio R, Brancato R, Bandello FM, et al.：Florid diabetic retinopathy（FDR）：a long-term follow-up study. Graefes Arch Clin Exp Ophthalmol 239：182-187, 2001.

11）Atmaca L S, Batioglu F, Idil A：Retinal and disc neovascularization in Behcet's disease and efficacy of laser photocoagulation. Graefes Arch Clin Exp Ophthalmol 234：94-99, 1996.

12）Yokoi T, Hiraoka M, Miyamoto M, et al.：Vascular abnormalities in aggressive posterior retinopathy of prematurity detected by fluorescein angiography. Ophthalmology 116：1377-1382, 2009.

13）馬嶋昭生：未熟児網膜症の分類．あたらしい眼科 2：515-521，1985.

4章 光凝固

未熟児網膜症の光凝固は，わが国では 1967 年から行われている．以前は失明を予防することが目標であったが，新生児科の全身管理と光凝固適応基準の見直しにより，近年多くの未熟児網膜症患児の視機能を向上させてきた．しかし，なお重症未熟児網膜症に対しては，適切に光凝固を行っても病勢が鎮静化しない限界もある．本章では，適切な光凝固の適応，方法，術後管理について述べる．

光凝固の適応と考え方

わが国においては，1968 年永田らによる活動期増殖病変のキセノン光凝固の報告[1] 以来，光凝固の有用性が認められ広く普及した．1975 年に未熟児網膜症（retinopathy of prematurity：ROP）の厚生省分類[2] が作成され，1983 年に改定[3] された．1985 年頃は低出生体重児救命率の向上により重症 ROP が増加したことで，冷凍凝固も広く応用された．

一方欧米では，キセノン光凝固の手技が習熟を要することから，簡便な冷凍凝固がまず普及した．米国にて 1986 年より症例登録が開始され，網膜冷凍凝固による網膜症の進行阻止効果が多施設前向き試験（CRYO-ROP study）によって示された[4]（表 4-1）．

その後，threshold ROP は標準的な治療適応として世界中に浸透したが，続報で治療適応が見直されることとなった．欧米では，1990 年代から冷凍凝固に代わって光凝固が用いられた．Early Treatment for ROP（ETROP）study[5] が行われ（表 4-2），prethreshold ROP のうち早期治療が有効な病期が選択され，治療基準が作成された（表 4-3）．

ROP 病期分類は 1984 年[6]，1987 年[7] に国

表4-1 CRYO-ROP study（1988年）

threshold ROP
zone I あるいは zone II に血管増殖が連続5時間以上あるいは合計して8時間以上で plus disease を伴う（threshold RCP は約50％のリスクで網膜剝離となる網膜症の状態である）．

threshold ROP で，冷凍凝固群と無治療群の治療予後を比較した結果，予後不良率は冷凍凝固群では 21.8％，無治療群では 43.0％であり，冷凍凝固治療の有効性が確立された．

（文献 4 を参照して作成）

表4-2 ETROP study（2003年）

prethreshold ROP
■ zone I, any stage ■ zone II, stage 2 ROP with plus disease ■ zone II, stage 3 ROP without plus disease ■ zone II, stage 3 ROP with plus disease but fewer than 5 contiguous or 8 cumulative clock hours

prethreshold ROP 光凝固群と threshold ROP 光凝固群で眼底形態の予後を比較した結果，修正 9 ヵ月で予後不良が prethreshold ROP 治療群では 9.1％，threshold ROP 治療群では 15.6％であり，早期治療の有効性が確立された．

（文献 5 より引用）

際分類が発表され，2005年に国際分類は厚生省分類II型の概念を取り入れ，aggressive posterior ROP（APROP）が収載され改定[8]された．

現在用いられているETROP studyの治療基準（2003年）は，APRCPなどの重症例への治療基準が明確ではない．posterior zone IIの場合は病態がzone I ROPに近く，重症化しやすいため，zone I ROPに準じた治療を考慮する必要がある．

また同じROPの所見であっても，酸素管理，感染症管理，全身合併症，栄養状態，在胎週数など多くの因子で，ROPの重症度のみではなく進行の速さにも違いがある．以前に比べて全身管理が改善し自然治癒する児が増えてきており，anterior zone II ROPは増殖が認められても2象限以上動脈が蛇行していなければ，診療間隔に注意して進行の速度を見定めると自然治癒していくものもあるため，stage 3であっても慌てない．

一方posterior zone I ROP，zone I ROP，APROPは同様ではない．進行する速度は速く，治療基準時期には即治療が必要である．また，治療基準には記載はないが，光凝固の密度はanterior zone II ROPに比較して密に行う必要がある．さらに，再増殖時の治療についても基準化されていないが，光凝固治療の限界を見極め手術治療などを実施する素早

い判断が，その後の視機能に強く影響することを念頭に置く必要がある．

光凝固

レーザー光凝固装置

種　類

グリーンYAGレーザー（波長532 nm），半導体レーザー（810 nm），アルゴングリーンレーザー（514 nm），イエローレーザー（577 nm）．

近年，光凝固装置は取り扱いが簡便で小型化し，保育器（クベース）内凝固ができるようになり，全身状態が不良な児の凝固が可能となった．最初に光凝固装置が小型化したのは半導体レーザーで，その後4〜5年でほかのレーザーも小型化されていった．

半導体レーザーは波長が長く網膜外層を凝固し，出力（power）が強すぎると脈絡膜に達しやすい．波長の短いレーザーとは瘢痕の出方が異なるので，レーザーの種類が変わった場合は出力や照射の間隔に注意が必要である．半導体レーザーは，凝固斑がしっかり出るまでに数分かかることがある．また，確認できる光凝固後の灰白色の凝固斑がグリーンレーザー，イエローレーザーと同じ大きさや濃さである場合はより高出力を要すため，瘢痕が広がりやすくなる．特に，黄斑近傍の有血管領域に対する光凝固と高出力による瘢痕の広がりは視機能に影響するため，光凝固装置の特性にも注意を払い治療する必要がある．

表4-3　ETROP studyによる治療基準

type 1 ROP
72時間以内に治療 ① zone I，any stage ROP with plus disease ② zone I，stage 3 ROP without plus disease ③ zone II，stage 2 or 3 ROP with plus disease
type 2 ROP
type 1 ROPかthreshold ROPに達すれば治療を行う(待機) ① zone I，stage 1 or 2 RCP without plus disease ② zone II，stage 3 ROP without plus disease

治療準備

光凝固チェックリスト

チェックリストを用意しておくと便利である（図4-1）．インフォームド・コンセントについては，ROPが発症した段階でROPの診断や治療の説明を家族に行い，治療の同意書を得ておく．重症例で，光凝固で治癒できない場合は，再度説明を詳しく行う．病状が変化する場合の対応は，迅速に行えるように準備しておく．

●APROPを疑ったら

新生児科や家族にROPが重症であることを連絡しておく．

▶インフォームド・コンセント

「お子さんの網膜症は進行速度が速い重症型の可能性があります．治療の時期を逸しないように検査をいたします．新生児科と相談しながらですが，診療間隔が週に2～3回になることがあります．光凝固で治癒することを目指しますが，重症なので光凝固のみでは治癒できないこともあります．そのときは，再度詳しい説明をいたします」

麻　酔

局所麻酔（点眼麻酔，テノン囊下麻酔），鎮静，全身麻酔がある．新生児科医，麻酔科医と協議して決める．

❶鎮静薬

末梢ルートを確保し，維持輸液を開始する．心拍数やSpO_2が低下する場合は，治療を一時的に中断し回復を待ち再開する．

挿管時：ペンタゾシン（ソセゴン®）0.3 mg/kg静注＋アトロピン硫酸塩0.02 mg/kg静注．

非挿管時：ペンタゾシン0.15 mg/kg静注＋アトロピン硫酸塩0.02 mg/kg静注．

アトロピン：徐脈予防．

ペンタゾシン静注は2～3分で効果発現，薬効は3～4時間持続．

禁忌：頭蓋内圧上昇，重篤な呼吸抑制，全身状態が著しく悪い場合など．

❷ほかに使われる薬剤

明確な指針はない[11]．

▶フェンタニルクエン酸塩

ペンタゾシンより鎮痛作用と呼吸抑制が強い．2～3分で効果発現し，薬効は約1時間持続．

▶ミダゾラム

ドルミカム®：ベンゾジアゼピン系麻酔導入剤．鎮静作用．

▶吸入麻酔

挿管管理が必須．セボフルランなど．

ベクロニウム臭化物：筋弛緩薬．バイタルサイン安定．痛み軽減作用はフェンタニル，ペンタゾシンを上回る．

✓治療同意書は事前に用意しておく

✓家族へ連絡

✓新生児科へ連絡し，鎮静や麻酔の準備（全身状態が悪い場合は救命を優先）

✓哺乳終了から1時間以上空ける

✓呼吸心拍モニターとSpO_2モニターを装着（治療中～検査後1日モニタリング）

✓散瞳は長く持続するカプト点眼（Caputo drops）[9, 10]などが望ましい

✓手洗いを行い，マスク・プラスチック医療用手袋・ガウンを着用する

✓28 D前置レンズ，未熟児鈎，開瞼器を準備し介助者はレーザー用保護眼鏡を着用する

✓表面麻酔のためベノキシール®点眼液0.4%を準備

✓生理食塩水などの点眼準備（治療時角膜乾燥に注意）

図4-1　光凝固チェックリスト

体位と固定，術者のポジション

- **仰臥位**：双眼倒像鏡，単眼倒像鏡，手術用顕微鏡を使用．
- **側臥位**：細隙灯顕微鏡観察下での光凝固．

鎮静した患児の全身をタオルなどでくるみ，四肢の動きを抑制し，介助者が両手で押さえて固定する．この際，介助者が強く押さえすぎると児は逆に暴れるので，力の入れ具合は工夫する（図4-2）．

倒像鏡での光凝固を行う場合，照射光が垂直に網膜に当たるよう患児の身体を回転させるか，術者が回り込んで凝固する．スポット光が見えていても，正しい角度で光が入らないと凝固できない．そのため，たとえば児の右側から光凝固する場合は，患児の顔をやや左に傾け，児の右眼鼻側と左眼耳側網膜をまず凝固し，次に患児の身体を回転させるか，術者が逆側に回って右眼耳側と左眼鼻側網膜を凝固する．上下方向も同様に，患児の身体を回転させて行うとよい．未熟児鉤を凝固側強膜に沿わせるように入れると眼球が回旋する．さらに周辺の網膜の治療では，周辺網膜に光を垂直に当てる方向に28 D前置レンズをわずかにあおり，光を前置レンズの中心に入れると周辺に集光しやすい．上下方向は児を回転させることはできるが顔は傾けにくい．周辺を凝固するときは未熟児鉤での圧迫には限界があり，筆者らは特注の未熟児用強膜圧迫子を使用している．強膜圧迫は不必要

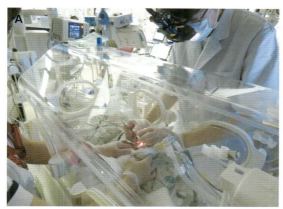

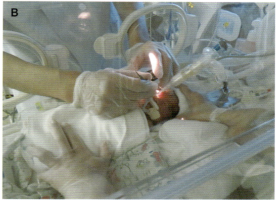

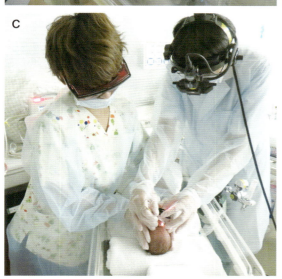

図4-2 光凝固ポジショニング

A：保育器内光凝固（網膜下側光凝固）．患児は気管挿管されているが，注意して術者側に頭側を回転させ施行している．介助者は下から左右均等に支える．NICU用上着を着用し，手洗い後，医療用手袋を装着する．

B：保育器内光凝固（右眼鼻側光凝固）．患児は手足をタオルで固定し，介助者によりやや左下に回転し支えられている．

C：コットでの光凝固（網膜上側光凝固）．術者は下方から光凝固を施行．患児は介助者により，下方から支えられている．NICU用上着の上から感染防御用ガウンを着用し，介助者はレーザー用保護眼鏡を装着する．

に強くしないように気をつけ，長時間押し続けないようにする．

単眼倒像鏡を用いる場合は，術者は倒像鏡と前置レンズを使うため，助手が未熟児鈎で眼球を回転させる必要がある．

方　法

照射条件

前置レンズの度数やレーザー波長によって異なるが，基本的には照射時間 0.2 ～ 0.3 秒，出力 200 ～ 300 mW 程度で網膜の凝固斑を見ながら適宜調整する．成人に行う光凝固よりやや強めの凝固斑が出る程度でよい．通常，周辺部の凝固よりも後極部の凝固でより高い出力を要する．

凝固斑の間隔

基本は，網膜の無血管領域を，隆起（ridge）から鋸状縁まで凝固する．レーザー光を集光させ間隔は 1/2 スポットあけて行うが，APROP，zone Ⅰ ROP，posterior zone Ⅱ ROP は，隙間（skip lesion）をさらに小さくして密に行う．

範　囲

網膜の無血管領域を，眼底の全周にわたって隆起から鋸状縁まで凝固する．ただし，anterior zone Ⅱ ROP で，増殖の範囲が耳側に限定している場合は，耳側の増殖組織の周辺のみを部分的に凝固するだけでよい．光凝固後寛解しないようなら，有血管領域に凝固を追加する場合もある（図 4-9E 参照）．蛍光眼底造影所見で，有血管領域に無血管野がなく網膜構築がしっかりしていることを確認できていれば，基本的には増殖組織の周辺の凝固のみで治癒する（図 4-7C 参照）．zone Ⅰ ROP などで耳側の境界線が黄斑に向かって湾入（wedge）している場所は特に浮腫が強く凝固斑が出に

くいが，光を集光させてしっかり凝固する．湾入部位は最も陥入して中心窩に近い部位よりも，その上下で増殖しやすいので，湾入の上下を有血管領域まで数列凝固するようにする．何度凝固しても凝固斑が出ないように見えるときは，1 週間程度経過してから見ると瘢痕が出ている場合もあるので，それから追加してもよい．凝固斑は後に拡大するので，過剰凝固にはくれぐれも注意する．

APROP では境界線の周辺側はもちろん，有血管領域にも数列凝固を行う（図 4-8D・H 参照）．

治療の注意点

❶増殖組織を凝固すべきか

隆起や発芽病変，増殖組織それ自体を直接凝固する必要はない（図 4-9E・F 参照）．直接凝固すると出血し，大量であれば後の凝固が困難となる．増殖組織自体の凝固は，その根元に裂孔を形成することもあるので，慎むべきである．

❷中途半端に治療を終了しない

術後 1 週間程度は透見困難となり，光凝固を追加できないことが多い．また，稀に前房出血や硝子体出血をきたすこともあるので，光凝固はできるだけ 1 回の施行で終了させたほうがよい．もしも両眼同時に行う必要があるが時間的に難しいときは，片眼を 1 回の施行で終了させ，翌日もう片眼を行ったほうがよい．特に全周光凝固が必要な場合，初心者は時間を要すためトレーニングをしてから行うべきである．術後数日間は，後極部血管の拡張・蛇行がむしろ悪化したように見えることがあるが，慌てないで 1 週間様子をみると次第に拡張・蛇行が軽快していくことが多い．水晶体血管膜や硝子体動脈残存などにより光凝固が 1 回では困難なときは，一度光凝固を行うと水晶体血管膜がある程度消退するので，その後随時追加治療を行う．

❸ 強い網膜浮腫，水晶体血管膜，硝子体混濁の場合

浮腫や混濁があり凝固斑が出にくい場合は前置レンズを前後にわずかにずらし，スポットサイズを小さく集光すると凝固斑が強く出る．また，それでも凝固斑が出にくければやや出力を上げる．ただし凝固斑は広がるので，黄斑の近傍は注意が必要である．硝子体血管・水晶体血管膜が著しい場合や散瞳不良でも，前置レンズを前後させながら血管の隙間から凝固する．どうしても不可能なら，冷凍凝固を考慮してもよいが，結膜癒着，増殖組織の癒着・収縮，徐脈，呼吸抑制などの合併症が起こりうることを念頭に置く．また適応外使用であるが，抗血管内皮増殖因子（vascular endothelial growth factor：VEGF）治療は選択肢の一つとの報告がある（図4-12参照）．

❹ APROPの場合

光凝固の範囲が広いので鎮静をしっかりかけ，できるだけ1回で治療が終わるようにする．凝固間隔は密であるが過凝固にはならないように注意する．APROPは後方網膜にも毛細血管網の欠如が存在するので，増殖より後方の有血管領域にもやや踏み込んで光凝固を行う．術後前房出血（図4-3A）や硝子体出血になりしばらく治療ができなくなることもあるため，中途半端に行わないことがコツである．術後1週間以内は透見が悪くなるため，しっかりと治療できれば次回の診察は1週間後でよい．

APROPのなかには，黄斑部の血管は特に伸展不良で，光凝固では黄斑機能を温存できない場合がある．適応外使用であるが抗VEGF治療も選択肢として考慮する（図4-13参照）．ただし，抗VEGF薬注射後に網膜血管が周辺部へ伸長したら光凝固を追加する．また，APROPでは抗VEGF治療の結果が芳しくないことがあり，再燃も起こりうるので，十分に注意する．

術直後の管理

数日間は炎症が起こるため，虹彩後癒着（図4-3B）を予防するためにリンデロン®点眼を1日3回3日点眼，0.3%アトロピン®点眼1日2回3日点眼する．術後は，無呼吸・徐脈・チアノーゼ・心電図の変化などに注意しながら，全身管理する．時には再挿管が必要になることもある．

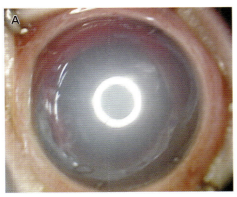 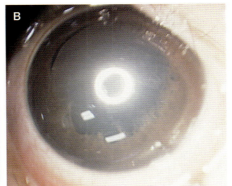

図4-3　光凝固の合併症
A：前房出血が虹彩上に認められる．
B：2時～8時まで，虹彩後癒着が認められる．

経過観察と追加凝固

鎮静化する場合

　術後 2 ～ 3 日は後極部血管の拡張・蛇行がかえって強くなることがあるが，凝固斑は術後約 1 週間で瘢痕化し，拡張・蛇行は軽快し増殖組織は退縮し始める．増殖組織は網膜上で次第に薄くなって消失するか，網膜との接着が外れて硝子体中に浮遊するが，厚ければ硝子体膜として残存する．

追加凝固する場合
❶凝固不足の所見

・増殖組織や後極部血管の拡張・蛇行が軽快しない（図 4-9D 参照）．
・凝固斑の skip lesion に網膜の浮腫が残存（図 4-7D・E 参照）．
・最初の境界線よりも周辺部に新たな境界線や増殖組織が発生．
・水晶体血管膜が怒張したまま軽快しない．

❷追加凝固の方法

・不足部位や増殖組織周辺部の浮腫状の網膜に光凝固を密に追加する（図 4-7D ～ F 参照）．
・増殖組織の後極側鋸状縁まで確認し追加する．
・増殖組織が退縮するまで行う．

光凝固は十分行われているが
増殖が起こった場合

インフォームド・コンセント

　「光凝固はしっかり行っています．一度光凝固で落ち着いていましたが，再増殖（再び悪化）が起こり現在経過をみています．重症な網膜症ではこのようなことがあります．お子さんの体調について新生児科と相談しながらですが，診察間隔を短くします．寛解しな

いと判断したときは，早急に手術などの治療に切り替わる可能性があります（治療方法や選択肢の説明をする）．手術になることもありますが，そのときは新生児科や手術施設と連携をとれるように段取りをします」

　手術治療などで転院などの可能性がある場合は，新生児科へ伝えておく．

修正37～40週頃に始まる再増殖

　zone Ⅰ ROP や APROP ではいったん治癒方向に向かって寛解したようにみえても，修正 37 週頃から光凝固を密に行った位置から再増殖を起こすことがある．血管の拡張や蛇行がなくても増殖が起こり始めるが，小さな増殖の始まりは倒像鏡では非常に見つけにくい．この頃になると児の体動が大きくなり，観察自体が困難になってくる．眼底写真や，必要時には蛍光眼底造影をする．再増殖の場合光凝固では治らないため，できるだけ早く硝子体手術を行う準備を始める．あるいは増殖範囲が小さければ，適応外使用であるが抗VEGF 治療を行う場合もある．治療時期の判断は ROP 術後の視機能予後を大きく変える（図 4-10 参照）．

修正41週～2ヵ月頃に始まる再増殖

　再増殖のスピードは速くはない．軽度の網膜牽引で停止するか，進行の兆しがあるかを見極め，後者であれば早期にバックリング手術や硝子体手術を検討する（図 4-11 参照）．

寛解の判定

国際分類 classic ROP／厚生省分類Ⅰ型

　以下の鎮静化を示す所見が治療後 1 ヵ月以上続けば，寛解した可能性が高い．
　病期の進行の停止，隆起・境界線の厚みや幅の減少，血管先端部の鋸状縁へ向かう成長，

後方血管の静脈拡張や動脈蛇行の軽減，増殖組織の退縮．

国際分類 APROP / 厚生省分類 II 型

病期の進行が停止してから 2〜3 ヵ月経ないと，寛解の判定はできない．

いずれも，早期・晩期合併症が起こるので，長期にわたる経過観察が必要である．

光凝固例の眼底像

図 4-4〜図 4-13 に光凝固例，治療後増殖例，光凝固困難例を示す．

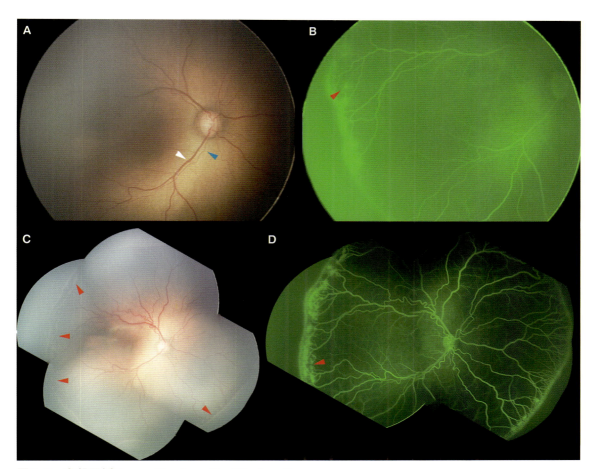

図4-4 光凝固例：zone II, stage 3 with plus disease

A：zone II, stage 2 with pre-plus disease（修正 33 週／右眼）．耳側に隆起があり，8 時から 9 時の位置に新生血管の発芽が数個みられる．後極の静脈はやや拡張（▷）し，動脈もわずかに蛇行（▶）している．まだ治療の非適応であるが，後極部の血管は pre-plus disease で今後進行することが予想され，治療の可能性を念頭に置き，週 2 回の経過観察を行った（在胎 25 週 760 g 台で出生）．

B：zone II, stage 2 with pre-plus disease（A の蛍光眼底造影／右眼）．耳側の隆起と新生血管の発芽から蛍光色素漏出（▶）がみられる．

C：zone II, stage 3 with plus disease（修正 34 週／右眼）．1 週間後全周に隆起が形成され，4 時から 5 時の位置および 7 時から 11 時の位置に新生血管の発芽（▶）が多数みられ，一部は癒合し線維血管増殖を形成している．後極部の血管は耳側 2 象限で静脈は拡張し，動脈も蛇行している．治療適応であり，即日全周の無血管領域に対し光凝固を施行した．

D：zone II, stage 3 with plus d sease（C の蛍光眼底造影／右眼）．全周の隆起と新生血管の発芽から蛍光色素漏出がみられる．耳側の線維血管増殖の形成（▶）が認められる．

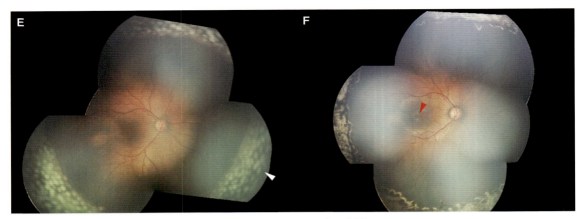

図4-4 光凝固例：zone Ⅱ, stage 3 with plus disease（つづき）

E：zone Ⅱ, stage 3 with plus disease（修正34週／右眼）．光凝固を施行（グリーンYAGレーザー：凝固条件0.3秒, 270 mW, 948発）．鼻側下方は光凝固が不足（▷）していたため，3週間後に浮腫の残る光凝固斑の隙間へ273発追加した．

F：瘢痕期1度（修正40週／右眼）．光凝固により黄斑（▶）に瘢痕なく治癒した．瘢痕期1度の所見である．

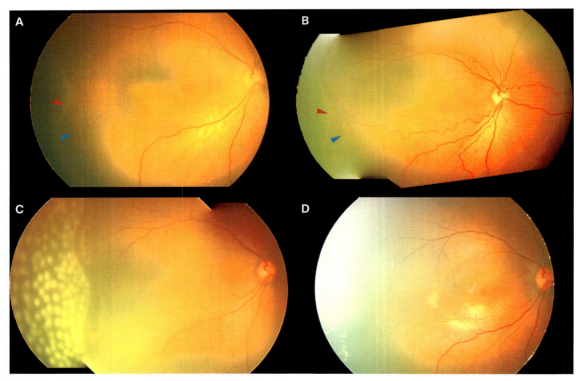

図4-5 光凝固例：zone Ⅱ, stage 3 with plus disease

A：zone Ⅱ, stage 2 without plus disease（修正32週／右眼）．全周に隆起（▶）が形成され，8時から10時の位置に新生血管の発芽（▶）が多数みられる．後極部の血管には拡張・蛇行はみられない．治療が必要になる可能性もあり，後極部の血管に注目しながら，週1〜2回経過観察を行った（在胎26週820g台で出生）．

B：zone Ⅱ, stage 3 with plus disease（修正34週／右眼）．2週間後，全周に隆起（▶）が形成され，8時から10時の位置は線維血管増殖（▶）が生じている．後極部の血管は耳側で静脈が拡張し，耳側および鼻側1象限で動脈が蛇行し，plus diseaseである．治療適応であり，翌日光凝固を行った．

C：zone Ⅱ, stage 3 with plus disease（修正34週／右眼）．耳側の無血管領域へ光凝固を行った（半導体レーザー：凝固条件0.3秒, 300 mW, 226発）．

D：瘢痕期1度（修正38週／右眼）．耳側の増殖組織は退縮した．瘢痕期1度である．

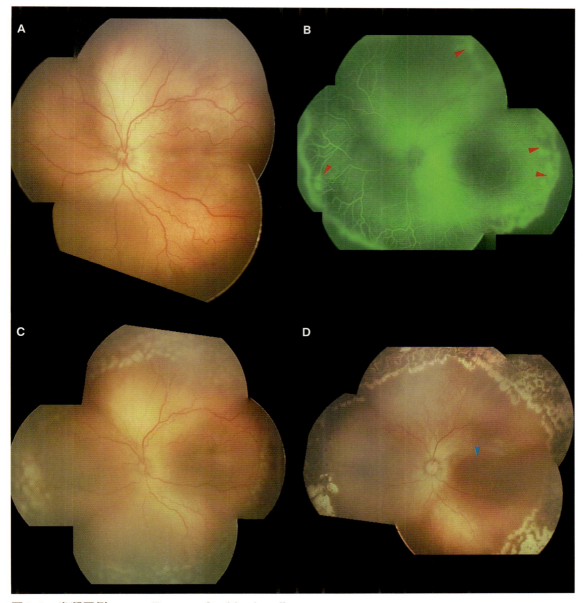

図4-6 光凝固例：zone Ⅱ, stage 2 with plus disease

A：zone Ⅱ, stage 2 with plus disease（修正 34 週 / 左眼）．血管の先端は zone Ⅱ まで伸びているが，在胎週数のわりに血管の成長が不良である．検眼鏡では明らかな線維血管増殖がみられないが，後極部の血管は全周で静脈は拡張し，耳側 2 象限および鼻側 1 象限で動脈も蛇行している（在胎 28 週 1,080 g 台で出生）．

B：zone Ⅱ, stage 2 with plus disease（A の蛍光眼底造影 / 左眼）．全周に隆起を形成しており，新生血管の発芽（▶）も多数みられる．隆起および新生血管の発芽から著明な蛍光色素漏出がみられる．

C：zone Ⅱ, stage 2 with plus disease（修正 34 週 / 左眼）．翌日に光凝固を行った（グリーン YAG レーザー：凝固条件 0.3 秒，260～360 mW，1,088 発）．

D：瘢痕期 1 度（修正 40 週 / 左眼）．光凝固により黄斑（▶）に瘢痕なく治癒した．瘢痕期 1 度の所見である．

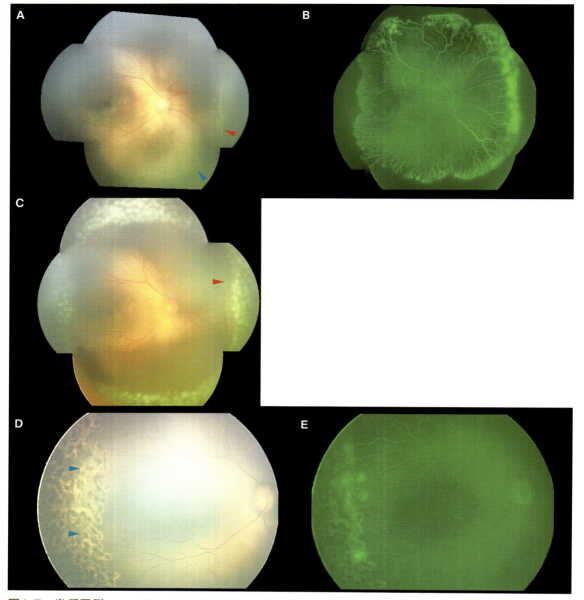

図4-7 光凝固例：zone I, stage 3 without plus disease

A：zone I, stage 3 without plus disease（修正32週／右眼）．鼻側の隆起はzone I にあり，血管の成長が不良（▶）である．耳側から下方にかけては境界線（▶）がみられるが，鼻側は隆起となり，その後方に線維血管増殖がみられる．後極部の血管は鼻側でやや静脈が拡張しているものの動脈の蛇行はみられない．zone I ROP では特に鼻側で病変が先行する．進行が速いことが予測され，家族へ治療について説明したうえで，2日おきに経過観察した（在胎23週550g台で出生）（同日の左眼の眼底写真は図5-7C・D参照）．

B：zone I, stage 3 without plus disease（A の蛍光眼底造影／右眼）．蛍光眼底造影を行うと，増殖組織の範囲は上方から鼻側にかけて，眼底のほぼ半周に及んでいることがわかる．

C：zone I, stage 3 without plus disease（修正32週／右眼）．A から4日後に耳側増殖が帯状（▶）となり，血管拡張が強まったため同日光凝固を施行．硝子体はやや混濁が強く，光凝固は困難であった．zone I ROP は，通常よりも密な光凝固が必要である（グリーンYAGレーザー：凝固条件0.3秒，240 mW，1,081発）．

D・E：zone I, stage 3 without plus disease（修正37週／右眼の眼底写真および同部位の蛍光眼底造影）．耳側の光凝固斑の隙間に浮腫状の網膜があり（▶），後極部の血管は静脈の拡張が残存している．蛍光眼底造影を行うと浮腫状の網膜に一致して，新たな線維血管増殖が生じている（再増殖）．このような所見は非常に危険であり，できれば増殖組織が明らかになる前に光凝固を追加する．

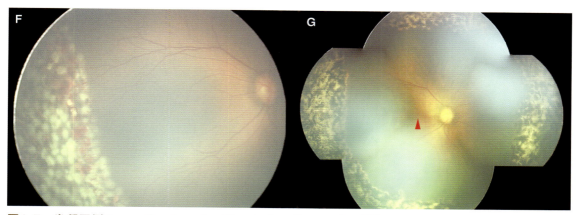

図4-7 光凝固例：zone I, stage 3 without plus disease（つづき）

F：zone I, stage 3 without plus disease（修正37週／右眼）．再増殖部位周辺へ追加の光凝固を行った（グリーンYAGレーザー：凝固条件0.3秒，240 mW，129発）．増殖組織の後方へ密に，そして増殖組織の前方は一部有血管領域まで凝固した．

G：瘢痕期1度（修正40週／右眼）．光凝固の追加により黄斑（▶）に瘢痕なく治癒した．瘢痕期1度の所見である．

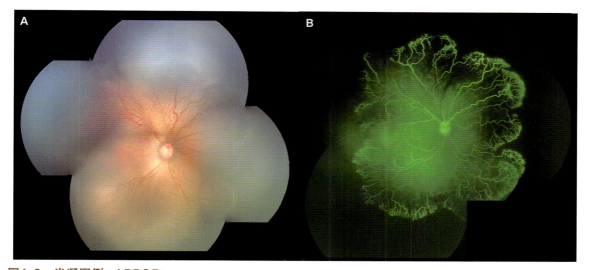

図4-8 光凝固例：APROP

A：APROP初期像（修正31週／右眼）．眼底の全周で境界線が形成されている．血管の成長は全周で不良であり，クローバー状を呈している．後極部の血管は上方で静脈がやや拡張し，蛇行している．動脈の蛇行はみられない．APROPと診断し，家族へ治療の可能性について説明したうえで，2日ごとに経過観察を行った（在胎23週760 g台で出生）．

B：APROP（Aの蛍光眼底造影／右眼）．上方から鼻側にかけて血管先端部には過蛍光がみられ，動静脈間でシャントを形成している．耳側ではまだ明らかな境界線は形成されていない．増殖組織もまだみられず，APROPの発症直後の蛍光眼底像である．

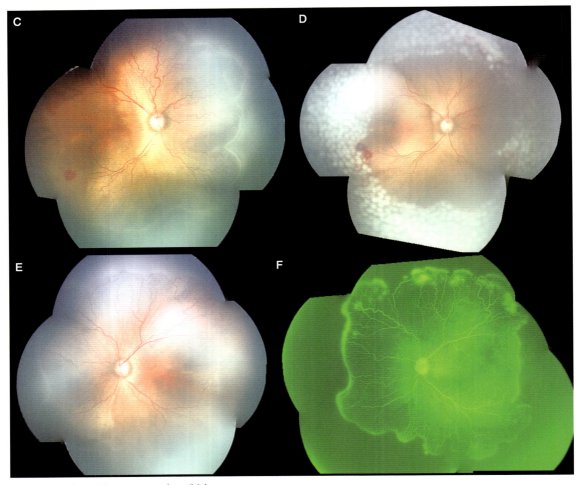

図4-8　光凝固例：APROP（つづき）

C：APROP（修正32週／右眼）．Aから4日後の眼底写真である．上方から鼻側にかけて境界線の後方に白色で丈の低い増殖組織が多数生じている．後極部の血管は上方で静脈が拡張し，蛇行している．動脈は全周で蛇行している．APROPでは動脈のみならず静脈も蛇行し，両者の区別がしづらくなる．耳下側に網膜斑状出血がみられ，典型的なAPROPの所見である．

D：APROP（修正32週／右眼）．光凝固を施行（グリーンYAGレーザー：凝固条件0.3秒，260 mW，1,561発）．凝固斑の間隔は通常のROPに行うよりも密にし，境界線の後方まで1〜2列凝固した．

E：APROP初期像（修正31週／左眼）．眼底の全周で境界線が形成されている．血管の成長は全周で不良であり，右眼と同様クローバー状を呈している．後極部の血管は上方で静脈がやや拡張しており，血管先端部のシャントが検眼鏡でも明らかである．検眼鏡では増殖組織は明らかでない．

F：APROP（Eの蛍光眼底造影／左眼）．眼底のほぼ全周で境界線を形成しており，通常ではみられない境界線部の蛍光色素漏出がみられる．静脈がやや拡張している上方では増殖組織が生じており，蛍光色素漏出がみられた．蛍光眼底造影を行うと，このようなAPROPの初期の段階でもすでに増殖組織が発生していることがわかる．

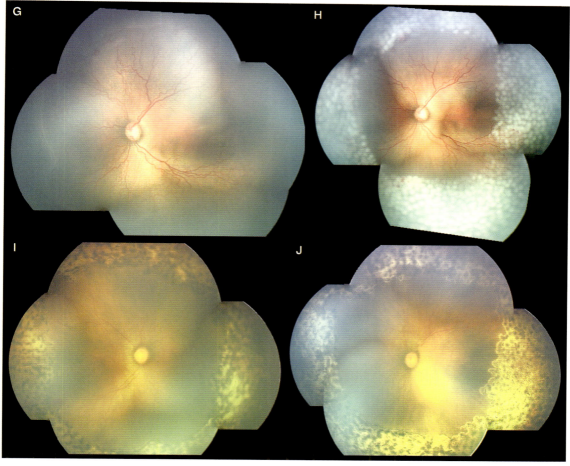

図4-8 光凝固例：APROP（つづき）

G：APROP（修正32週／左眼）．Eから4日後の眼底写真である．上方の増殖組織は検眼鏡的にも明らかとなり，一部出血を伴っている．後極部の血管は耳側で静脈が拡張し全周で蛇行している．動脈は全周で蛇行している．

H：APROP（修正32週／左眼）．光凝固を施行（グリーンYAGレーザー：凝固条件0.3秒，260 mW，1,599発）．凝固斑の間隔は通常のROPに行うよりも密に行い，境界線の後方まで1～2列凝固した．耳下側は境界線よりかなり後方まで凝固している．

I：瘢痕期1度（修正35週／右眼）．その後幸い再増殖は起こらず，1回の光凝固により黄斑に瘢痕なく治癒した．瘢痕期1度の所見である．

J：瘢痕期1度（修正35週／左眼）．左眼も同様に再増殖は起こらず，1回の光凝固により黄斑に瘢痕なく治癒した．瘢痕期1度の所見である．

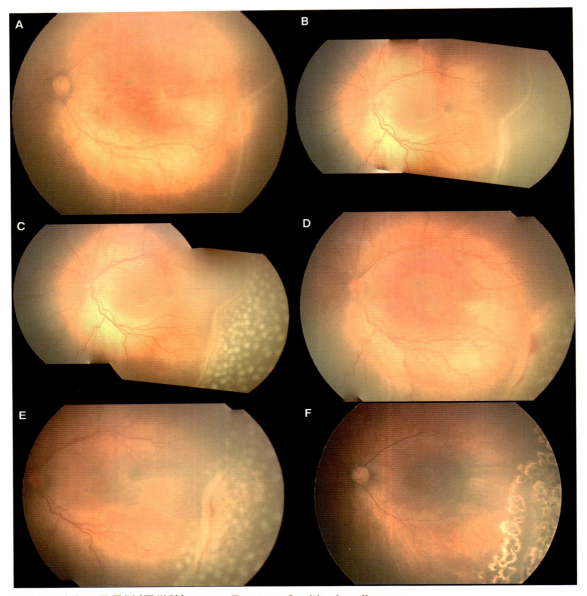

図4-9 光凝固不足例（再増殖）：zone Ⅱ, stage 3 with plus disease

A：zone Ⅱ, stage 2 without plus disease（修正32週／左眼）．耳側に隆起を形成している．網膜血管はやや成長不良で，zone Ⅱの中間部で途絶している．後極部の網膜血管に拡張や蛇行はみられない．週1回の経過観察を行った（在胎23週440g台で出生）．

B：zone Ⅱ, stage 3 with plus disease（修正35週／左眼）．後極部の静脈は耳側2象限で拡張し，動脈も蛇行している．耳側の隆起と連続して3時から5時にかけて連続した線維増殖組織がみられる．治療適応の所見であり，即日光凝固を施行した．

C：zone Ⅱ, stage 3 with plus disease（修正35週／左眼）．光凝固を施行（半導体レーザー：凝固条件0.3秒，300mW，216発）．耳側の隆起前方の無血管領域を凝固した．

D：zone Ⅱ, stage 3 with plus disease（修正37週／左眼）．光凝固後2週目の写真である．後極部の拡張・蛇行とも軽快がみられず，増殖組織も退縮していない．増殖組織は充血を伴っており，周辺部の光凝固斑周囲は浮腫状で，光凝固不足の所見である．

E：zone Ⅱ, stage 3 with plus disease（修正35週／左眼）．光凝固を施行（半導体レーザー：凝固条件0.3秒，300mW，154発）．耳側の隆起前方の無血管領域および増殖組織の有血管領域側に1～2列凝固した．

F：瘢痕期1度（修正41週／左眼）．増殖組織は退縮し，後極部の静脈拡張および動脈蛇行も消失した．瘢痕期1度の所見である．

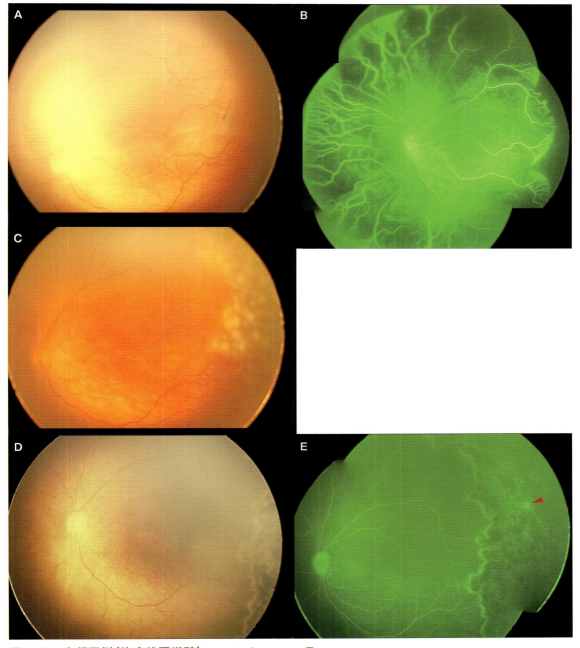

図4-10 光凝固例（治療後再増殖）：posterior zone Ⅱ

A：posterior zone Ⅱ（修正31週／左眼）．zone Ⅱ, stage 2 with pre-plus disease. 硝子体混濁があり，眼底はやや透見不良である．耳側の境界線は湾入を呈しており，未熟性が強い．後極部の血管は静脈がやや拡張しているが，動脈の蛇行はみられない（在胎22週 550 g 台で出生）．

B：posterior zone Ⅱ（Aの蛍光眼底造影／左眼）．蛍光眼底造影を行うと，耳側は境界線が，鼻側は隆起が形成されている．耳上側にはまだ境界線はみられない．鼻側の静脈は拡張し，血管先端の多分岐が著明である．血管構築は全体的に未熟で，乳頭周囲にもシダ状の血管漏出や毛細血管床の閉塞などがみられ，その範囲が広いことがわかる．

C：posterior zone Ⅱ（修正31週／左眼）．非常に未熟性が強く重症化が予想されたため，zone Ⅱ ROP としては光凝固の適応ではないが，早めに光凝固を開始した（グリーン YAG レーザー：凝固条件 0.3 秒，270 mW，総計 2,727 発を複数回に分けて行った）．

D・E：posterior zone Ⅱ（修正40週／左眼）．光凝固によって ROP は鎮静化し，後極部の拡張や蛇行もみられず経過良好に思われた．しかし，蛍光眼底造影では耳上側の光凝固斑の間から点状の蛍光色素漏出がわずかにみられた（▶）．

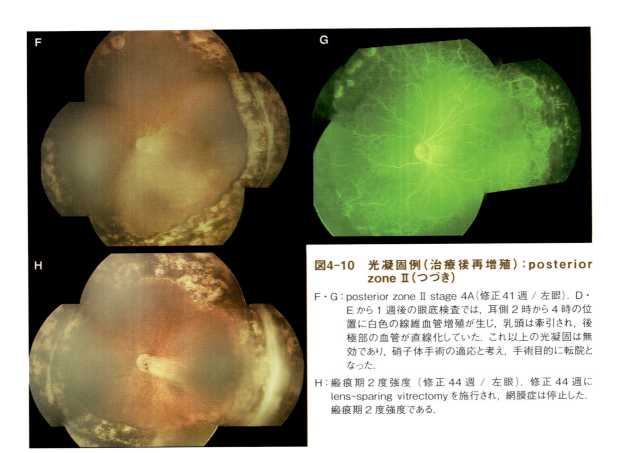

図4-10 光凝固例（治療後再増殖）：posterior zone Ⅱ（つづき）

F・G：posterior zone Ⅱ stage 4A（修正41週／左眼）．D・Eから1週後の眼底検査では，耳側2時から4時の位置に白色の線維血管増殖が生じ，乳頭は牽引され，後極部の血管が直線化していた．これ以上の光凝固は無効であり，硝子体手術の適応と考え，手術目的に転院となった．

H：瘢痕期2度強度（修正44週／左眼）．修正44週にlens-sparing vitrectomyを施行され，網膜症は停止した．瘢痕期2度強度である．

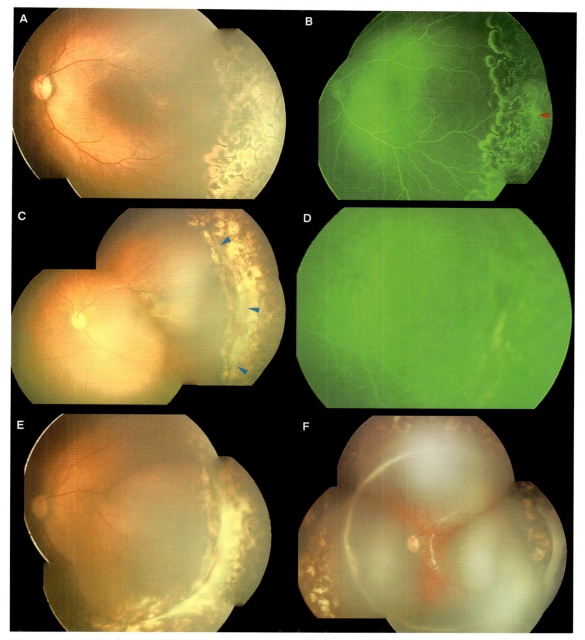

図4-11 光凝固例（治療後再増殖）：posterior zone Ⅱ

posterior zone Ⅱ, stage 3 with plus disease にて、修正33週より光凝固を開始（在胎22週590g台で出生．グリーンYAGレーザー：凝固条件0.3秒，220〜290 mW，2,492発）．

- A・B：posterior zone Ⅱ（修正44週／左眼）．瘢痕期へ移行していると思われたが，蛍光眼底造影にて耳側3時に点状の過蛍光部位（▶）がみられた．
- C・D：posterior zone Ⅱ（修正46週／左眼）．光凝固の間隙に670発の光凝固を追加したが，線維血管増殖は帯状に拡大した（▶）．蛍光眼底造影では増殖組織からの蛍光色素漏出はほとんどみられなかった．
- E：posterior zone Ⅱ（修正47週／左眼）．C・Dの1週間後，線維血管増殖は牽引性変化を伴い，収縮し始めた．ゆっくりとではあるが，進行しているため手術適応であり，手術目的に転院となった．
- F：posterior zone Ⅱ（修正4ヵ月／左眼）．修正48週にバックリング手術を施行され，瘢痕期2度弱度で停止した．

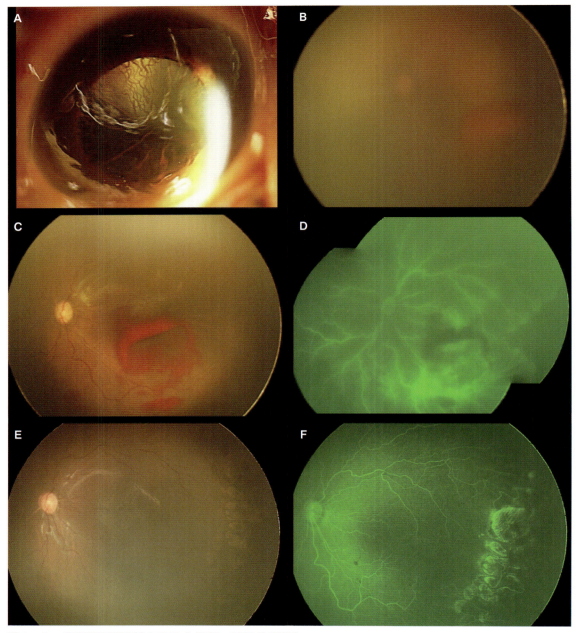

図4-12　光凝固困難例（水晶体血管膜，硝子体混濁）：APROP

A：APROP（修正30週／左眼前眼部写真）．著明な水晶体血管膜の怒張がみられる（在胎22週450g台で出生）．

B：APROP（修正30週／左眼）．眼底は硝子体混濁も強く詳細不明だが，鼻側はzone I に境界線がぼんやりと見え，乳頭の耳側やや下方に大きな網膜前出血が認められAPROPと診断した．光凝固は施行不能と判断し，修正31週にbevacizumab（0.625 mg/0.025 mL）硝子体内投与を施行した．

C・D：APROP（修正40週／左眼）．bevacizumab治療後3〜4日で水晶体血管膜は消退し，眼底透見良好となった．黄斑下方の網膜前出血は少しずつ吸収されていった．蛍光眼底造影ではbevacizumab治療後に再度網膜血管が伸展し始めている様子がわかる．耳下側では血管から蛍光色素の漏出が著しいが，経過観察中に消退していった．

E・F：APROP（修正6ヵ月／左眼）．修正41週から光凝固を開始し，グリーンYAGレーザー（凝固条件0.3秒，280 mW，総計1,353発）で凝固した．瘢痕期1度の所見であるが，黄斑が未発達である．

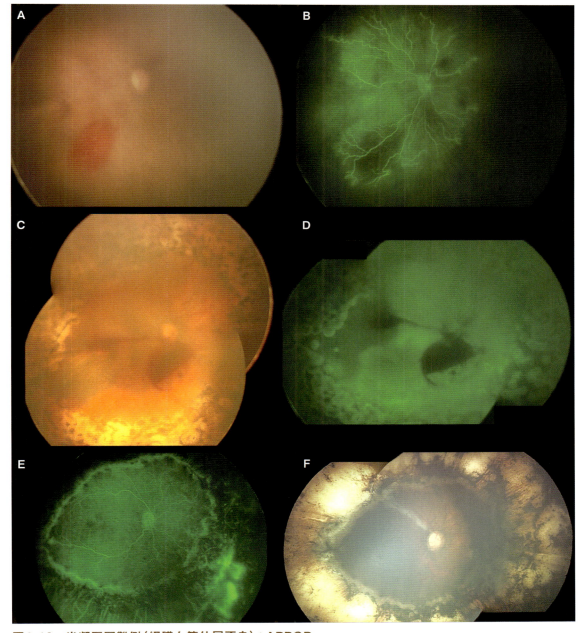

図4-13　光凝固困難例（網膜血管伸展不良）：APROP

A：APROP（修正30週 / 右眼）．眼底の透見性は比較的良好である．血管の狭細化が著明であり，乳頭の耳下側に大きな網膜出血がみられ，APROPを疑った（在胎22週470g台で出生）．

B：APROP（Aの蛍光眼底造影 / 右眼）．蛍光眼底造影では血管の伸長がきわめて悪く，血管はシャントを形成しておりAPROPと診断した．眼底の透見性は良好で光凝固は可能であったが，黄斑部の血管は特に伸展不良で，光凝固では黄斑機能を温存できないと判断し，修正30週に光凝固およびaflibercept 0.01 mL硝子体内投与を施行した．

C・D：APROP（修正35週 / 右眼）．aflibercept硝子体内投与にて黄斑を越えて血管が伸長するのを待ち，さらに光凝固を施行した．

E・F：APROP（修正3ヵ月 / 右眼）．2度のaflibercept硝子体内投与と光凝固で鎮静化したが，さらに鼻側（E）に増殖が認められ，修正3ヵ月，修正4ヵ月時硝子体切除を行い瘢痕期1度で治癒した．

冷凍凝固

ROPに対する冷凍凝固は，わが国では1970年に山下，佐々木ら[12]により初めて試みられた．ROP治療においてレーザー網膜光凝固や冷凍凝固は有効性が確認されている治療法であるが，現在ではレーザー網膜光凝固が広く行われている．中間透光体の混濁などにより光凝固が困難な場合や軽度の網膜剥離がある場合は，周辺部の凝固を冷凍凝固で行う場合がある．冷凍凝固には熟練が必要であり合併症の頻度も高いため，注意が必要である．

方　法

双眼倒像鏡[13]で確認しながら，網膜用ペンシル型プローブ（直径2.5 mm）などを使用する．冷凍条件は－60℃で3～10秒，凝固の程度は白色の冷凍斑が現れる程度とする．凝固は無血管領域と境界線が全周にある場合，全周凝固することも可能である．結膜円蓋部より後極部へは結膜切開が必要であるが，そのような場合は光凝固のほうが望ましい．

合併症

結膜や眼瞼に一過性に浮腫が起きる（3～4日で消失）．

冷凍凝固は凝固斑と新生血管との境界部から出血し，凝固斑を越えて網膜出血がしばしば起こり，少しでも過凝固になると硝子体出血の危険がある．硝子体出血は吸収に3～4ヵ月かかる．その他に，黄斑ひだや増殖組織を凝固することによる強い線維収縮と続発性網膜剥離（図4-14），凝固斑に一致した網膜裂孔，黄斑部凝固などがある．

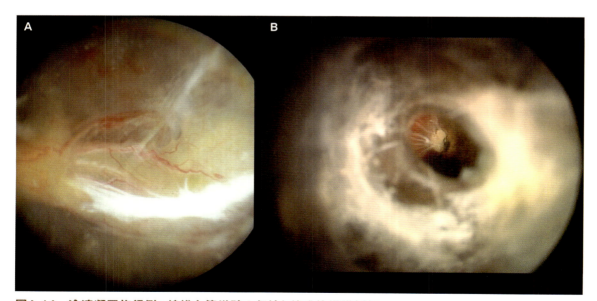

図4-14　冷凍凝固施行例：線維血管増殖の収縮と続発性網膜剥離
A：冷凍凝固後の増殖組織の収縮により生じた続発性網膜裂孔．stage 4Aで増殖部に冷凍凝固を施行された結果，増殖組織が強く収縮し，かえって網膜が大きく剥離した．その後硝子体手術を行ったが，増殖組織を剪刀で剥離する際に増殖膜が網膜に強く固着しており，剪刀で切開できず，術中網膜に裂孔を形成した．
B：冷凍凝固後の増殖組織収縮（生後8ヵ月時眼底写真）．赤道部付近の線維結合組織は全周網膜に固着し，強く収縮している．高度な輪状の絞扼と牽引が残存している．

文　献

1）永田　誠，小林　裕，福田　潤　他：未熟児網膜症の光凝固による治療．臨眼 22：419-427, 1968.

2）植村恭夫，塚原　勇，永田　誠，他：未熟児網膜症の診断および治療基準に関する研究—厚生省特別研究費補助金昭和49年研究班報告．日本の眼科 46：553-559, 1975.

3）植村恭夫，馬嶋昭生，永田　誠　他：未熟児網膜症の分類（厚生省未熟児網膜症診断基準，昭和49年度報告）の再検討について．日眼紀 34：1940-1944, 1983.

4）Cryotherapy for Retinopathy of Prematurity Cooperative Group：Multicenter trial of cryotherapy for retinopathy of prematurity. Preliminary results. Arch Ophthalmol 106：471-479, 1988.

5）Early Treatment for Retinopathy of Prematurity Cooperative Group：Revised indications for the treatment of retinopathy of prematurity：results of the early treatment for retinopathy of prematurity randomized trial. Arch Ophthalmol 121：1684-1694, 2003.

6）The Committee for the Classification of Retinopathy of Prematurity：An international classification of retinopathy of prematurity. Arch Ophthalmol 102：1130-1134, 1984.

7）The International Committee for the Classification of the Late Stages of Retinopathy of Prematurity：An international classification of retinopathy of prematurity. Ⅱ. The classification of retinal detachment. Arch Ophthalmol 105：906-912, 1987.

8）International Committee for the Classification of Retinopathy of Prematurity：The International Classification of Retinopathy of Prematurity revisited. Arch Ophthalmol 123：991-999, 2005.

9）Caputo AR, Schnitzer RE, Lindquist TD, et al.：Dilation in neonates：a protocol. Pediatrics 69：77-80, 1982.

10）高山昇三，金川美枝子，山本　節：Caputo drops による散瞳効果の検討．眼臨医報 78：510-512, 1984.

11）佐藤義朗，大城　誠，竹本康二，他：未熟児網膜症に対する光凝固術施行時の鎮痛・鎮静—多施設共同研究．周産期シンポ 29：109-114, 2011.

12）山下由紀子：未熟児網膜症の検索（Ⅲ）：未熟児網膜症の冷凍凝固について．臨眼 26：385-393, 1972.

13）住吉　真，豊福秀尚，谷口千恵子：未熟児網膜症に対する直視下冷凍凝固術．日眼紀 26：1019-1026, 1975.

5章 診断や治療適応に迷う場合

未熟児網膜症の活動期の治療は，視機能の発達に強く影響する．自然治癒する場合も多いので，一概に早く治療を開始するとよいというわけではなく，治療が必要な場合は適切な時期に適切な治療を行わなければならない．たとえ同じ病期であっても，全身状態や新生児科の管理状況により進行の程度が異なるため，注意深い観察が必要になる．本章では，光凝固の適応と光凝固で鎮静化しなかった症例の手術法，特にバックリング手術や硝子体手術（水晶体温存あるいは水晶体切除併用）などの選択について症例を提示しながら解説する．

治療が必要かどうかの判断に迷う場合

自然治癒

未熟児網膜症(retinopathy of prematurity：ROP)は自然に治癒する可能性のある疾患であり，重症化し網膜剝離へと進行していく症例と自然に治癒する症例の見極めが重要になってくる．

まず両者を見分けるのに最も重要なポイントは，zone である．ROP の多くは zone Ⅱ ROP であるが，これが zone Ⅲ に近い周辺部まで伸びていれば anterior zone Ⅱ，より zone Ⅰ に近い位置なら posterior zone Ⅱ と分類することは，重症化の予測に役立つ．

zone Ⅱ ROP

zone Ⅱ ROP（主に anterior zone Ⅱ）では通常ゆっくりとした経過をたどり，病期分類に示される通りに進行していく．耳側のみに病変がみられることも多く，stage 3 まで進行したとしても，その範囲が狭ければ増殖組織は時間とともに自然に退縮していくこと

もある．線維血管増殖を生じている場合，治療を行うべきか最も迷うところであるが，ポイントは plus disease，すなわち後極部の静脈の拡張や動脈の蛇行が 2 象限以上にわたってみられるか否かである．また，連なる増殖組織の範囲が眼底の 1/4 周以下なら，しばらく経過をみてもよいであろう．経過中に拡張・蛇行が悪化するか，線維血管増殖の範囲が広がるようなら治療適応である．

● 増殖組織の退縮

zone Ⅱ ROP においては，線維血管増殖が起こって，その後時間とともに退縮していくことがある（図 5-1 〜図 5-3）．増殖組織が退縮するパターンは 2 つある（図 5-1，図 5-2）．1 つは，硝子体中へ立ち上がり，網膜との連続性が失われ，やがて薄い硝子体混濁となっていく．その場合，網膜血管の先端を引きずりながら立ち上がっていくが，増殖組織が退縮すれば血管は元へ戻る（図 5-1E，図 5-2C）．もう 1 つは，増殖組織が硝子体中へは立ち上がらず，網膜上で徐々に退縮していくパターンである（図 5-3）．その場合，網膜血管は周辺部へ伸びていき，増殖組織の位置も徐々に周辺に向かって移動していく（図 5-3C）．

zone I ROP

　zone II ROP に対し，zone I ROP であれば自然に治癒する可能性はほとんどなく，進行が速い．硝子体混濁・水晶体血管膜や硝子体動脈遺残によって眼底の透見は不良なことが多く，通常鼻側から病変が進行し，境界線が隆起（ridge）に変化する前に増殖組織が生じ，初期の増殖組織が平坦で見逃しやすいという特徴がある（図5-7A・C 参照）．後極部の血管に拡張・蛇行が現れるより前に増殖組織が生じ，速い経過でその範囲が広がりやすいため，治療適応も zone I と zone II では異なっている．

　zone II ROP のなかでも zone I に近い posterior zone II ROP では，やはり zone I ROP のような速い経過をたどる例があり，注意が必要である（図5-6 A・C 参照）．

網膜出血に対する考え方

　網膜に出血がみられた場合，これも zone によって意味が異なる．最も重症な aggressive posterior ROP（APROP）では，発症初期の段階で網膜に斑状出血がみられるのが特徴である（図5-8A 参照）．しかし APROP を除いては，出血すなわち重症化のサインではない．境界線や隆起，あるいは線維血管増殖に出血を伴うことはよくあり，図5-4A に示すように，出血があるからといってそこに必ずしも増殖組織があるわけではない．治療適応に「出血」という条件はなく，それ以外のところに着目して重症かどうかを見極める必要がある．

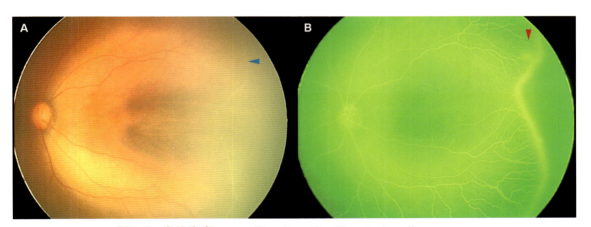

図5-1　自然治癒：zone II, stage 3 without plus disease

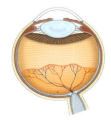

A：stage 2（左眼／耳側）．修正 32 週．耳側の隆起（▶）は zone II の中間部にある．黄斑に向かって湾入を呈している．2 時の位置に新生血管の発芽（neovascular tuft）がみられるが，後極部の血管に拡張・蛇行はみられないため，治療の非適応であり，週 1 回の経過観察とした．zone II, stage 2 without plus disease（在胎 25 週 690g で出生）．

B：stage 2（A の蛍光眼底造影／左眼）．2 時の耳側の隆起の後方に新生血管の発芽が 1 個みられる（▶）．隆起と新生血管の発芽からは蛍光色素漏出がみられる．

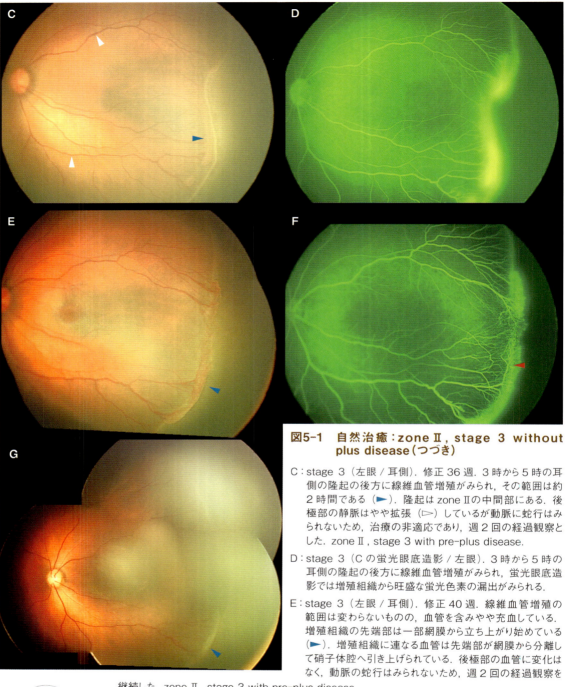

図5-1 自然治癒：zone Ⅱ，stage 3 without plus disease（つづき）

C：stage 3（左眼／耳側）．修正36週．3時から5時の耳側の隆起の後方に線維血管増殖がみられ，その範囲は約2時間である（▶）．隆起はzone Ⅱの中間部にある．後極部の静脈はやや拡張（▷）しているが動脈に蛇行はみられないため，治療の非適応であり，週2回の経過観察とした．zone Ⅱ，stage 3 with pre-plus disease.

D：stage 3（Cの蛍光眼底造影／左眼）．3時から5時の耳側の隆起の後方に線維血管増殖がみられ，蛍光眼底造影では増殖組織から旺盛な蛍光色素の漏出がみられる．

E：stage 3（左眼／耳側）．修正40週．線維血管増殖の範囲は変わらないものの，血管を含みやや充血している．増殖組織の先端部は一部網膜から立ち上がり始めている（▶）．増殖組織に連なる血管は先端部が網膜から分離して硝子体腔へ引き上げられている．後極部の血管に変化はなく，動脈の蛇行はみられないため，週2回の経過観察を継続した．zone Ⅱ，stage 3 with pre-plus disease.

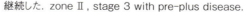

F：stage 3（Eの蛍光眼底造影／左眼）．蛍光眼底造影では，活動期にみられる線維血管増殖からの蛍光色素漏出が減弱し（▶），病態が終息に向かっていることがわかる．

G：左眼／耳側．修正44週．線維増殖組織は次第に退縮して，4時の位置に白色で線状の瘢痕組織を残すのみとなった（▶）．周辺部には無血管領域が残存している．瘢痕期1度．

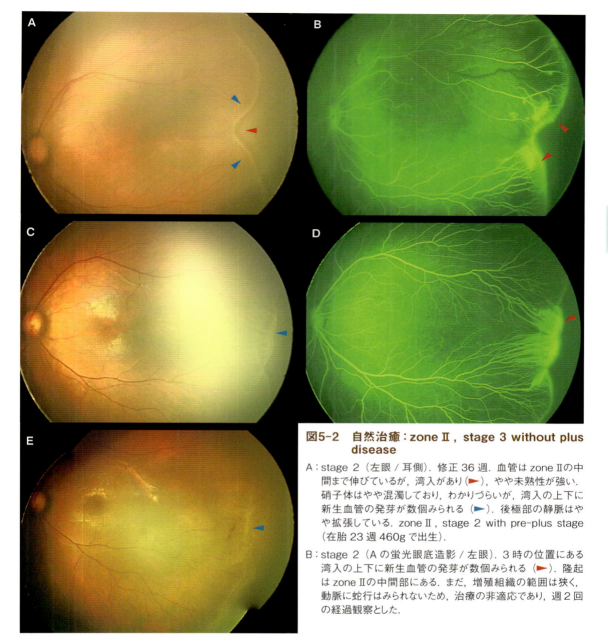

図5-2　自然治癒：zone Ⅱ, stage 3 without plus disease

A：stage 2（左眼／耳側）．修正36週．血管はzone Ⅱの中間まで伸びているが，湾入があり（▶），やや未熟性が強い．硝子体はやや混濁しており，わかりづらいが，湾入の上下に新生血管の発芽が数個みられる（▶）．後極部の静脈はやや拡張している．zone Ⅱ, stage 2 with pre-plus stage（在胎23週460gで出生）．

B：stage 2（Aの蛍光眼底造影／左眼）．3時の位置にある湾入の上下に新生血管の発芽が数個みられる（▶）．隆起はzone Ⅱの中間部にある．まだ，増殖組織の範囲は狭く，動脈に蛇行はみられないため，治療の非適応であり，週2回の経過観察とした．

C：stage 3（左眼／耳側）．修正41週．3時に連続1時間程度の線維増殖組織（▶）があったが，後極部の血管の拡張・蛇行が顕著でないため経過観察していたところ，増殖組織は次第に退縮してきた．zone Ⅱ, stage 3 without plus disease.

D：stage 3（Cの蛍光眼底造影／左眼）．耳側3時の増殖組織は硝子体中へ立ち上がり，それに引きずられて網膜から血管の先端だけが硝子体中へ浮いている（▶）．増殖組織からの蛍光色素漏出はわずかであり，瘢痕期へ移行している所見である．

E：左眼／耳側．修正46週．3時の線維増殖組織は次第に退縮してきて，白色で線状の瘢痕組織となった（▶）．周辺部には無血管領域が残存している．瘢痕期1度．

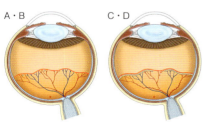

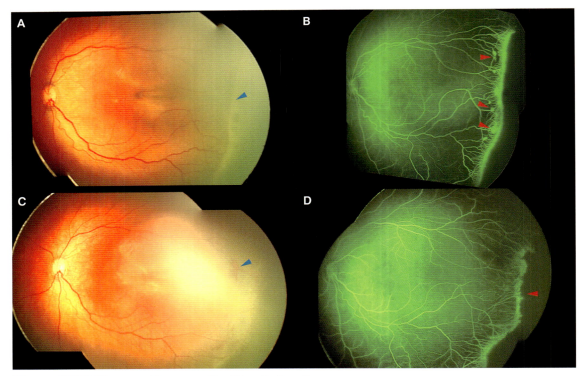

図5-3 自然治癒：zone Ⅱ, stage 3 without plus disease

A：stage 2（左眼／耳側）. 修正 33 週. 1 時から 4 時の耳側の隆起の後方に多数の新生血管の発芽がみられる（▶）. 隆起は zone Ⅱ の前方（anterior zone Ⅱ）にある. 後極部の静脈は拡張し, 動脈も 2 象限で蛇行し始めている. 連続した増殖組織になれば治療適応となるため, 家族に治療の可能性について説明のうえ, 週 2 回の経過観察とした. zone Ⅱ, stage 2 with pre-plus stage（在胎 25 週 740g で出生）.

B：stage 2（A の蛍光眼底造影／右眼）. 耳側 1 時から 4 時に新生血管の発芽が多数みられる（▶）.

C：stage 3（左眼／耳側）. 修正 38 週. 3 時から 5 時に連続した線維増殖組織があったが, 後極部の血管の拡張・蛇行が顕著でないため経過観察していたところ, 増殖組織は次第に退縮してきた. 3 時の出血の位置（▶）が以前増殖組織があった位置であり, それより血管が伸長していることがわかる.

D：stage 3（C の蛍光眼底造影／左眼）. 耳側 3 時から 5 時の増殖組織からの蛍光色素漏出はわずかであり（▶）, 病勢が終息へ向かっていることがわかる. 増殖組織はやがて硝子体混濁となって, その後に消退した.

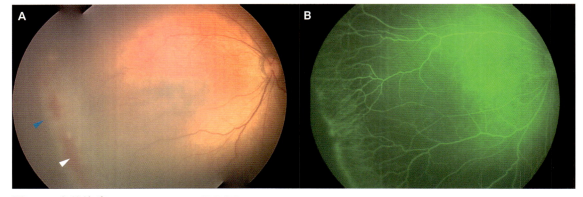

図5-4 自然治癒：anterior zone Ⅱ ROP

A：右眼. 修正 36 週. 耳側の境界線（▶）は zone Ⅱ の前方（anterior zone Ⅱ）にあり, 血管の成長は良好である. 境界線のすぐ後方に広範囲に出血（▷）がみられるが, 乳頭周囲から伸びる血管に拡張・蛇行はみられない. 治療の非適応であり, 週 1 回の経過観察とした. zone Ⅱ, stage 1 without plus disease（在胎 28 週 1,100g で出生）.

B：右眼（A の蛍光眼底造影）. 耳側の境界線からの蛍光色素漏出はごくわずかで, 明らかな線維血管増殖はみられない. このように出血があったとしても治療適応とは限らないので, 後極部の血管の変化に注意して経過観察を行う.

治療適応

zone Ⅱ ROP

　zone Ⅱ ROP における治療適応は "stage 2 or 3 with plus disease" であり，後極部の静脈の拡張と動脈の蛇行が眼底の 2 象限以上，すなわち半周以上にわたってみられる場合で，増殖組織の範囲は問わない（図 5-5 A・C）．zone Ⅱ ROP では，後極部の静脈が拡張したり，動脈が蛇行している場合，その血管の先端部には必ず新生血管の発芽または線維血管増殖が生じている．anterior zone Ⅱ ROP ならば進行は緩徐なので，線維血管増殖の範囲が日ごとに拡大していくのか，後極部の血管の拡張・蛇行が悪化していくのかどうかを見

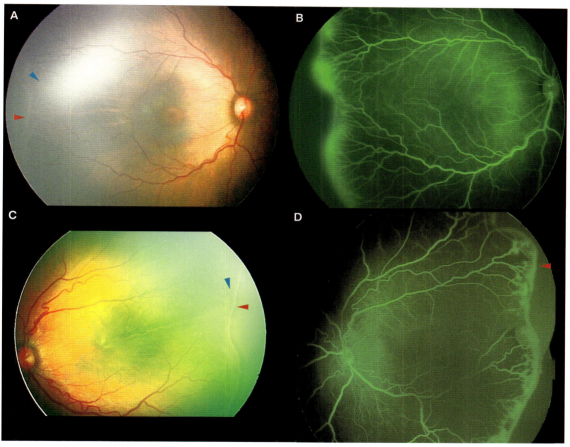

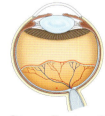

図5-5　治療適応：anterior zone Ⅱ ROP

A：zone Ⅱ，stage 3 with plus disease（右眼）．耳側の隆起（▶）は zone Ⅱ の前方（anterior zone Ⅱ）にあり，血管の成長は良好である．隆起に一部接して線維血管増殖がみられ，その範囲は約 3 時間である（▶）．乳頭周囲から伸びる血管は耳側 2 象限で静脈が拡張し，動脈が蛇行している．治療の適応であり，光凝固を行った（在胎 25 週 830g で出生，画像現在：修正 34 週）．

B：zone Ⅱ，stage 3 with plus disease（A の蛍光眼底造影／右眼）．耳側の線維血管増殖からは蛍光色素漏出がみられる．光凝固の範囲は線維血管増殖のある部位，すなわち 7 時から 10 時までの部分的光凝固でよい．

C：zone Ⅱ，stage 3 with plus disease（左眼）．耳側の隆起（▶）は zone Ⅱ の前方（anterior zone Ⅱ）にある．隆起の後方で 2 時から 5 時の範囲に新生血管の発芽（▶）および線維血管増殖がみられる．乳頭周囲から伸びる血管は耳側 2 象限で静脈が拡張し，動脈が蛇行している．治療の適応であり，光凝固を行った（在胎 26 週 1,050g で出生，画像現在：修正 35 週）．

D：zone Ⅱ，stage 3 with plus disease（C の蛍光眼底造影／左眼）．造影初期には耳側の線維血管増殖からの蛍光色素漏出（▶）は少ないが，後期には旺盛となった．

極めて治療適応を決めればよい．

posterior zone II ROP, zone I ROP, APROP

　posterior zone II ROP, zone I ROP, そしてAPROPでは，治療の開始時期が重要であり，時間的余裕がないことが多い．これら血管の成長が不良な症例においては，発症すなわち鼻側に境界線が出現してから1～2週間程度でstage 3まで進行することが多い．また，anterior zone II ROPのように，増殖組織が生じてから，あるいはそれと同時にplus diseaseとなるわけではないので，後極部の血管のみに着目していると治療開始が遅れる可能性がある．

　zone I ROPの治療適応は，"any stage

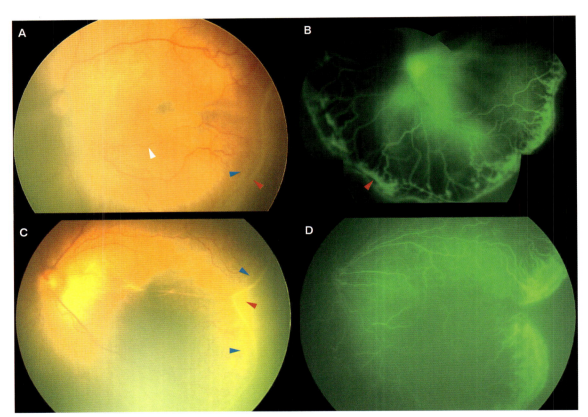

図5-6　治療適応：posterior zone II ROP

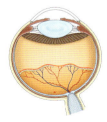

A：zone II, stage 3 with plus disease（左眼）．耳側の隆起（▶）はzone IIの後方（posterior zone II）にある．耳側の隆起の後方に広範囲に線維血管増殖がみられる（▶）．乳頭周囲から伸びる血管は耳側および下方で動脈が蛇行している（▷）．硝子体動脈遺残により眼底の透見性がやや不良である（在胎24週610gで出生，現在画像：修正33週）．

B：zone II, stage 3 with plus disease（Aの蛍光眼底造影/左眼）．眼底の下方ほぼ半周にわたって広範囲に線維血管増殖が生じている（▶）．蛍光眼底造影では硝子体動脈が造影されている．このようなposterior zone II症例では，検眼鏡で見るより増殖組織の範囲は広範囲に及んでいると考えたほうがよい．

C：zone II, stage 3 with plus disease（左眼）．耳側の隆起はzone IIの後方（posterior zone II）にあり，黄斑に向かって湾入している（▶）．2時から5時の位置に線維血管増殖がみられる（▶）．乳頭周囲から伸びる血管は耳側2象限で静脈が拡張し，動脈は蛇行している．硝子体が混濁しており，耳側の増殖組織（▶）は丈が低く見逃しやすい（在胎23週490gで出生，画像現在：修正32週）．

D：zone II, stage 3 with plus disease（Cの蛍光眼底造影/左眼）．耳側の線維血管増殖の範囲は検眼鏡で見るより広範囲に及んでいる．未熟性の強い症例では，硝子体混濁もあり眼底透見困難であるが，隆起が湾入している付近は特に注意して観察したほうがよい．

with plus disease" または "stage 3 without plus disease" である. 図5-7A・Cに示すように, zone I ROPでは, plus diseaseが明らかになる前に増殖組織が生じていることが多いので, 境界線の後方で白色の変化があれば stage 3と考えたほうがよい. また, 図5-7Eのように, zone I ROPでplus diseaseを伴っている場合は, かなり虚血が高度である可能性があり, 光凝固を行った後も再増殖に注意が必要である.

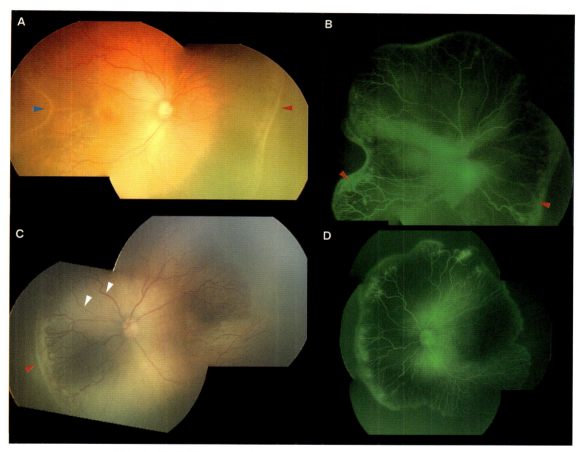

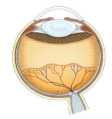

図5-7　治療適応：zone I ROP

A：zone I, stage 3 without plus disease（右眼）. 鼻側の隆起（▶）はzone Iにある. 耳側の隆起が湾入（▶）しており, その上下と鼻側に広範囲に線維血管増殖がみられる. 乳頭周囲から伸びる血管に拡張・蛇行はみられない. zone I ROPでは, plus diseaseになっていなくても増殖組織の範囲が広範囲に及んでいることが多い. この時点で治療適応である（在胎23週530gで出生, 画像現在：修正33週）.

B：Aの蛍光眼底造影／右眼. 検眼鏡的には増殖組織の丈は高くないので見逃しやすいが, 蛍光眼底造影では広範囲に線維血管増殖が生じていることがわかる（▶）. 後極部の血管だけに着目していては, 増殖組織を見逃す可能性がある. zone I ROPでは鼻側から増殖し始めることが多い.

C：zone I, stage 3 without plus disease（左眼）. 鼻側の境界線はzone Iにある（▶）. 耳側は境界線であるが, 鼻側は隆起とともに線維血管増殖がみられる. 乳頭周囲から伸びる血管は鼻側で静脈が拡張・蛇行しているが, 動脈に蛇行はみられない（▷）. zone I ROPではplus diseaseがなくとも, 増殖組織があれば治療適応である（在胎23週550gで出生, 画像現在：修正32週）.

D：Cの蛍光眼底造影／左眼. 蛍光眼底造影では上方から鼻側にかけて広範囲に線維血管増殖が生じていることがわかる. 耳側から下方はまだ境界線である. 鼻側に境界線がみられるようになってから, ほぼ1～2週間でこのような状態になる. zone I ROPでは明らかな隆起にならず, stage 1（境界線）と stage 3が混在することが多いので, 境界線後方の白色の変化を見たら, 治療適応と考える.

●APROP

　APROPの特徴は，血管の成長が不良で，血管の狭細化が著しいことである．通常のROPのように境界明瞭な境界線は形成しないことが多い．隆起がみられることはほとんどなく，全周に明らかな境界線が形成されるよりも前に，白色で半透明な増殖組織が生じている．血管のシャントや斑状の網膜出血も特徴的な所見である．図5-8に示すように，発症から1週間程度で静脈も動脈も蛇行し始めるので，APROPと診断がつき次第治療を開始する．

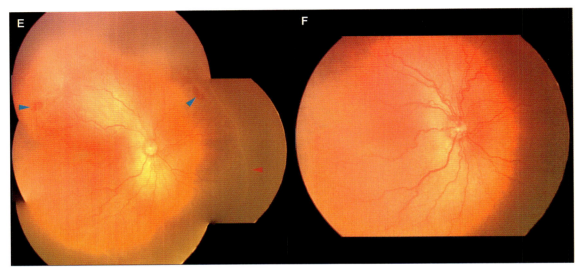

図5-7　治療適応：zone I ROP（つづき）

E：zone I, stage 3 with plus disease（右眼）．鼻側の隆起（▶）はzone Iにある．鼻側および耳上側の隆起の後方に線維血管増殖がみられ，一部出血（▶）を伴っている．治療適応である（在胎24週490gで出生，画像現在：修正31週）．
F：zone I, stage 3 with plus disease（Eの拡大写真／右眼）．眼底のほぼ全周にわたって静脈が拡張し，動脈が蛇行している．

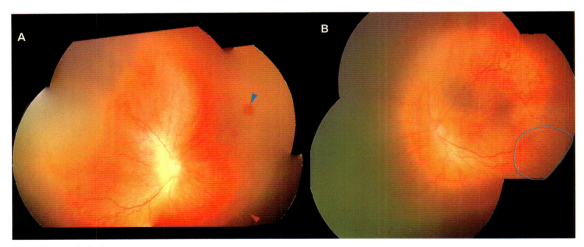

図5-8　治療適応：APROP

A：右眼．鼻側にごく細い境界線（▶）がわずかに認められるが，その他の位置には境界線は形成されていない．乳頭周囲から伸びる血管は全体的に狭細化が著明で，静脈も動脈も蛇行している．鼻側に斑状出血（▶）があり，APROPと診断できる（在胎24週550gで出生，画像現在：修正31週）．
B：Aと同一症例／左眼．右眼と同様，血管の狭細化が著明で，静脈および動脈が蛇行している．耳側の血管先端部はシャントを形成している（◯）．APROPは，診断がつき次第治療を開始する．

バックリング手術と硝子体手術でstage 4の早期治療適応に迷う場合

　硝子体手術の技術と安全性の進歩に伴って，バックリング手術を行う機会は限られてきている．APROPにバックリング手術は無効であり，適応は国際分類classic ROP/厚生省分類Ⅰ型に限られる．それでも，バックリング手術を行わなければならない場合，逆に全く効果がない場合があり，これらは硝子体手術の適応とは正反対に考え，硝子体手術が無効な場合，硝子体手術のほうが有効な場合にそれぞれ相当する．したがって，硝子体手術が行いにくい場合や効果が期待できない場合には，バックリング手術を選択することになる．その判断すべき条件を以下に列挙する．術式や術前術後の所見については，6章を参照されたい．また，図では参考までに蛍光眼底造影像を添付しているが（図5-9〜図5-17），本来は眼底所見だけで判断すべきである．

バックリング手術を優先する場合（硝子体手術が有効でない場合）

増殖組織がきわめて周辺部（前方）にある場合

　硝子体手術では水晶体を除去しなければ器械が周辺部ことに硝子体基底部まで届かないが，水晶体を切除したくない場合．特に片眼だけの手術であれば，水晶体除去によって視力の予後は非常に悪くなるためである．

増殖組織が伸展して硝子体基底部に接着している場合

　増殖組織が伸びて硝子体基底部のある網膜最周辺部や毛様体に接着してしまった場合，硝子体手術で増殖組織を切開して牽引を除くことができるのは円周方向1〜2時間程度の範囲に限られ，医原性網膜裂孔を作る危険性を伴う．これを越える場合には，牽引を減弱するためにバックリング手術を行う．

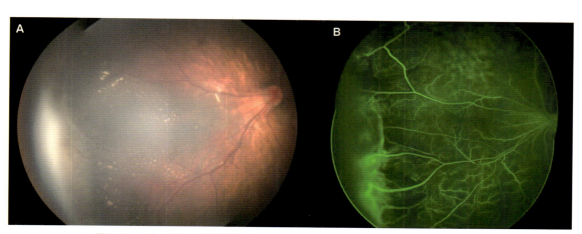

図5-9　バックリング手術適応：classic ROP/Ⅰ型の光凝固後の非鎮静例

A：右眼．zone Ⅱ stage 3＋ROPで，光凝固を行っても牽引性網膜剥離が進行した（stage 4A）．紹介され来院時には，すでに増殖組織が円周方向2〜3時間にわたって硝子体基底部付近の網膜最周辺部と毛様体に接着していた．この程度の狭い範囲であれば，硝子体手術で接着を解除することは可能だが，医原性網膜裂孔を作るおそれがあり，水晶体切除は必須である．僚眼は光凝固でROPが落ち着いていて有水晶体であるので，バックリング手術を行った（在胎27週1,080gで出生，修正35週に光凝固，修正40週にバックリング手術）．

B：術前の蛍光眼底造影．増殖組織からの蛍光色素漏出はごくわずかで，瘢痕化が進んでいる．ただし，これ以降も増殖組織の収縮は続くので，黄斑を守るためには何らかの手術が必要である．

増殖組織の円周方向が広範囲でない場合

　増殖組織の円周方向での範囲が1象限程度であれば，バックリング手術の効果があるが，2象限未満が限度となる．広範囲（2象限以上）であれば，円周方向の牽引を減弱する効果が弱い．

バックリング手術が有効でない場合（硝子体手術を優先する場合）

増殖組織が後方にある場合

　増殖組織がzone Ⅰ ROPやposterior zone Ⅱ ROPのような後方にあると，バックル上に載せる位置決めや眼球後方でのバックル縫着などの手技が難しい．また，周辺部よりも牽引を解除する効果が弱い．一方で，このような後方であれば，硝子体手術では水晶体を温存して容易に器械を病変に到達させることができ，確実に牽引を減弱することができる．

増殖組織の円周方向の範囲が2象限（半周）を越える場合

　増殖組織の牽引力は非常に強いので，バックリング手術による牽引抑制には限界がある．円周方向の範囲が1象限程度であれば有効であるが，2象限（半周）を越えると円周方向の収縮を解除できない．ただし，増殖組織と硝子体基底部の間に隙間があって，ここにプローブや硝子体剪刀を挿入して牽引を減弱できる場合に限られる．増殖組織が硝子体基底部に広く強く接着していると，硝子体手術でこれを切開することは危険である．

増殖組織が伸展して水晶体後部に接着している場合

　硝子体基底部と同様に，水晶体の把持部を得てしまえば，水晶体に対する牽引収縮力は急速に増加するので，バックリング手術は無効である．水晶体後部には器械を到達できるので，硝子体手術で増殖組織を切除することができる．

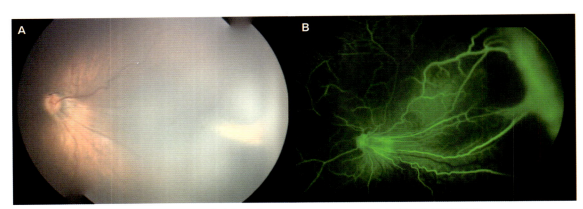

図5-10　バックリング手術適応：classic ROP/Ⅰ型の牽引性網膜剥離

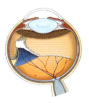

A：左眼．zone Ⅱ stage 3 + ROPであったが，光凝固を行わなかったところ，牽引性網膜剥離となった（stage 4A）．紹介され来院時には，すでに増殖組織が円周方向2～3時間にわたって硝子体基底部付近の網膜最周辺部と毛様体に接着していた．牽引性網膜剥離はひだを形成するも，かろうじて黄斑へ及んでいない．この程度の狭い範囲の増殖であれば，硝子体手術で接着を解除することは可能だが，医原性網膜裂孔を作るおそれがあり，水晶体切除は必須である．僚眼はROPが落ち着いていて有水晶体であるので，バックリング手術を行った（在胎23週550gで出生，光凝固せず，修正40週にバックリング手術）．

B：術前の蛍光眼底造影．増殖組織からの蛍光色素漏出は軽度で，瘢痕化が進んでいる．ただし，これ以降も増殖組織の収縮は続くので，黄斑を守るためには何らかの手術が必要である．

APROPの場合

APROPの場合は，増殖の進行が速く範囲も広くなるので，早期にバックリング手術を行ったとしても進行を止めることはできない．水晶体を切除することになっても，硝子体手術のほうが有効である．

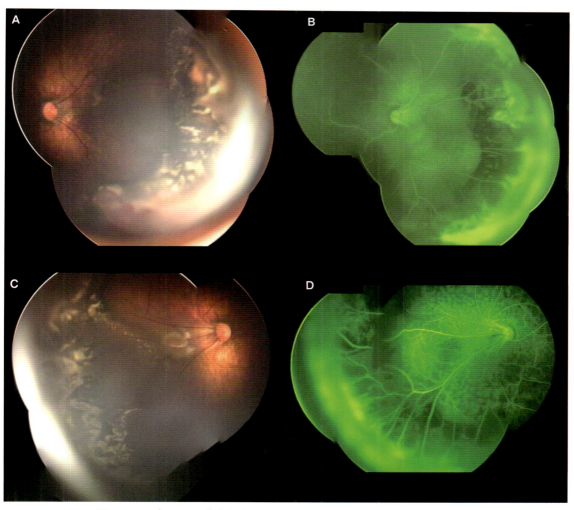

図5-11　バックリング手術適応：classic ROP/Ⅰ型の光凝固後の非鎮静例

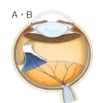
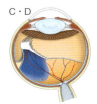

A：右眼．C：左眼．両眼ともに zone Ⅱ stage 3 + ROP で光凝固を行ったが，増殖が進行し，右眼は stage 4A，左眼は牽引性網膜剥離で stage 4B となった．増殖組織が1象限以上にわたって硝子体基底部付近の網膜最周辺部と毛様体に接着しており，硝子体手術で接着を安全に解除することは困難となっていた．両眼同時にバックリング手術を行った（在胎24週560gで出生，修正28週に光凝固，修正48週にバックリング手術）．

B・D：右眼と左眼の蛍光眼底造影．まだ増殖組織からの蛍光色素漏出がある程度残る．検眼鏡的には増殖組織は白く厚く，膠原線維主体であるが，まだ新生血管の活動性が残っている．

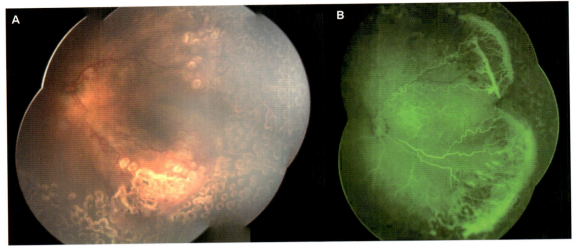

図5-12 硝子体手術適応：classic ROP/Ⅰ型の光凝固後の非鎮静例

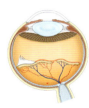

A：左眼．zone Ⅰ stage 3＋ROP に光凝固を行ったが鎮静せず，増殖が進行した．耳側で増殖組織が立ち上がっているが，まだ牽引性網膜剝離はほとんど起こっていない．増殖組織をバックル上に載せることはできるが，眼球奥の操作の困難さ，後にバックル除去を行うことを考えるとバックリング手術の適応ではない．水晶体温存硝子体手術の最も適切な適応である（在胎26週930gで出生，修正33週に光凝固，修正39週に水晶体温存硝子体手術）．

B：術前の蛍光眼底造影．増殖組織から蛍光色素が漏出している．

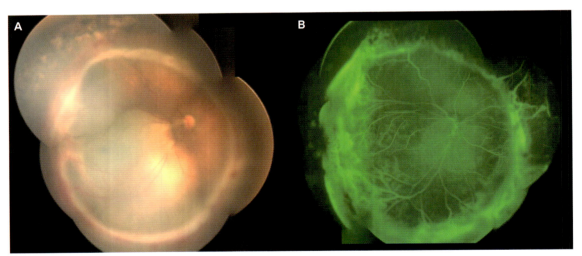

図5-13 硝子体手術適応：classic ROP/Ⅰ型の光凝固後の非鎮静例

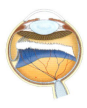

A：右眼．zone Ⅱ stage 3＋ROP に光凝固を行ったが鎮静せず，増殖が進行した．全周で増殖組織が立ち上がっており，その下で牽引性網膜剝離が起こっているが，黄斑には及んでいない（stage 4A）．増殖の円周方向での範囲が広いとバックリング手術は効果がない．増殖が周辺部に向かって伸びているので，水晶体を切除して硝子体手術を行った（在胎24週650gで出生，修正36週に光凝固，修正39週に水晶体切除併用硝子体手術）．

B：術前の蛍光眼底造影．増殖組織から，蛍光色素が漏出しているが軽度であり，硝子体手術中の出血のおそれは少ない．

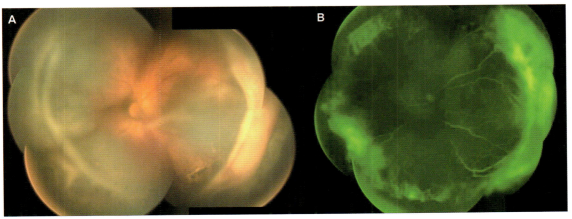

図5-14　硝子体手術適応：classic ROP/Ⅰ型の光凝固後の非鎮静例

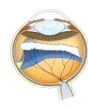

A：左眼．zone Ⅱ stage 3＋ROPに光凝固を行ったが鎮静せず，増殖が進行した．耳側に広く，鼻側でも増殖組織が立ち上がっているが，まだ全周でつながっていない．その下である程度の牽引性網膜剥離が起こっているが，黄斑には及んでいない（stage 4A）．増殖の円周方向での範囲が半周を越えると，バックリング手術は効果がない．増殖組織が比較的後方に立ち上がっているので，何とか水晶体を温存して硝子体手術を行った（在胎25週700gで出生，修正33週に光凝固，修正37週に水晶体温存硝子体手術）．

B：術前の蛍光眼底造影．増殖組織から蛍光色素が漏出しているが，さほど強くない．

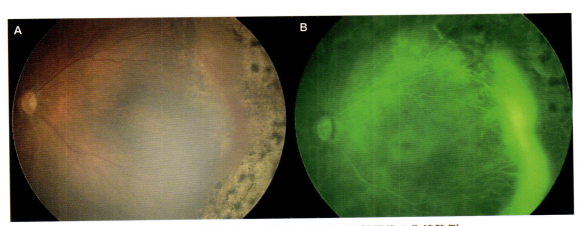

図5-15　硝子体手術適応：APROP/Ⅱ型の光凝固後の非鎮静例

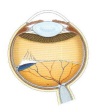

A：左眼．光凝固を十分に行っていったん鎮静化した後に，増殖組織が立ち上がっている．その下でごく軽度の網膜剥離が起こり始めている．一見バックリング手術で治りそうであるが，APROPでは急速に増殖と網膜剥離が進行するので，バックリング手術は無効である．この段階でただちに早期硝子体手術を行えば，良好な予後が期待できる（在胎23週600gで出生，修正33週に光凝固，修正43週に水晶体切除併用硝子体手術）．

B：術前の蛍光眼底造影．増殖組織から強い蛍光色素漏出があり，増殖の活動性が高い．

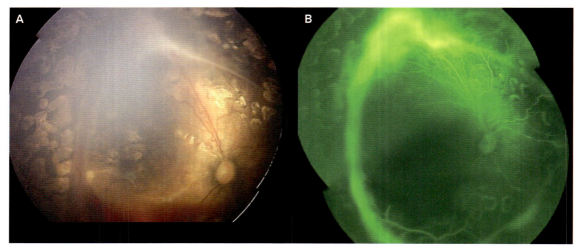

図5-16　硝子体手術適応：APROP/Ⅱ型の光凝固後の非鎮静例

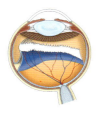

A：右眼．光凝固を十分に行っていったん鎮静化した後に，増殖組織が広く立ち上がっている．その下で網膜剥離が軽度起こっているが，黄斑には及んでいない（stage 4A）．この増殖の広さでは，classic ROPであってもバックリング手術は無効であり，まして APROP では急いで早期硝子体手術を行わなければならない（在胎 24 週 430g で出生，修正 33 週に光凝固，修正 37 週に水晶体切除併用硝子体手術）．

B：術前の蛍光眼底造影．増殖組織から強い蛍光色素漏出があり，増殖の活動性が高い．

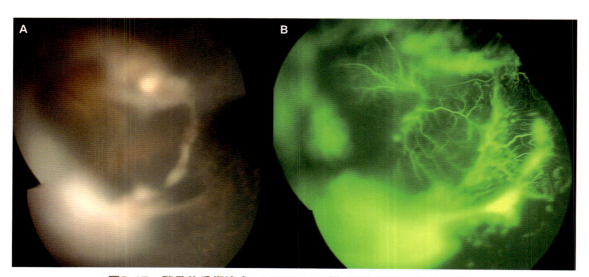

図5-17　硝子体手術適応：APROP/Ⅱ型の光凝固後の非鎮静例

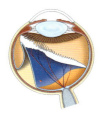

A：右眼．光凝固を行ったが鎮静化せず，増殖と網膜剥離が急速に進行した（stage 4B）．全周に広範に増殖組織が高く立ち上がり，網膜もかなり牽引されて広く剥離している．硝子体手術を検討するにしても遅すぎる時期である（在胎 22 週 740g で出生，修正 33 週に光凝固，修正 43 週に水晶体切除併用硝子体手術）．

B：術前の蛍光眼底造影．広い増殖組織から強い蛍光色素漏出がある．

6章 網膜剝離に対する治療

未熟児網膜症が網膜剝離に進行すれば，早期に網膜硝子体手術を行う．網膜剝離が黄斑に及ばない stage 4A の段階で治療を行うべきで，バックリング手術と硝子体手術（水晶体温存あるいは水晶体切除併用）が選択される．適応決定には，増殖組織と硝子体の関係を考慮して網膜剝離の進行過程を理解することが重要である．特に，classic ROP（厚生省分類Ⅰ型）と aggressive posterior ROP（厚生省分類Ⅱ型）では病態が全く異なるので，注意を要する．手術を行える施設は限られており，患児の移送と全身麻酔の問題を考慮する．

網膜剝離に対する治療の適応と考え方

早期治療の重要性

レーザー網膜光凝固治療（光凝固）が奏効せず網膜剝離へ進行すれば，視力予後は非常に悪くなる．視力は黄斑の存続に左右されるので，網膜剝離が黄斑に及ばない stage 4A の段階で治療を行えるかが鍵になる．しかも，未熟児網膜症（retinopathy of prematurity：ROP）の場合，stage 4A でも増殖組織に向かう網膜の牽引は始まっている．したがって，確認しなくてもそれより前の段階で，光凝固を行っても増殖の活動性が鎮静化しない，ないしは進行する場合は，早めに治療を検討するのが適切である．実際には急速に進行することが多く，患児の移送や手術の計画を立てている間にも，網膜剝離が進むことを念頭に置かなければならない．

治療法は，硝子体手術の技術が発達した現在，ただちに行う早期硝子体手術が第一選択となる．すでに良好な予後が多く報告されている[1~7]．バックリング手術は効果が弱いの

で，適応は限られる[8, 9]．ただし，これらの網膜硝子体手術は，それを行える専門施設が限られており，患児の移送・全身麻酔などが可能であることや，全身状態が許すことが前提である．

したがって，以前に行っていた stage 5（網膜全剝離）になってからの後期の硝子体手術[10~12]は，現在ほとんど行われなくなった．stage 5 に至れば，増殖組織内の血管の活動性が高く，術中に大出血が起こるので，すぐに手術を行うことはできない．増殖組織内の血管が退縮するのを待ってから硝子体手術を行うしかないが，網膜が剝がれてから1～2ヵ月を要するので，この間に網膜の変性が進んでしまう．手術で復位が得られても，視力は大部分が光覚～手動弁にとどまる．したがって後期の硝子体手術は，全身状態の問題でstage 4 の段階では手術できず，全身状態の改善を待って治療を行う場合に限られる．

抗血管内皮増殖因子（vascular endothelial growth factor：VEGF）治療を行う選択もあるが（salvage therapy，7 章参照）[13]，2018年現在，認可されている薬剤はなく適応外使用（off-label use）であること，増殖組織を強く収縮させて網膜剝離を悪化させる副作用[14]や長期にわたる再燃の可能性[15]があること

を念頭に置かなければならない．抗 VEGF 治療の適応は，光凝固後に増殖組織が限局するが鎮静化しない，あるいは進行する場合に限られ，広範な増殖や網膜剥離がある場合は施行するべきではない．全身状態によって，光凝固追加や網膜硝子体手術を行う施設への患児移送ができない場合に行いたくなる選択ではあるが，上記の点を考慮する必要がある．

網膜剥離と増殖組織の進行過程

増殖の状態からこれから起こるであろう網膜剥離の程度を推測できるので，進行過程を理解することは重要である（表6-1，図6-1）．早期硝子体手術は，表6-1 の① ②，図6-1 の A・B の段階（①②-A・B）で行うことが望ましい．③-C の段階ではやや遅い．④-D になれば増殖の範囲が狭くないと行えず，

⑤-E や⑥-F・G ではもはや適応にならない．①-A はまだ網膜剥離が起こっていなければ stage 4 に至っていないが，十分に光凝固を行った後に増殖がさらに進行ないしは再発・進行していれば早期硝子体手術の適応である．特に aggressive posterior ROP（APROP/厚生省分類 II 型）は急速に進行するので，網膜剥離が起こるのを観察する必要はない．このごく初期は，抗 VEGF 治療（salvage therapy，7 章参照）[13] が認可されれば，双方の治療法が検討されると思われる．

一方で，stage 5（⑧-I・J）に至ってしまえば増殖組織内の血管活動性がきわめて高いので，後期硝子体手術（閉鎖式）を行うにしても，血管が退縮するまでに期間を要する．網膜剥離の程度も強いので，視力予後が非常に悪い．さらに進むと，増殖組織が強く収縮して水晶体が前方移動し，前房が消失するが（⑨-K），角膜が透明であれば閉鎖式硝子体

表6-1　増殖の状態と網膜剥離の進行過程

① 光凝固を行っても増殖が鎮静化しない，あるいは進行する．実際にはまだstage 3であるが，まもなくstage 4の段階（図6-1Aに相当）．

② 増殖組織は，硝子体線維の走行に沿って，まず水晶体後面に向かって伸びる．この段階で増殖組織下の網膜は牽引され，すでに垂直方向に剥離し始め，stage 4 となっている（B）．

③ そのまま水晶体後面に到達し接着することもあるが，多くは硝子体密度が高い硝子体基底部へ向かう．そして，線維結合組織と剥離網膜の先端はこの部位へ倒れ込むように牽引される（C）．

④ 増殖組織は，硝子体基底部下の最周辺部網膜や毛様体扁平部に接着する．対側の組織に把持部を得ると，牽引力が非常に強くなるので，牽引性網膜剥離は急速かつ高度に進行する．この段階では，増殖組織の収縮によって，網膜は主に前後方向に牽引され強く伸ばされる（D）．

【増殖組織の広がりが円周方向で半周未満の場合】

⑤ 眼底の円周方向に広がる増殖組織は，その中央部に向かって収縮するが，その広がりが半周未満であれば，前後方向の収縮で網膜は硝子体基底部へ引かれるとともに，円周方向の収縮によって束ねられてひだを形成する（E）．

【増殖組織の広がりが円周方向で半周以上の場合】

⑥ 増殖の広がりが半周以上であれば，硝子体基底部への牽引とは逆に，水晶体後面の前部硝子体膜に広がった結合組織が収縮するので，水晶体後面中心に向かっての牽引も加わる（F・G）．

⑦ 硝子体基底部に向かう収縮と水晶体後面中心に向かう牽引が混在し，増殖の円周方向の範囲が広いほど網膜剥離は高度になる（H）．

⑧ 全剥離した網膜は水晶体後面に向かって大きく牽引される（I・J）．
　・前方の収縮・牽引が強い場合　　　　　　　・網膜が前方に弱い力で/狭く引かれる場合
　　　→anterior narrow　　　　　　　　　　　→posterior open
　・前方の収縮・牽引が弱い場合　　　　　　　・網膜が前方に強い力で/広く引かれる場合
　　　→anterior open　　　　　　　　　　　あるいは硝子体動脈本幹に沿って線維組織が形成される場合
　　　　　　　　　　　　　　　　　　　　　　　→posterior narrow

⑨ 水晶体後面の増殖組織はさらに収縮して水晶体を前方に押し出し，前房が消失し，やがて角膜が混濁する．緑内障あるいは眼球萎縮に至ることもある（K）．

表中の A ～ K は図6-1に対応する．

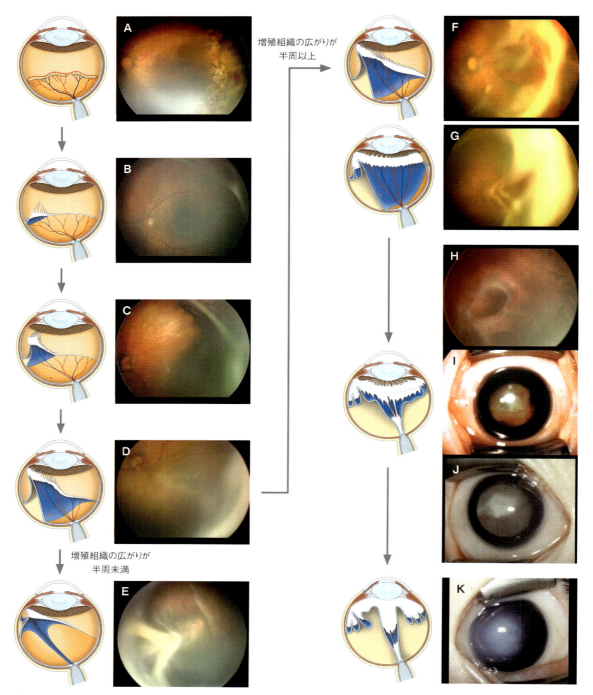

図6-1 増殖の状態と網膜剥離の進行過程

A：光凝固を行っても増殖が鎮静化しない，あるいは進行．
B：増殖組織の伸展と牽引性網膜剥離の開始．
C：線維組織が周辺部へ向かう．
D：増殖組織の一部が硝子体基底部に接着．
E：網膜ひだの形成（増殖組織の広がりが半周未満）．

F：増殖組織が広範（半周以上）に硝子体基底部に接着．
G：硝子体基底部とともに前部硝子体膜へも増殖が広がる
H：後方網膜が包まれ全剥離へ向かう．
I：網膜全剥離．増殖膜は血管を含み赤い．
J：増殖組織はさらに中央に向かって収縮し，中の血管は消退．
K：増殖組織はさらに収縮して水晶体を前方移動させ，前房消失，角膜混濁へ．

手術を行うことができる．角膜混濁が起これば，眼内を透見できないので閉鎖式はできず，開放式硝子体手術を行う．緑内障や眼球萎縮に至れば手術は行えない．

classic ROP（厚生省分類Ⅰ型）と aggressive posterior ROP（APROP/Ⅱ型）の違い

classic ROP（厚生省分類Ⅰ型）と APROP（厚生省分類Ⅱ型）とでは，治療の急ぎ方，方針が大きく異なる（3章参照）．

classic ROP/Ⅰ型

増殖組織と網膜剥離は主に zone Ⅱ，時には zone Ⅰ から立ち上がり，円周方向の範囲が半周未満のことが多い．光凝固で落ち着くことも多く，網膜全剥離まで進行する割合が少ない．また，網膜剥離は徐々に（約1ヵ月をかけて）進行するので，適応を決めるのに十分な時間があり，ROP の進行に応じて片眼ずつ対処することもできる．

APROP/Ⅱ型

発見後ただちに広範かつ密な光凝固を行うと，一時は落ち着くことも多い．しかし，増殖が再度起これば，早期硝子体手術が最も有効である．網膜剥離は急速に（1～2週間のうちに）進行するので，適応を決めるのに時間的余裕が少ない．また，両眼が同様に悪化するので，両眼同時に手術することも多い．増殖が zone Ⅰ あるいは zone Ⅱ の眼球後方から立ち上がり，急速に垂直方向とともに円周方向では全周に広がることが多いので，バックリング手術はほとんど無効である．抗VEGF 治療は再増殖のごく初期では効果があるかもしれないが[13]，一時的に抑えるに過ぎず，後に再燃して激しい増殖を招く可能性がある．また，増殖組織が広がった段階ではそれを収縮させるので行ってはならない[14]．

水晶体後面や硝子体基底部に沿って増殖組織が伸展して高度の網膜剥離に至るので，早期硝子体手術は stage 4 前あるいは stage 4 のいずれの段階でも，十分に有形硝子体を切除しなければならない．これを考慮して，特に増殖がある程度広がっていれば，水晶体切除が必要となることが多い．

移送と全身麻酔に関わる問題

ROP の網膜硝子体手術を行える専門施設は限られており，早期硝子体手術ではさまざまな時間的制約がある．まず，ROP の進行を考慮する．ことに APROP では数日の遅れであっても増殖組織が硝子体基底部に接着し，網膜剥離も stage 4B または stage 5 へ急速に進行するおそれがある．患児の迅速な移送が必要であるが，新生児科医が付き添って，比較的近隣なら救急車のみでも可能だが，遠方であれば飛行機・救急車や新幹線・救急車の連携，あるいはヘリコプターによる移送を考えねばならない．この移送に準備を含めて1～2日かかるうえに，転院後も全身麻酔の術前評価のために最低1日は要する．手術を行って良好な視力が期待できる期間は，増殖が悪化して網膜剥離が起こり始めてからごくわずかに過ぎないので，程度の差はあるが1週間も猶予はないと考えるべきである．この患児の移送と全身麻酔に関わる全身状態の評価は，移送元と移送先の双方で十分に相談しなければならない（9章参照）．

手術に際しての基本的な考え方

① 視力予後は，術前に剥離が黄斑に及んでいるか否か，剥離の期間が影響する．網膜復位の成否は，剥離の範囲より，線維組織の伸展度・方向・範囲に左右される．

② 前もって光凝固が十分行われていないと，増殖の活動性が抑えられておらず，予後が悪い．

③ 光凝固が不足している場合，術前，術中，あるいは術後に追加凝固する．術中では時間が許さないこともある場合は，術前あるいは術後に追加する．網膜剥離の部位は凝固できず，増殖組織の近傍への凝固は網膜裂孔を形成するおそれがある．

④ 増殖組織が伸展し，硝子体基底部の毛様体・網膜に接着した場合，ここでの牽引は非常に強くなる．円周方向で接着が広範であるほど手術は難しくなるので，進行しないうちにできるだけ早く手術を行わなければならない．1象限を越える接着を硝子体手術で切開し解離できるのは円周方向1〜2時間程度である．医原性裂孔を作るおそれがある．接着が1象限を越えればバックリング手術を行うしかないが，半周を越えてしまえば，バックリング手術であっても治療が難しい．

⑤ 硝子体手術における水晶体除去は，視力発育に不利であり，眼球の成長を抑制して小眼球となるので，好ましいものではない．しかし，水晶体後面あるいは硝子体基底部を処理しなければならない場合は，やむを得ず行う．

⑥ 硝子体手術の目的は，有形硝子体を除去して増殖の足場を除くこと，血管成分が少なければ増殖組織の切除（多ければ出血を起こすので避ける），硝子体内のVEGFの洗浄にある．したがって，VEGFが再度放出されればROPが再燃することがあり，再手術を検討する．

⑦ 再燃が起こらず鎮静化したことを判断するには術後数ヵ月を要するので，それまでは詳細に経過観察する．ただし，抗VEGF治療を行った場合は，4〜6ヵ月経ってからの再燃，最長で9ヵ月の報告[15]もあるので，さらに長期の詳細な経過観察が必要である．

⑧ ひとたび硝子体手術を行えば，残存した増殖組織は強く収縮しさらに網膜に固着する．したがって，再手術においてこの増殖膜を網膜から剥離切除することは難しい．

手術方針

上記を考慮すると，増殖と網膜剥離の状態に応じた術式は，おおむね**表6-2**のようになる．

手術眼の選択とインフォームド・コンセント

両眼ともROPが同時に進行することが多く，全身状態から短期間の繰り返し麻酔が許されなければ，早期の硝子体手術やバックリング手術は両眼同時に行うことが多い．全身状態が急変し，手術を早めに終えなければならない場合や，片眼の手術で麻酔の許容時間を使い果たす場合があるので，ROPが軽度で視力予後が期待できるほうの眼を先に行う．同様に，2回に分けて手術を計画するときも軽度なほうを優先する．悪いほうを先に行うと，他眼の手術が遅れてしまえば，両眼とも視力不良に終わるので，状態の良い片眼だけでも救うことが目的である．

stage 5に至れば，硝子体手術は2回に分けて行うことができるが，通常はROPが軽度なほうから行う．ただし，両眼に手術を計画し，片眼のほうが前房が浅く，角膜混濁が起こりそうであれば，手術できるうちにその眼を優先することもある．

僚眼の進行が光凝固ですでに落ち着き，有用な視力が期待できるときは，網膜剥離が高度に進んだ眼に対して，水晶体除去を伴う硝子体手術を積極的には勧められない．手術に

表6-2　網膜剥離の手術方針

stage 4前		
光凝固を十分に行っても増殖が進行・再発した場合	→	水晶体温存硝子体手術 抗VEGF治療（salvage therapy）が認可されれば，双方の治療法を検討．ただしAPROPは活動性が高く急速に進行するので硝子体手術が適切
stage 4		
1）増殖組織が水晶体後面や硝子体基底部に達していない，あるいは接着しても範囲が狭い（半周未満）場合		
classic ROP/Ⅰ型 　増殖：後方	→	水晶体温存硝子体手術
周辺部　立ち上り軽度 or 円周方向狭い	→	水晶体温存硝子体手術を試みる できなければ水晶体切除と硝子体手術
周辺部　立ち上り高度 or 円周方向広い	→	水晶体切除と硝子体手術
硝子体基底部に接着（狭い，1象限未満）	→	水晶体切除と硝子体手術
硝子体基底部に接着（狭い，1象限以上半周未満）	→	バックリング手術
水晶体後面に接着	→	水晶体温存硝子体手術を試みる できなければ水晶体切除と硝子体手術
APROP/Ⅱ型	→	水晶体温存硝子体手術を試みてもよいがおおむね水晶体切除と硝子体手術
2）増殖組織の立ち上がりが高度あるいは硝子体基底部への接着範囲が広い（半周以上）場合		
多くは早期手術の効果は少なく，stage 5 の方針に準ずるが，手術を試みることもある		
水晶体後部に広範に接着	→	水晶体切除と硝子体手術
硝子体基底部に広範に接着（半周以上）	→	バックリング手術
stage 5		
classic ROP/Ⅰ型，APROP/Ⅱ型いずれも増殖組織内の血管消退を待つ		
角膜が透明な場合	→	水晶体切除と硝子体手術
角膜が混濁した場合	→	開放式硝子体手術

6章

よってわずかな視力が得られても使わず，spare eye に過ぎないうえ，多くは小眼球となり，整容目的でコンタクト義眼を装用することになるからである．

　いずれも，手術をどのくらいの時間・回数で行えるかは，患児の全身状態が優先される．移送や全身麻酔が不可能であれば，手術の適応にはならない．

　網膜剥離が起こり始めた段階では，重篤な視覚障害や失明の危険性が高まるので，保護者へのインフォームド・コンセントは重要である．新生児科医・麻酔科医とともに，眼と全身の状態を説明し，手術に伴う利点と危険性について十分な理解を得なければならない（10章参照）．

> **光凝固を行っても増殖が進行（stage 4前）あるいは網膜部分剥離（stage 4）に対する早期手術**

classic ROP/厚生省分類Ⅰ型の早期手術

バックリング手術

　最近は硝子体手術の技術と安全性が進歩しているので，バックリング手術を行う機会は限られている．増殖がきわめて周辺部にあるが水晶体を除去したくない，あるいはすでに硝子体基底部付近の網膜・毛様体に接着して

いて，硝子体手術では危険を伴う場合に行われる（図6-2～図6-6）．バックリング手術は牽引を軽減して網膜剥離の進行を予防するとともに，血管新生へは硝子体の牽引が関与しているので，牽引を除くことによって血管増殖の活動性を抑制することが期待される[9]．

増殖組織の根元にあたる眼球壁にシリコーンのスポンジ（2～3 mm径）やベルトを縫い付けて眼球壁を陥入する．局所バックリングでは効果が弱いので，輪状締結が行われる（図6-2）．しかし，病変がzone Ⅰやposterior zone Ⅱのような後方にあると手技が難しく，眼球壁を圧迫する方向からも牽引を解除する効果は弱い．ROPの増殖組織の牽引力は非常に強いので，バックリング手術による牽引抑制には限界があり，病変の円周方向の範囲が1象限程度であれば有効であるが（図6-1C），2象限（半周）を越えると円周方向の収縮を解除できない（図6-1F～H）．ことに，増殖組織が進展して硝子体基底部付近の網膜・毛様体に接着した場合は，円周方向の範囲が1象限程度であれば適応となるが（図6-1D），半周を越える広い場合（図6-1F～H），あるいは水晶体後面に広く接着している場合も，対側の把持部を得て網膜に対する牽引力

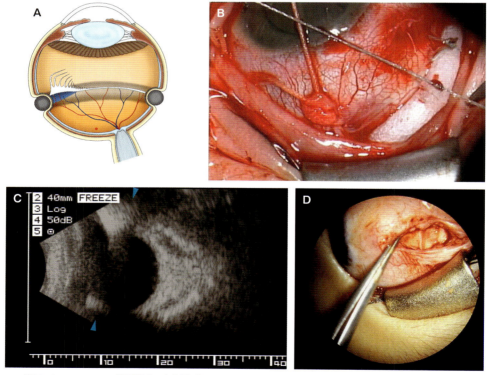

図6-2　stage 4（網膜部分剥離）に対するバックリング手術
A：バックルの陥入によって増殖組織の牽引を減弱する効果がある．
B：シリコーンスポンジの縫着．
C：超音波断層像．輪状締結（▶）の眼球陥入．
D：バックル除去後にみられた，強膜にバックルが食い込んだ溝と菲薄化．

は急速に増加するので，バックリング手術は無効である．

さらに，バックリング手術による眼球への陥入が近視や乱視の強い屈折異常を起こすことは問題であり，成長とともにバックルが眼球を絞扼するので，ROPの活動性と増殖組織収縮が鎮静化する術後約3～6ヵ月で除去する必要がある．

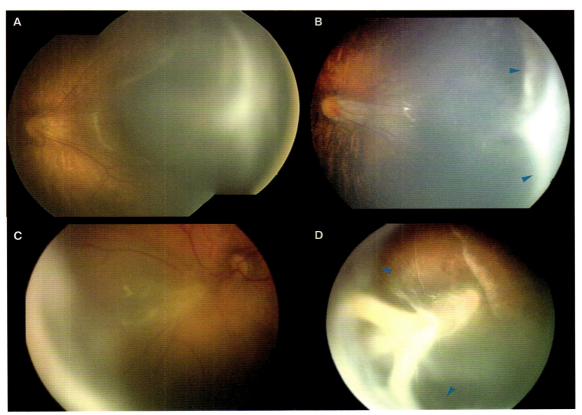

図6-3 バックリング手術の適応（有効例と無効例）

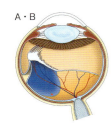

A・B

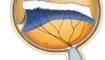

C・D

A：有効例，左眼．術前．耳側周辺部に3時間（1象限）の増殖組織があり，網膜は前後方向と円周方向に牽引が始まり，ひだを形成している．網膜剥離は黄斑に及び（stage 4B），網膜血管が直線化している（在胎24週650gで出生，修正32週に光凝固，修正45週に手術）．

B：Aの術後6ヵ月．増殖組織はバックル（▶）上に載り，網膜ひだや後方の網膜剥離の丈が減弱している．しかし，増殖組織はその後も収縮し，網膜はさらに牽引されて黄斑は形成されない．バックリング手術が有効なのは増殖組織の範囲が狭い場合で，術後ある程度牽引は進行する．

C：無効例，右眼．術前．耳側周辺部に2象限の広く厚い増殖組織があり，その円周方向の牽引で網膜はひだとなっている．網膜剥離はまだ黄斑に及んでおらず（stage 4A），網膜血管がやや引かれている（在胎29週1,360gで出生，修正35週に光凝固，修正41週に手術）．

D：Cの術後6ヵ月．増殖組織はバックル（▶）上に載っているが，広い範囲で強く収縮している．耳側半周の網膜が束ねられて，乳頭から伸びる高度な網膜ひだを形成し，黄斑も巻き込まれている．増殖組織が2象限以上に広がっていれば，バックリング手術は奏効しない．

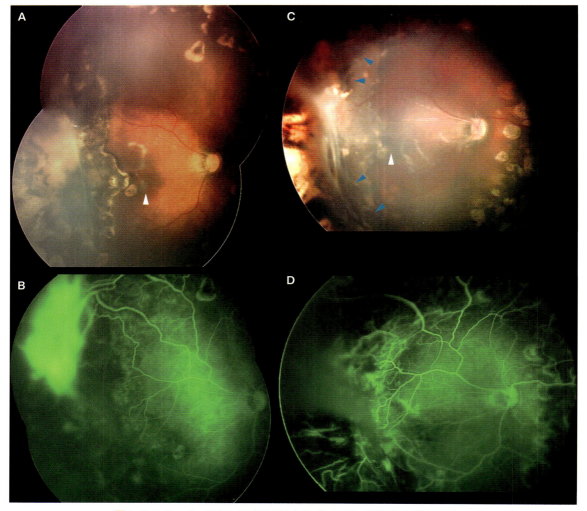

図6-4　classic ROP/Ⅰ型に対するバックリング手術の奏効例（stage 4A）

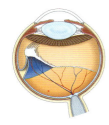

A：右眼．術前．耳側周辺部に1象限の増殖組織があり，その牽引が始まって，網膜血管がわずかに直線化している．網膜剝離は増殖膜直下にみられ，黄斑（▷）には及んでいない（在胎26週830gで出生，修正32週に光凝固，修正42週に手術）．

B：Aの蛍光眼底造影．耳上側の増殖組織から顕著な蛍光色素漏出があり，血管の活動性が高い．耳下側では漏出はほとんどなく，線維結合組織主体で血管成分が少ない．

C：術後5ヵ月．増殖組織はバックル（▶）上に載っており，瘢痕収縮している．後方の網膜への牽引が進行しており，血管の直線化が増すとともに，黄斑（▷）は光凝固瘢痕の近くまで偏位している．

D：Cの蛍光眼底造影．耳側の増殖組織からの蛍光色素漏出が消失している．

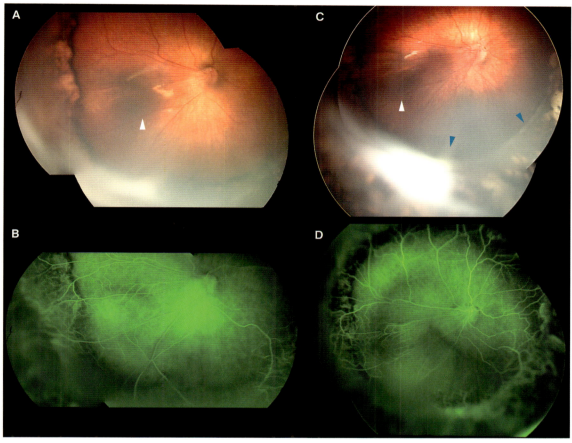

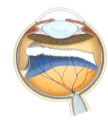

図6-5　classic ROP／Ⅰ型に対するバックリング手術の奏効例（stage 4A）

A：右眼．術前．増殖組織はやや前方（周辺）で，耳下側1象限を中心に存在し，耳上側と鼻下側へも広がっているが薄い．その牽引が始まり，網膜血管が直線化している．網膜剥離は増殖膜下に存在するが，黄斑（▷）に及んでいない（在胎23週480gで出生，修正33週に光凝固，修正46週に手術）．

B：Aの蛍光眼底造影．増殖組織からの蛍光色素漏出はほとんどみられない．血管の活動性は鎮静化しているが，増殖組織の収縮・牽引を減弱する必要がある．一部硝子体基底部に接着しており，水晶体切除を避けるためバックリング手術を行った．

C：術後6ヵ月．増殖組織はバックル（▶）上に載っており，瘢痕化するとともに収縮している．これによって後方の網膜への牽引が進行したが，黄斑（▷）はかろうじて形成されている．

D：Cの蛍光眼底造影．増殖組織からの蛍光色素漏出は依然ない．後方の網膜への牽引が進行したことは，網膜血管の直線化からわかる．

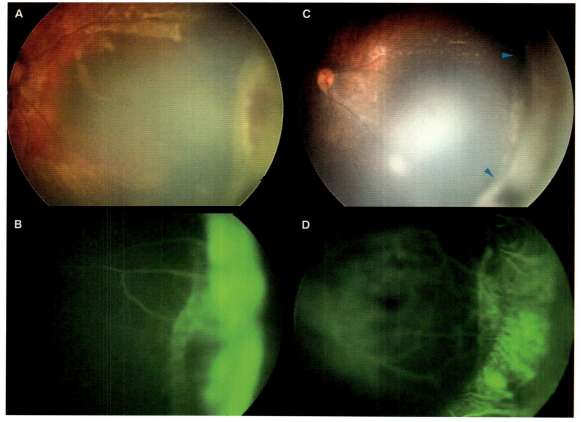

図6-6　classic ROP/Ⅰ型に対するバックリング手術の奏効例（stage 4A）

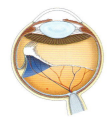

A：左眼．術前．増殖組織は3時間（1象限）程度でかなり前方（周辺）にあり，広く硝子体基底部に接着している．網膜への牽引はそれほど強くない（在胎27週 1,080gで出生，修正35週に光凝固，修正43週に手術）．

B：Aの蛍光眼底造影．増殖組織からの顕著な蛍光色素漏出があり，血管の活動性が高い．増殖組織がすでに広く硝子体基底部に接着しているので，バックリング手術を行った．

C：術後6ヵ月．増殖組織はバックル（▶）上でかなり退縮している．

D：Cの蛍光眼底造影．増殖組織からの蛍光色素漏出はない．後方の網膜への牽引はほとんどなく，黄斑もよく形成されている．

水晶体温存硝子体手術（lens-sparing vitrectomy）

　良好な視力を得ることを目的として，ごく早期に水晶体を温存して行う硝子体手術で，現在の第一選択である[1~3]（図6-7〜図6-10）．25 G硝子体手術システムを用い，主に硝子体切除プローブで増殖組織および周囲の有形硝子体を切除する．活動期の増殖組織は粘性に富むので，切除には硝子体剪刀よりプローブのほうが有効である．角膜輪部から1.5〜2 mmの部位で毛様体に器械を挿入する．増殖があまり立ち上がっていなければ，増殖組織を切除しても出血も比較的少ない．周囲の有形硝子体を除去すれば足場がなくなるので，軽度の増殖が残存しても大きな伸展や瘢痕収縮を起こさず，高い復位率と良好な視力予後成績が得られる．広い範囲で有形硝子体を切除する必要はないが，硝子体腔内のVEGFの洗浄には役立つ．後部硝子体剝離を行う必要はなく，無理に行おうとすると光

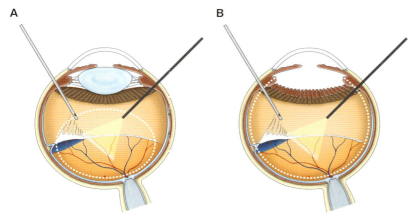

図6-7 水晶体温存あるいは除去した場合の硝子体手術

水晶体を温存した場合（A）より除去した場合（B）のほうが，広い範囲（点線内）で手術操作ができる．

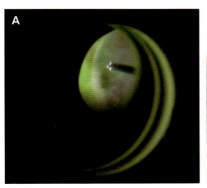
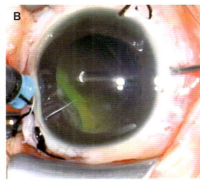

図6-8 早期硝子体手術

A：増殖組織周囲の有形硝子体切除．
B：硝子体基底部の切除．
いずれも術前に蛍光眼底造影を行ったことにより，硝子体は蛍光染色されている．

凝固瘢痕に癒着している硝子体を牽引して医原性裂孔を作るおそれがある．しかし，小児は眼球内で水晶体が占める比率が高く，硝子体腔が狭いので，水晶体に触れずに安全に操作できる範囲は，後極から赤道部やや後方までのごく狭い範囲に限られ，制約がある．

水晶体切除と硝子体手術（lensectomy & vitrectomy）

増殖組織が伸展して硝子体基底部に接着した場合や水晶体後部に広範に接着した場合は，手術器具挿入や操作のために水晶体を除去すれば，広い術野が得られる（図6-7）[1, 3]．特に，硝子体基底部付近の処理を十分に行うことができる．水晶体温存硝子体手術を計画しても，術中で周辺部の操作が難しいと，方針を変えて水晶体を切除しなければならないこともある．25 G硝子体手術システムを用い，主に硝子体切除プローブで水晶体と増殖組織，硝子体の切除を行う．経毛様体であるが，水晶体温存よりやや輪部寄りで器械を挿入できる．ただし，高く立ち上がった増殖組織を機器やインフュージョンカニューラで押して網膜裂孔を作らないように注意する．血管を多く含む増殖組織を切除しようとすると，大きな出血をきたすこともある．手術操作は水晶体温存硝子体手術と同じで，操作範囲がより広くなる点が異なる（図6-7，図6-8，図6-11）．

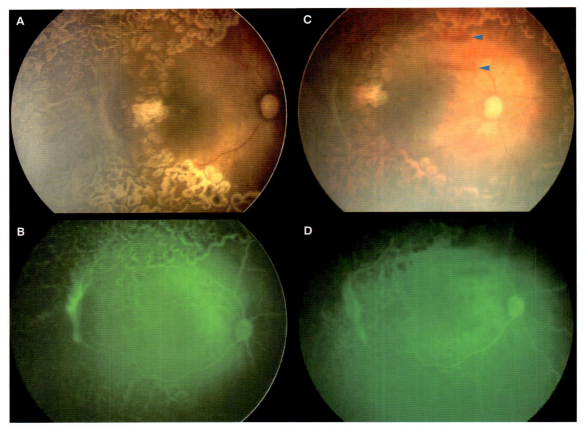

図6-9 classic ROP/Ⅰ型に対する水晶体温存硝子体手術（stage 4A やや前）

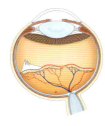

A：右眼．術前．耳側の後方で，約1時間の増殖組織が立ち上がっている．まだ牽引性網膜剥離がほとんど起こっていないが，光凝固を十分に行ったが奏効せず，増殖が進行している（在胎29週 1,210gで出生，修正34週に光凝固，修正39週に手術）．
B：Aの蛍光眼底造影．増殖組織から蛍光色素が漏出している．十分な光凝固後もなお活動性があり進行するので，手術を施行．
C：術後1週間．増殖組織は網膜直上であったので手術で触らず，周囲の有形硝子体のみを切除した．増殖組織は収縮して薄くなっている．軽度の硝子体出血がある（▶）．
D：Cの蛍光眼底造影．増殖組織からの蛍光色素漏出は減弱し，新生血管の活動性が鎮静化している．

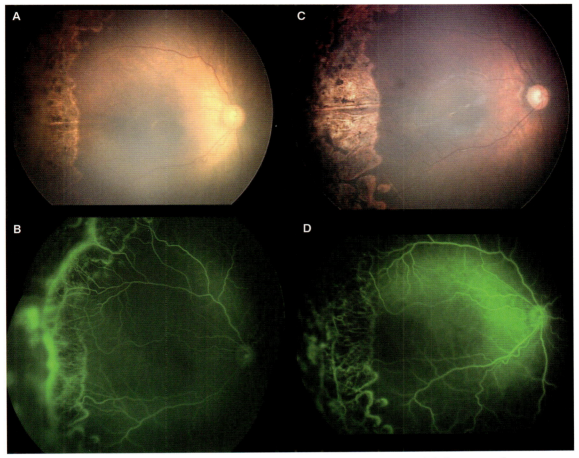

図6-10　classic ROP/Ⅰ型に対する水晶体温存硝子体手術（stage 4A）

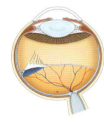

A：右眼．術前．光凝固を十分に行ったが奏効せず，耳側やや後方で2象限の増殖組織が立ち上がっている．その下の牽引性網膜剝離はまだ軽度である（在胎23週 500gで出生，修正32週に光凝固，修正40週に手術）．

B：Aの蛍光眼底造影．増殖組織から蛍光色素が漏出している．

C：術後2週間．増殖組織は手術によって切除され，残存した一部は収縮し薄くなっている．そこからの出血は軽微であった．

D：Cの蛍光眼底造影．残存した増殖組織からも，蛍光色素漏出は著明に減弱している．新生血管の活動性は術後早期に鎮静化し，瘢痕へ向かっている．

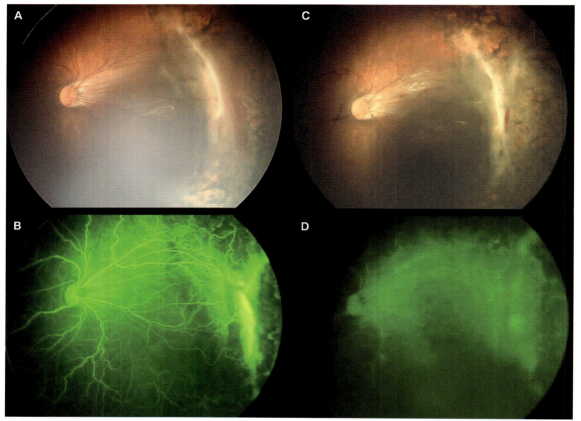

図6-11 classic ROP/Ⅰ型に対する水晶体切除と硝子体手術（stage 4B）

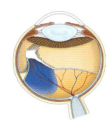

A：左眼．耳側やや前方で2象限の増殖が立ち上がっている．網膜はこれに牽引され，円周方向でひだ状に剥離している．その後方の網膜は乳頭に及ぶ牽引がかかり，血管は直線化し，黄斑は耳側へ偏位している．円周方向のひだに連なる後方の網膜は浅く剥離しており，偏位した黄斑に及んでいる（在胎24週620gで出生，修正34週に光凝固，修正41週に手術）．

B：Aの蛍光眼底造影．増殖組織から蛍光色素が顕著に漏出している．後方の網膜が増殖組織に向かって牽引されていることが，血管の走行からわかる．

C：術後3週間．手術では，増殖組織のうち血管が少ない部位と周囲の有形硝子体を切除し，血管を多く含む部位は残した．硝子体腔での垂直方向の牽引が減弱したので，網膜ひだは丈が低くなり，後方の浅い剥離は消失している．一方，残存した増殖組織が網膜水平方向で収縮し，後方網膜への牽引がやや進んでいる．

D：Cの蛍光眼底造影．残存した増殖組織からの蛍光色素漏出は顕著に減弱し，新生血管の活動性が鎮静化して，瘢痕へ向かっている．

APROP/厚生省分類 II 型の早期手術

高度な増殖組織が後方でほぼ全周にわたって立ち上がり，急速に網膜剥離へ進行するので，バックリング手術は無効である．硝子体手術では，増殖組織周囲と水晶体後面あるいは硝子体基底部までの有形硝子体を切除して，増殖が伸展する足場を除去することが大きな目的となる[4~6]．増殖組織は血管を多く含むので，極力手をつけない．有形硝子体が残存すれば，これに沿って再増殖が起こる可能性が高い．それを防ぐためには，水晶体切除を行っても，水晶体後面や硝子体基底部の有形硝子体を十分に切除するのが確実である（図6-7，図6-8）．広範に有形硝子体を切除すれば，同時に広範に硝子体腔内のVEGFを洗浄できるので，APROPのように無血管領域がきわめて広く大量のVEGFが放出されている病態では有効である．水晶体温存硝子体手術を試みてもよいが，残存硝子体に沿って再増殖が起こらないか注意し，起これ ばただちに水晶体を除去してでも再手術を行う．

手術適応

APROPの早期硝子体手術は，光凝固後に増殖が進行・再発したら（ほぼ同時に網膜剥離も始まる）ただちに行うのがよい．classic ROPより可及的速やかに，遅くとも増殖組織が硝子体基底部に接着していない段階で行うべきである（図6-12）．増殖組織が硝子体基底部に強く接着してしまえば，血管の二次侵入が始まって出血が多く，癒着が強いうえに奥で網膜がどのように剥がれているのかを透見できないので，網膜裂孔を形成しやすい．増殖組織と硝子体基底部の接着が円周方向で1象限を越えてしまえば，これを安全に解除することは難しく，網膜が強く伸展され黄斑が形成されないので視力予後は不良である．

手術方法

25G硝子体手術システムを用い，硝子体プローブで可能な限り有形硝子体を切除する．特に，増殖組織周囲と増殖が伸展する足場となる水晶体との間，硝子体基底部との間隙を十分に除去する必要がある．一方で後方網膜上では，後部硝子体剥離を無理に作ると増殖組織や光凝固瘢痕の縁に医原性裂孔ができる危険性があり，増殖が術後再発しても後方の残存硝子体に沿って伸びる可能性はあまりないので，ある程度有形硝子体が残存しても問題がない．有形硝子体は透明で視認できないが，術前に蛍光眼底造影を行っておくと，増殖周囲や硝子体基底部の硝子体が染色されて切除しやすい[7]（図6-8）．トリアムシノロンの使用は，少なめの用量でないと増殖組織や剥離網膜を覆って出血や医原性裂孔の危険がある．

また，APROP患児は体重の少ない超低出生体重児であることが多いので，長時間にわたって手術すれば，角膜が混濁して眼内が観察しにくくなり，全身に悪影響を与えるので，時間の制約がある．

予後を決める硝子体手術前の光凝固

APROPは，無血管領域が広いとともに有血管領域も毛細血管網が壊れていることが多いので，大量のVEGFが放出されていると考えられる．したがって，術前に十分な光凝固が行われているかが成否の鍵となる．無血管領域に密に行われているとともに，有血管領域にも踏み込んで光凝固が行われていれば，予後は各段に良くなる（図6-13～図6-19）．光凝固が不十分であれば，手術しても増殖組織は根元や後方の残存した有形硝子体に沿って再増殖する（図6-20～図6-23）．光凝固の追加は，限られた時間しかない術中ではできないことも多いので，可能なら術前あるいは状態が落ち着いた術後1週間ほどで行うのがよい．

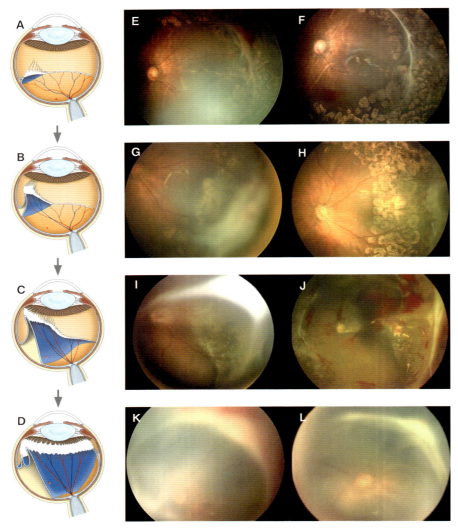

図6-12 APROP/Ⅱ型のstage 4に対する早期硝子体手術の適応

A〜D：術前のさまざまな進行度．できればA（網膜剥離がなくても増殖進行で），遅くともBの段階で手術することが望ましい．

E・G・I・K：術前，F・H・J・L：術後．

E：左眼．術前stage 4A．耳側で，光凝固の瘢痕内から増殖組織が立ち上がり，この下で牽引性網膜剥離が始まっている．光凝固は，後方の有血管領域まで十分に行われている（在胎24週470gで出生，修正34週に光凝固，修正41週に手術）．

F：術後2ヵ月．手術では線維組織には触らず，有形硝子体を広範に切除した．足場を失った増殖組織は網膜上で瘢痕化し，わずかに水平方向に牽引している．後極の網膜はほぼ問題なく，黄斑が形成されている．

G：左眼．術前stage 4A．増殖組織は高く立ち上がるとともに，硝子体基底部に向かって倒れこんでいるが，まだ接着せず隙間が残っている．網膜剥離は増殖組織の直下で円周方向のひだを形成するとともに，後方にも広がり，黄斑に及びつつある（在胎26週880gで出生，修正34週に光凝固，修正40週に手術）．

H：術後1ヵ月．増殖組織は網膜上で瘢痕化し薄くなっている．後方の網膜は耳側へ牽引され，黄斑は低形成である．

I：左眼．術前stage 4B．厚い増殖組織が鼻上側から耳下側まで立ち上がり，耳上側で硝子体基底部に接着している．網膜剥離は偏位した黄斑を含み，網膜下には滲出物がある（在胎28週1,280gで出生，修正33週に光凝固，修正40週に手術）．

J：術後1ヵ月．増殖組織と硝子体基底部の接着を切開し，有形硝子体を広範に切除したが，残存した厚い増殖組織が収縮して，網膜を水平方向の特に耳側上方へ強く牽引している．黄斑は形成されていない．

K：右眼．術前stage 4B後期．増殖膜は全周で高く立ち上がり，耳側で1象限以上が硝子体基底部に接着している．網膜剥離は後方の乳頭近くまで及んでいる（在胎24週470gで出生，修正34週に光凝固，修正40週に手術）．

L：術後3ヵ月．耳側の増殖組織と硝子体基底部の接着が広く強固なため解除できず，そこに向かって網膜は強く引かれている．さらに円周方向の絞扼が加わって，円周状の網膜ひだができるとともに，後方網膜も浅く剥離している．

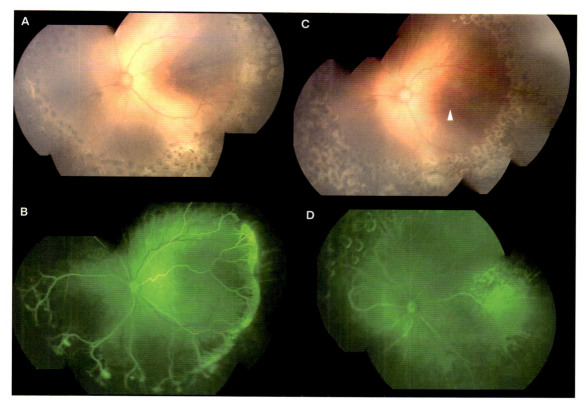

図6-13 APROP/Ⅱ型に対する水晶体切除と硝子体手術（stage 4A やや前）

術前の光凝固：十分，増殖の範囲：狭い，立ち上がり：低い，血管活動性：軽度．

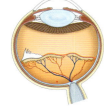

A：左眼．術前 stage 4A よりやや前．増殖組織が耳側を中心に立ち上がり始めたばかりの状態で，まだ牽引性網膜剥離はほとんど起こっていない．光凝固を無血管領域だけでなく，その後方の有血管領域まで密に十分に行ったにもかかわらず，新たに増殖が起こったので，早期手術の適応となる（在胎 23 週 510g で出生，修正 33 週に光凝固，修正 35 週に手術）．

B：A の蛍光眼底造影．増殖組織から蛍光色素が漏出しているが，まだ強くない．

C：術後 1 ヵ月．手術では線維組織に触らず，有形硝子体を広範に切除した．増殖組織は退縮し，ほぼ消失している．黄斑の形成も良好である（▷）．

D：C の蛍光眼底造影．蛍光色素漏出がなく，増殖組織が完全に退縮している．後方の網膜の血管構築も良好で，瘢痕期 1 度の所見である．

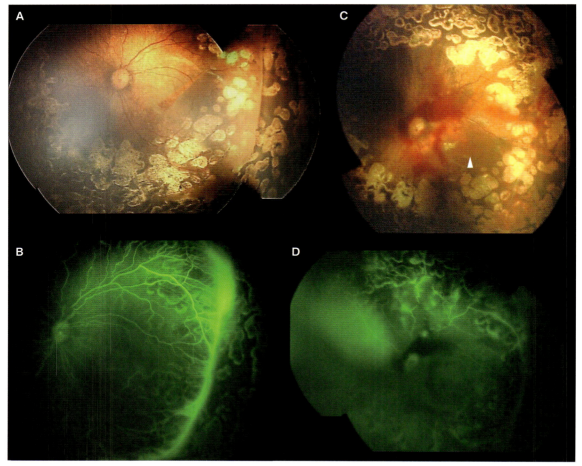

図6-14 APROP/Ⅱ型に対する水晶体切除と硝子体手術（stage 4A やや前）

術前の光凝固：十分，増殖の範囲：中等度，立ち上がり：低い，血管活動性：中等度．

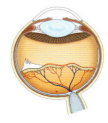

A：左眼．術前 stage 4A やや前．増殖組織が耳側に立ち上がり始めた状態で，まだ牽引性網膜剥離はほとんど起こっていない．静脈の拡張は軽度で，光凝固は少し隙間（skipping region）があるが，網膜血管先端部より後方まで十分に行われている．この状態で増殖が再発・進行しているので，手術の適応である（在胎 24 週 430g で出生，修正 33 週に光凝固，修正 37 週に手術）．

B：A の蛍光眼底造影．増殖組織から蛍光色素が漏出している．

C：術後 2 週間．手術では線維組織に触らず，有形硝子体を広範に切除した．軽度の出血が起こったがすぐに消退した．増殖組織はすでに退縮しつつある．静脈の拡張も軽減している．黄斑はかろうじて保護された（▷）．

D：C の蛍光眼底造影．蛍光色素漏出は，短期間ですでに顕著に減弱している．

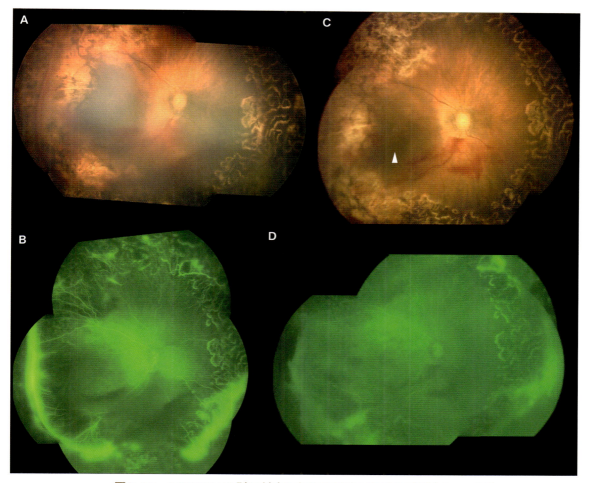

図6-15 APROP/Ⅱ型に対する水晶体切除と硝子体手術（stage 4A）

術前の光凝固：十分，増殖の範囲：中等度，立ち上がり：低い，血管活動性：中等度．

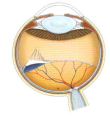

A：右眼．術前 stage 4A．増殖組織が耳側と下鼻側を中心に立ち上がり始めた状態で，その下の網膜剥離もごく軽度である．光凝固は後方まで密に行われている（在胎 22 週 390g で出生，修正 30 週に光凝固，修正 38 週に手術）．

B：A の蛍光眼底造影．増殖組織から蛍光色素が顕著に漏出している．その後方の血管の形から牽引性網膜剥離の範囲がわかる．

C：術後 1 週間．手術では，増殖組織周囲と硝子体基底部までの有形硝子体を切除したが，術後 1 週間ですでに増殖組織の退縮が始まっている．硝子体出血は軽微で，やがて消退した．ROP は鎮静化し，血管の拡張と蛇行も軽減し，黄斑も良好に形成された（▷）．

D：C の蛍光眼底造影．増殖組織からの蛍光色素漏出が短期間で顕著に減少し，血管の活動性が鎮静化している．

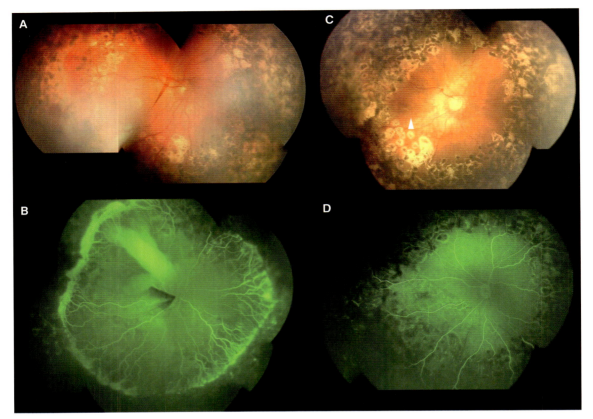

図6-16　APROP/Ⅱ型に対する水晶体切除と硝子体手術（stage 4A）

術前の光凝固：十分，増殖の範囲：広い，立ち上がり：低い，血管活動性：中等度．

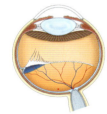

A：右眼．術前 stage 4A．増殖組織が全周で立ち上がり，上耳側の増殖下でわずかに網膜剝離が起こっている．静脈の拡張がある．光凝固は後方まで密に十分に行われている．stage 4 の早期で最も良い手術の適応である（在胎 23 週 520g で出生，修正 31 週に光凝固，修正 35 週に手術）．

B：A の蛍光眼底造影．増殖組織から蛍光色素が漏出している．

C：術後 1 ヵ月．手術では線維組織に触らず，有形硝子体を広範に切除し，出血も起こっていない．増殖組織は退縮している．静脈の拡張はまだ残っているが，やがて軽減した．黄斑は保存されている（▷）．

D：C の蛍光眼底造影．蛍光色素の漏出は短期間で顕著に減弱している．

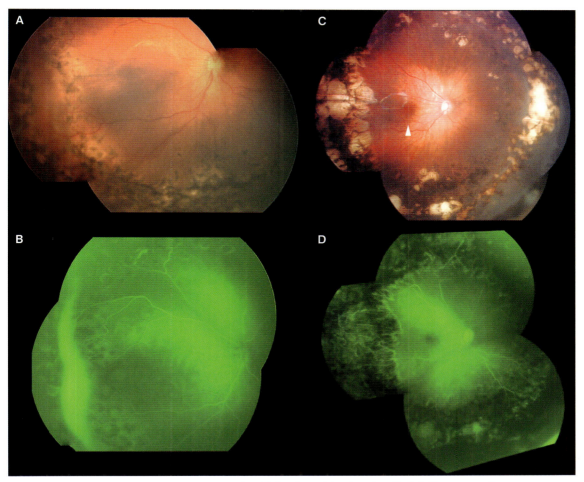

図6-17 APROP/Ⅱ型に対する水晶体切除と硝子体手術（stage 4A）

術前の光凝固：十分，増殖の範囲：中等度，立ち上がり：中等度，血管活動性：高度．

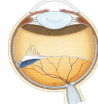

A：右眼．術前 stage 4A．増殖組織が耳側に立ち上がり始めたが幅が広く，その下の網膜剥離が軽度に起こっている．静脈は広く拡張している．光凝固は後方まで密に十分に行われている．早期手術の最も良い適応である（在胎 24 週 670g で出生，修正 33 週に光凝固，修正 39 週に手術）．

B：A の蛍光眼底造影．増殖組織から蛍光色素が顕著に漏出している．

C：術後 6 ヵ月．手術では線維組織には触らず，有形硝子体を広範に切除したが，増殖組織は退縮しほぼ消失している．網膜剥離は消失し，静脈の拡張は軽減し，黄斑の形成も良好である（▷）．

D：C の蛍光眼底造影．蛍光色素漏出がなく，増殖組織が完全に退縮し瘢痕化している．後方の網膜の血管構築も良好で，瘢痕期 1 度の所見である．

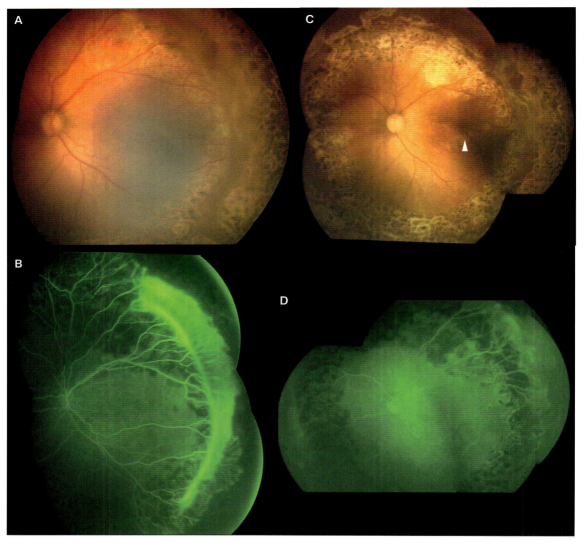

図6-18 APROP/Ⅱ型に対する水晶体切除と硝子体手術（stage 4A）

術前の光凝固：十分，増殖の範囲：中等度，立ち上がり：中等度，血管活動性：高度．

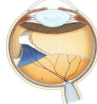

A：左眼．術前 stage 4A．増殖組織が耳側に高く立ち上がり，その下で網膜剥離が円周方向に起こっているが黄斑には及んでいない．光凝固は後方まで密に行われている（在胎 28 週 730g で出生，修正 33 週に光凝固，修正 36 週に手術）．

B：A の蛍光眼底造影．増殖組織から蛍光色素が顕著に漏出している．

C：術後 2 週間．手術では，増殖組織周囲と硝子体基底部までの有形硝子体を切除したが，術後 2 週間ですでに増殖組織は急速に退縮している．その下の網膜も復位し，後方では血管の拡張と蛇行が軽減している．黄斑は保存されている（▷）．

D：C の蛍光眼底造影．増殖組織からの蛍光色素漏出が顕著に減少し，血管の活動性が急速に鎮静化している．

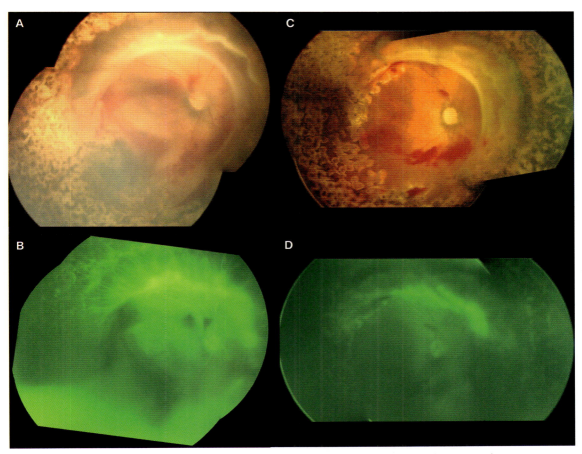

図6-19 APROP/Ⅱ型に対する水晶体切除と硝子体手術（stage 4B）

術前の光凝固：十分，増殖の範囲：広い，立ち上がり：高い，血管活動性：高度．

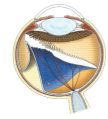

A：右眼．術前 stage 4B．ほぼ全周の特に鼻上側で増殖組織が非常に高く立ち上がり，円周状に絞扼することによって，後方網膜を包み込みつつある．その下で網膜も円周状に大きく剥離している．網膜剥離の根元を見れば，増殖が光凝固瘢痕のなかから立ち上がっており，ここが網膜血管先端部の増殖起点で，それより後方の有血管領域にも光凝固が密に行われていたことがわかる（在胎 26 週 910g で出生，修正 34 週に光凝固，修正 38 週に手術）．

B：A の蛍光眼底造影．増殖組織から非常に強い蛍光色素漏出があり，血管の活動性がきわめて高い．

C：術後 2 週間．手術では，血管を多く含む増殖組織は全く触れず，周囲の特に硝子体基底部までの有形硝子体を切除した．術後 2 週間ですでに増殖組織は急速に退縮して薄くなり，その下の網膜もかなり復位している．このまま瘢痕化し，網膜はほぼ復位したが，黄斑の形成は不良であった．

D：C の蛍光眼底造影．増殖組織からの蛍光色素漏出が顕著に減少しており，術後わずか 2 週間で血管の活動性が急速に鎮静化したことがわかる．

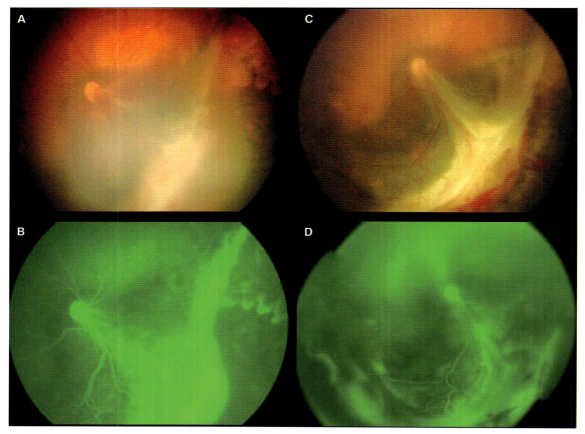

図6-20　APROP/Ⅱ型に対する水晶体切除と硝子体手術（stage 4B）

術前の光凝固：不十分，増殖の範囲：広い，立ち上がり：高い，血管活動性：高度．

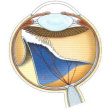

A：左眼．術前 stage 4B．耳側で増殖組織が非常に高く立ち上がり，網膜を強く牽引している．光凝固は無血管領域を含めて行われていない部位が多くみられる（在胎 24 週 650g で出生，修正 32 週に光凝固，修正 37 週に手術）．

B：A の蛍光眼底造影．増殖組織から非常に強い蛍光色素漏出があり，血管の活動性がきわめて高い．

C：術後 3 週間．手術では血管を多く含む増殖組織は触れず，周囲の有形硝子体を切除したが，増殖の根元や硝子体基底部との間は切除が難しかった．増殖組織は瘢痕収縮に向かい，網膜ひだを形成した．黄斑はそのなかに巻き込まれ形成されなかった．

D：C の蛍光眼底造影．増殖組織からの蛍光色素漏出が減少しており，瘢痕化している．

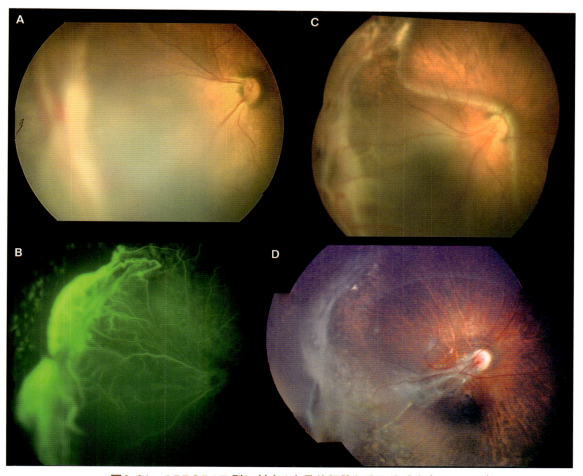

図6-21 APROP/Ⅱ型に対する水晶体切除と硝子体手術 (stage 4B)

術前の光凝固：不十分，増殖の範囲：中等度，立ち上がり：高い，血管活動性：高度．

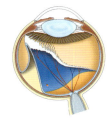

A：右眼．術前 stage 4B．耳側を中心に厚い増殖組織が立ち上がり，後方の網膜もかなり牽引されている．光凝固は，増殖組織（網膜血管先端部の位置に相当）の前方の無血管領域のみで，後方の有血管領域へは行われていない（在胎 24 週 550g で出生，修正 32 週に光凝固，修正 40 週に手術）．

B：Aの蛍光眼底造影．増殖組織から強い蛍光色素漏出がある．光凝固は無血管領域のみに行われている．

C：術後 3 週間．増殖組織は，前方網膜（無血管領域）上の残存硝子体に沿って引かれ，網膜ごと前方（周辺方向）へ移動している．後方の網膜も強く引かれ，鼻側は乳頭で移動が止まることによって皺を形成している．APROP/Ⅱ型は後方の有血管網膜にも広範な循環障害があるので，有血管領域まで十分に光凝固を行っておかないと，早期硝子体手術は奏効しない．

D：術後 7 ヵ月．その後，後方の網膜上でも，残存硝子体に沿って徐々に再増殖が起こった．網膜はこれに束ねられひだを形成した．

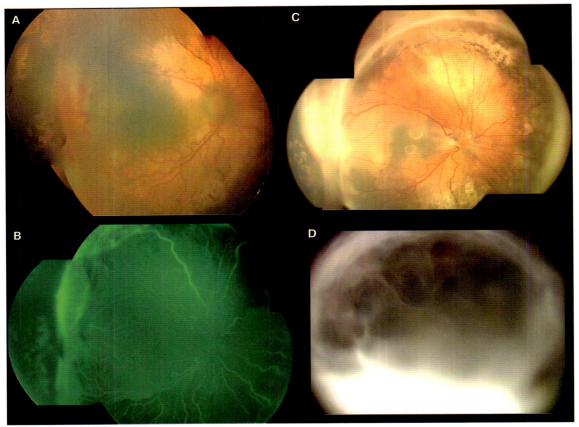

図6-22 APROP/Ⅱ型に対する水晶体切除と硝子体手術(stage 4A)

術前の光凝固：不十分，増殖の範囲：中等度，立ち上がり：高い，血管活動性：高度.

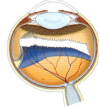

A：右眼．術前 stage 4A．耳側半周に厚い増殖組織が立ち上がり，赤色を帯びて血管を多く含む．後方の静脈の拡張，動脈の蛇行も強く，顕著な plus disease である．光凝固は，増殖組織より後方には行われておらず，その前方の無血管領域でも不十分である（在胎 24 週 670g で出生，修正 36 週に光凝固，修正 38 週に手術）．

B：A の蛍光眼底造影．増殖組織からは強い蛍光色素漏出があり，血管の活動性がきわめて高い．

C：術後 2 週間．手術後も，後方の静脈の拡張と動脈の蛇行は軽減せず，網膜症の活動性が高い．術前の光凝固が不十分であると，早期硝子体手術は奏効しない．増殖組織は，その前方（周辺方向）網膜上の（無血管領域に相当する）残存硝子体に沿って増加するとともに，円周方向にさらに広がり，網膜ごと前方（周辺方向）へ引かれて移動しているので，光凝固瘢痕がその後部に見えるようになった．

D：術後 5 ヵ月．その後，後方の網膜上でも，残存硝子体に沿って徐々に再増殖が広がった．最終的には全体を覆い，ほぼ網膜全剝離となった．

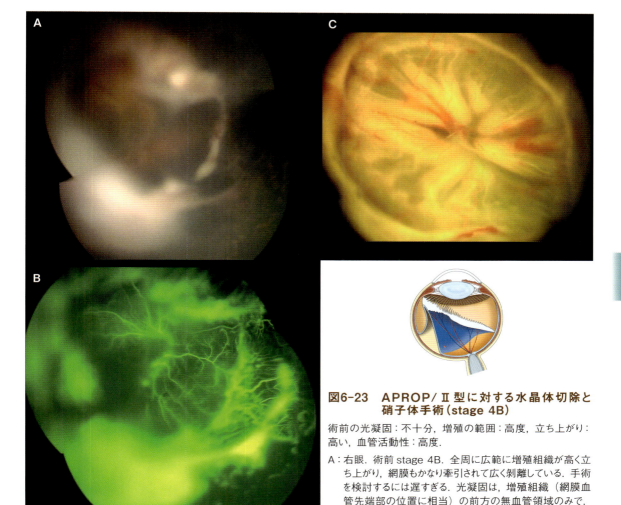

図6-23　APROP/Ⅱ型に対する水晶体切除と硝子体手術（stage 4B）

術前の光凝固：不十分，増殖の範囲：高度，立ち上がり：高い，血管活動性：高度．

A：右眼．術前 stage 4B．全周に広範に増殖組織が高く立ち上がり，網膜もかなり牽引されて広く剝離している．手術を検討するには遅すぎる．光凝固は，増殖組織（網膜血管先端部の位置に相当）の前方の無血管領域のみで，後方の有血管領域へは行われていない（在胎22週740gで出生，修正33週に光凝固，修正43週に手術）．

B：Aの蛍光眼底造影．増殖組織から強い蛍光色素漏出がある．網膜はすでに剝離し，光凝固が行われた範囲は明らかでない．

C：術後3ヵ月．手術では血管の活動性が高い増殖組織に触れなかったので，術後に輪状に収縮した．さらに後方の網膜上でも残存硝子体に沿って再増殖が起こり，網膜全剝離となった．光凝固が有血管領域まで十分に行われておらず，増殖が進行した段階では，早期硝子体手術は奏効しない．

網膜全剝離（stage 5）に対する硝子体手術

水晶体切除と硝子体手術（lensectomy & vitrectomy）

網膜が全剝離に至った場合は，水晶体を除去して硝子体手術を行う[1, 3, 10〜12]（図6-24〜図6-27）．しかし，増殖膜内の血管の活動性が高い状態で手術すると，術中に大出血を起こして網膜復位は得られない．したがって，手術を急ぐのは危険で，網膜障害が進むのにもかかわらず，増殖膜中の血管が十分に退縮するまで1〜2ヵ月待たなければならない．

一般に stage 5 では，増殖膜と網膜剝離は水晶体後面まで達しているので，水晶体を除去しなければならない．25Gあるいは23G硝子体手術システムを用い水晶体を切除する．

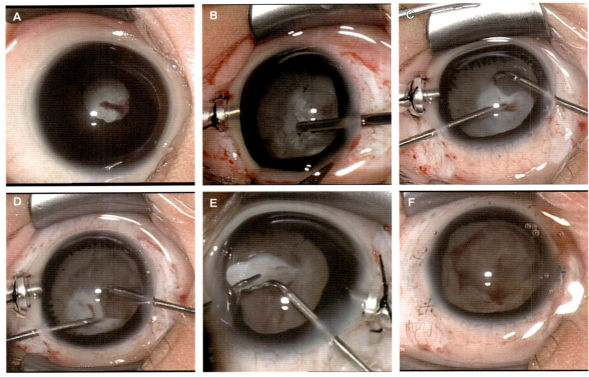

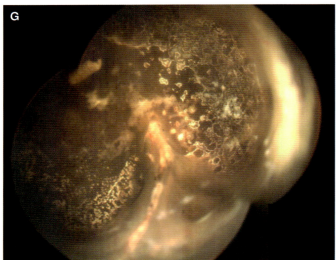

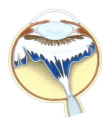

図6-24 stage 5に対する水晶体切除と硝子体手術

A：左眼．術前 stage 5 の前眼部．水晶体の後面は増殖膜で覆われており，これに引かれて網膜は全剥離している．増殖組織は，血管が退縮して白色となっているが，網膜が剥離してから2ヵ月が経っている（在胎23週 510g で出生，修正 32 週に光凝固，修正 56 週に手術）．

B：術中所見．23G 硝子体プローブによる水晶体切除．

C～E：術中所見．23G 硝子体鑷子と剪刀による増殖組織の層間剥離と切除．

F：手術終了時の所見．ヒアルロン酸ナトリウムを注入し，網膜漏斗はある程度開いている．

G：術後 1ヵ月．網膜下液が吸収され，広く復位したが，残存した増殖組織の収縮により網膜は下方に引かれてひだを形成している．復位した網膜も長期の剥離によって高度に変性している．視力は光覚である．

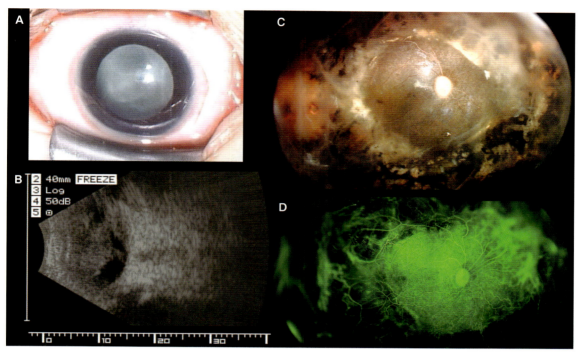
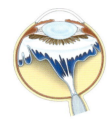

図6-25　stage 5に対する水晶体切除と硝子体手術

A：右眼．術前stage 5の前眼部．水晶体の後面は増殖膜で覆われており，これに引かれて網膜は全剥離している．増殖組織は，血管が退縮して白色となっているが，網膜が剥離してから2ヵ月が経っている（在胎25週820gで出生，修正32週に光凝固，修正49週に手術）．

B：術前の超音波断層像．網膜は全剥離しており，硝子体腔は増殖組織で満たされている．剥離網膜と増殖組織の判別は難しい．

C：術後4ヵ月．網膜はほぼ全復位しているが高度に変性しており，血管は一部が白鞘化し，視神経乳頭も蒼白である．脆弱な光凝固瘢痕の上で切除しきれなかった，あるいは二次性に生じた増殖組織が存在している．網膜の障害が強いため，視力は光覚である．

D：Cの蛍光眼底造影．網膜色素上皮の障害があり，網膜毛細血管の構築も不良である．黄斑も形成されていない．

次いで，瘢痕化した増殖組織を，複雑に折り畳まれ剥離した網膜に沿って，層間剥離し切除する．この瘢痕化した段階では，増殖膜は硬く厚くなっているので，硝子体プローブより硝子体剪刀のほうが切除しやすいが，25G硝子体剪刀では繊細すぎて歯が立たず23Gを用いる．

まず，水晶体後面に厚い線維膜を切除し，最周辺部の網膜の折れ畳み（トラフ：trough）を形成している接着部を全周で解除する．高度な剥離が長期間続いていれば，有形硝子体が融解しているが，トラフや硝子体基底部付近では密な硝子体が残存していることが多い．前方の網膜を広げた後に，後方の網膜漏斗を閉じている硝子体動脈本幹に沿った索状組織を切除する．最後に，網膜同士の癒着を防ぐために，粘弾性物質（ヒアルロン酸ナトリウム）を硝子体腔へ注入する．

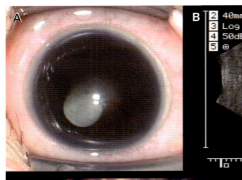
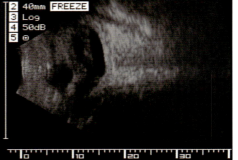
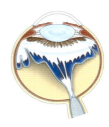
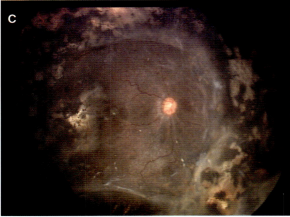

図6-26　stage 5に対する水晶体切除と硝子体手術

A：右眼．術前 stage 5 の前眼部．水晶体の後面は増殖組織で覆われており，これに引かれて網膜は全剥離している．増殖組織は，血管が退縮して白色となっているが，網膜が剥離してから3ヵ月が経っている（在胎23週540gで出生，修正33週に光凝固，修正56週に手術）．

B：術前の超音波断層像．網膜は全剥離しており，硝子体腔は増殖組織で満たされている．剥離網膜と増殖組織の判別は難しい．

C：術後1ヵ月．網膜はほぼ全復位しているが，高度に変性しており，黄斑も形成されていない．光凝固瘢痕の上には，増殖組織が残存している．網膜の障害が強いため，視力は手動弁である．

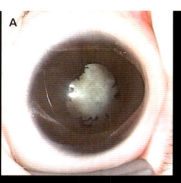
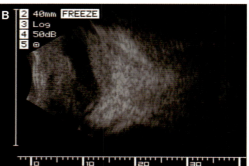
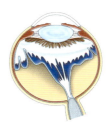
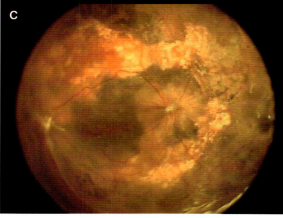

図6-27　stage 5に対する水晶体切除と硝子体手術

A：右眼．術前 stage 5 の前眼部．水晶体の後面は，増殖組織で覆われており，これに引かれて網膜は全剥離している．増殖組織は，血管が退縮して白色となっているが，網膜が剥離してから3ヵ月が経っている（在胎24週920gで出生，修正33週に光凝固，修正58週に手術）．

B：術前の超音波断層像．網膜は全剥離しており，硝子体腔は増殖組織で満たされている．剥離網膜と増殖組織の判別は難しい．

C：術後1ヵ月．網膜はほぼ復位しており，増殖組織が残存するもわずかである．しかし，網膜は高度に変性しており，その下に大量の滲出残渣が存在する．黄斑も形成されていない．網膜の障害が強く，強い光に対して光覚を示すのみである．

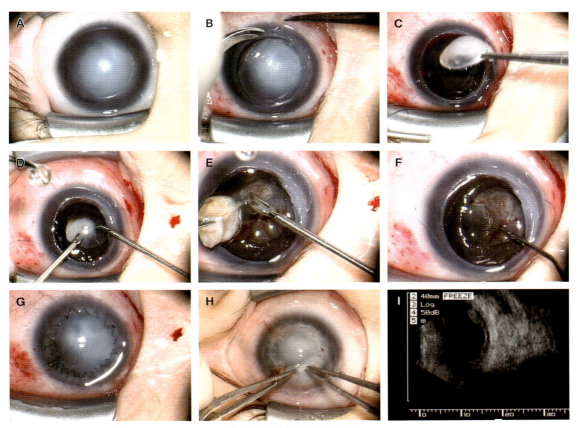

図6-28　stage 5に対する開放式硝子体手術

A：左眼．術前 stage 5．高度な網膜剝離と増殖膜の収縮によって，前房が消失し，周辺部を除き角膜が全体に混濁している．眼内が透見できないので，閉鎖式硝子体手術を行うことはできない（在胎 29 週 380 g で出生，光凝固せず，修正 81 週に手術，修正 84 週に瞭眼の開放式硝子体手術）．

B・C：角膜を切除．

D：水晶体を囊内摘出．

E：微細な鑷子と剪刀で増殖膜を一塊として層間剝離，切除．

F：ヒアルロン酸ナトリウムを網膜上に滴下．

G：自己角膜を戻して縫合．

H：術後 1 ヵ月．抜糸時に角膜は依然全体的に混濁している．

I：術後の超音波断層像．網膜は広がっているが，光覚がわずかにあるのみなので，その後角膜移植は行っていない．

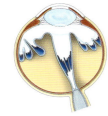

開放式硝子体手術
（open sky vitrectomy）

ROP に対する開放式硝子体手術[16～18] は現在ほとんど行われないが，角膜が混濁していて閉鎖式硝子体手術（closed vitrectomy）ができない場合に行われる．小さい眼球に人工角膜を用いて閉鎖式硝子体手術を行うことは困難なので，唯一の治療法である（図6-28～図6-30）．

まず，トレパンで角膜を切除する．角膜は，混濁している状態ではかなり肥厚しているので注意する．次いで水晶体を囊ごと摘出する．Zinn 小帯が脆弱になっているので，ピンセットで容易に摘出できる．虹彩が癒着していれ

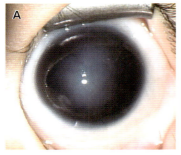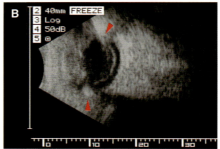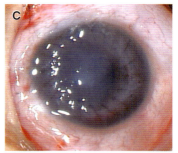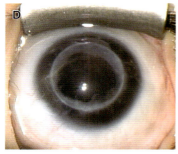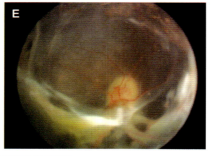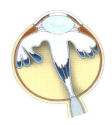

図6-29 stage 5に対する開放式硝子体手術

A：左眼．術前stage 5．高度な網膜剥離と増殖膜の収縮によって前房が消失し，角膜が混濁している．この状態で閉鎖式硝子体手術を行うことはできない（在胎29週950gで出生，修正35週に光凝固，修正39週にバックリング手術，修正53週に瞭眼の閉鎖式硝子体手術，修正72週に開放式硝子体手術）．

B：術前の超音波断層像．硝子体腔には増殖組織があり，網膜は全剥離している．眼球へのバックルの陥入がみられる（▶）．

C：術直後．水晶体を除去し，増殖膜を直視下で切除した．角膜移植を行ってもよいが拒絶反応のおそれがあり，視力も光覚〜手動弁と予測されたので，混濁している自己角膜を戻し縫着して終了した．

D：術後7ヵ月．縫着した自己角膜は次第に透明化したため，角膜移植は行っていない．

E：術後7ヵ月．上半分の網膜がかろうじて復位しているが，下半分は網膜ひだが残存している．閉鎖式とは異なり，開放式硝子体手術では眼球が虚脱して剥離網膜の漏斗が強く閉じるため，後部の特に視神経乳頭付近の増殖組織の除去が難しく，下方でかなり残存している．網膜の障害が強いため，視力は手動弁である．

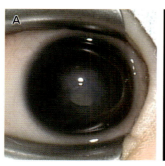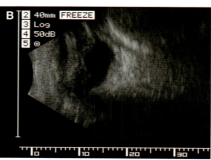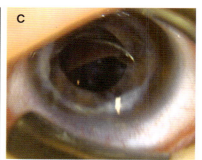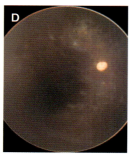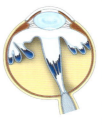

図6-30 stage 5に対する開放式硝子体手術

A：右眼．術前stage 5．高度な網膜剥離と増殖膜の収縮によって前房が消失し，角膜が混濁している．この状態で閉鎖式硝子体手術を行うことはできない（在胎25週740gで出生，修正32週に光凝固，修正38週に手術）．

B：術前の超音波断層像．硝子体腔には増殖組織があり，網膜は全剥離している．

C：術後2年．混濁した自己角膜を縫着したが，透明化している．

D：術後2年．網膜はほぼ全復位しているが，変性が強いため視力は手動弁である．

ば切開を入れて瞳孔を広げ，後で縫合すればよい．増殖膜は直視下に微細な鑷子と剪刀で切除するが，眼球が虚脱するので，粘弾性物質を使っても後方網膜や乳頭上の処理は難しい．最後にドナー角膜を移植するが，移植角膜の入手が困難であるとともに，乳幼児の角膜移植は予後が悪いので，まずは自己角膜を戻し縫合してもよい．角膜の内皮障害が軽減されれば，透明化することも多い．混濁が続けば，後日再度角膜移植することもある．

再手術

いずれの手術も，術後いったんは鎮静化する．しかし，VEGFが再放出されROPが再燃することもある．この予防の点からも，はじめに光凝固を十分に行う必要がある．抗VEGF治療は，VEGFの放出を抑える効果が一時期であって恒久的ではなく，4～6ヵ月のかなり後期，時には注射後9ヵ月経っても再燃が起こりうるとの報告もあるので，注意が必要である[15]．

再燃が起こったら再手術を検討するが，すでにROPが一段階進行していることが多く，その状況に応じて術式を選択する．ただし，残存した増殖組織や有形硝子体は収縮して網膜に強く固着しているので，操作ははるかに難しくなっており，注意を要する．したがって，初回手術を十分に行うことは重要である．

新しい手術機器

ROPにおいて，治療の遅れは予後への重大な影響をもたらすものではあるが，診療が困難をきたす理由は，他覚的検査が仰臥位ではできにくいこと，無麻酔下では十分詳細な検査結果が得られないことである．仰臥位でも検査可能な広角眼底撮影装置や光干渉断層法（optical coherence tomography：OCT），超音波Bモード検査を活用して眼内の状態を術前に把握することは，手術戦略を立てるために非常に有用である．近年は手術顕微鏡に内蔵されたOCTで術中に断層像を確認することができ，複雑に癒着した網膜の構造の把握や，他組織との鑑別を行いながら手術を進めていくことができる．本項では，成人の新しい検査方法を小児にも適応できないかについて，また，血管の画期的な検査方法であるOCT angiographyのROP診療への適応について述べる．

広角眼底撮影装置

ROPや小児の網膜剝離では，血管の走行や網膜の位置などが複雑になっている場合もしばしばあり，広角眼底撮影は経過観察にきわめて有用である（図6-31）．仰臥位で行う接触型での撮影は，新生児のROPの記録には欠かせないが，撮影時には光障害，眼球圧迫に注意する．撮影した画像の評価では，立

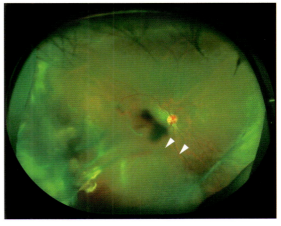

図6-31 網膜剝離の診断と経過観察
超広角走査型レーザー検眼鏡は短時間で一度に眼底全体を記録でき，まぶしくないので小児の眼底観察記録に適している．成人となってからも無自覚の網膜剝離（▷）の発見に役立つ．写真は，ROPの治療歴のある成人での無自覚の網膜剝離．

体感がないため病期を過小評価しがちとなるので，網膜剥離を見逃さないためには双眼倒像鏡での観察，OCT や超音波 B モード検査での三次元的観察もあわせて評価する．座位で撮影できる児では，Optos 社の超広角走査型レーザー検眼鏡により鮮明な眼底全体画像を見ることができる．この機器では羞明がなく短時間で網膜全体が撮影できるので，網膜剥離の術後経過観察にもきわめて有用である．

光干渉断層法

通常の OCT は幼児の場合，固視の程度やどのくらい協力的かにもよるが，3〜4 歳程度から外来で可能である．瘢痕期の網膜変性の進行や，牽引による網膜分離などを経時的に調べることができるため，ROP の既往のある児では必須の検査である．黄斑部のみならず広い範囲でも撮影するなど，うまく活用することで OCT 検査の価値が高まる．

仰臥位で行う市販の手持ち OCT（図 6-32）では，新生児や乳児の網膜分離や網膜剥離（図 6-33），黄斑浮腫（図 6-34）を確認することができる．在胎 31〜36 週で生まれた新生児の 50％の症例に，黄斑浮腫の存在が検眼鏡では見つからず OCT により検出された報告もあり，網膜厚測定により光凝固の必要性や plus disease への進展を予見できる可能性も考えられている[19]．

OCT angiography

OCT angiography では，少なくとも数秒は固視していることが必要である．顎台に顔を載せることができない未熟児は，側臥位にして撮影する（図 6-35）．血管の未発達の領域，血管の拡張などを示すことができるため，将来の機器の発展に期待したい．

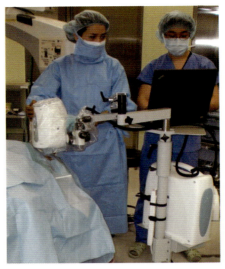

図6-32　手持ちOCT
手持ち OCT はスタンドに吊り下げられるようになっており，仰臥位全身麻酔下または鎮静下で用いる．清潔野で行うときは，ラップフィルムとテープおよびビニール袋でカバーして用いる．

ROP の既往がある眼では，生育した後でも中心窩無血管領域（foveal avascular zone：FAZ）が正常者より小さいこと，後極部の血管密度は小さいことがわかっている[20]．

手術用顕微鏡の発展

非接触眼底観察装置

未熟児または小児の網膜剥離手術は，複雑な増殖膜があったり，発見が遅れたりして難治であることも多い．硝子体手術における広角眼底観察装置は，網膜周辺部の観察を容易にするので有用である（図 6-36）．

術中OCT

顕微鏡に内蔵された OCT では，複雑な眼底の構造を三次元方向で見せてくれる．また，眼底が透見不能であった症例でも術中にその事態を知ることができ，その後の手術操作の判断材料を提供してくれることから，小児の網膜手術では特に重要である（図 6-37）．

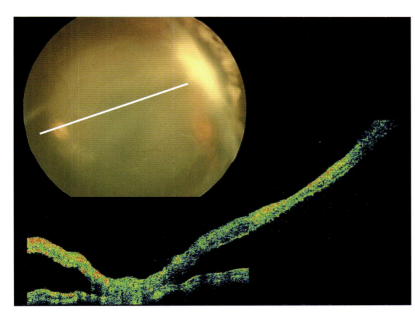

図6-33 顎台を外した機器によるOCT画像

側臥位でOCT撮影を行った．白線はOCTスキャン部位．網膜剥離の可能性がある患児の広角眼底写真に比較し，網膜剥離の存在はOCTのほうが明らかである（在胎24週710gで出生，画像現在：7ヵ月．レーザー治療後右眼は治癒，左眼は生後7ヵ月時に全身麻酔下OCTで網膜剥離が確認され，輪状締結を行った）．

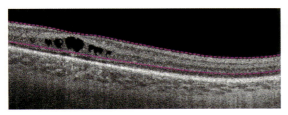

図6-34 OCT

stage1 ROPを発症している．修正40週時のswept-source OCT検査により，黄斑浮腫が確認された（在胎26週760gで出生）．

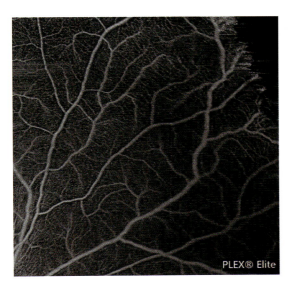

図6-35 OCT angiography

stage1 ROP．網膜血管先端部近くまで撮影でき，血管拡張している様子がわかる．

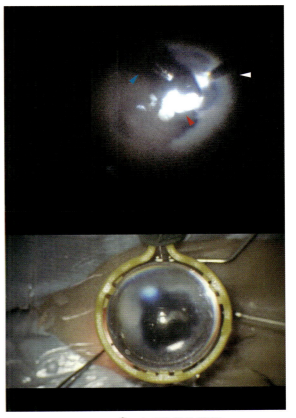

図6-36 RESIGHT®による硝子体手術

▶：硝子体血管系遺残の茎．
▶：鑷子．
▷：ライトガイド．

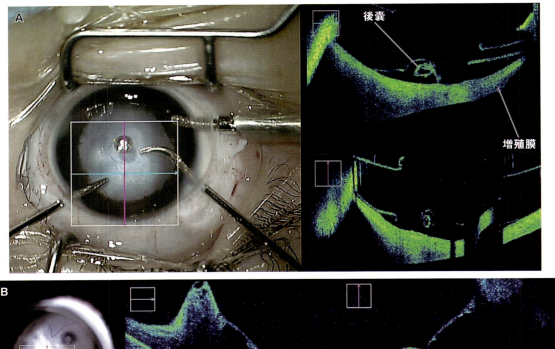
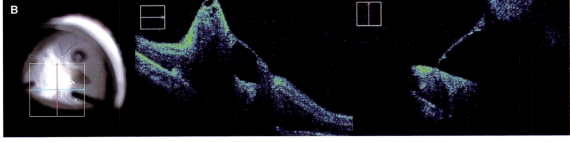
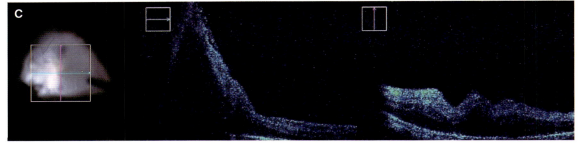

図6-37　術中OCT

A：3ヵ月．第1次硝子体過形成遺残の例．水晶体切除中の術中OCT．増殖膜と後嚢が分離しているのが見える（在胎41週 3,270gで出生）．

B・C：遺残硝子体血管膜組織を切断直後．まだ，視神経乳頭付近（B）では網膜が盛り上がっている．黄斑部と思われる部位（C）では堤防状に皺になっている．

文　献

1）Trese MT, Droste PJ：Long-term postoperative results of a consecutive series of stage 4 and 5 retinopathy of prematurity. Ophthalmology 105：992-997, 1998.

2）Singh R, Reddy DM, Barkmeier AJ, et al.：Long-term visual outcomes following lens-sparing vitrectomy for retinopathy of prematurity. Br J Ophthalmol 96：1395-1398, 2012.

3）Karacorlu M, Hocaoglu M, Sayman Muslubas I, et al.：Long-term functional results following vitrectomy for advanced retinopathy of prematurity. Br J Ophthalmol 101：730-734, 2017.

4）Azuma N, Ishikawa K, Hama Y, et al.：Early vitreous surgery for aggressive posterior retinopathy of prematurity. Am J Ophthalmol：142；636-643, 2006.

5）Yokoi T, Yokoi T, Kobayashi Y, et al.：Risk factors for recurrent fibrovascular proliferation in aggressive posterior retinopathy of prematurity after early vitreous surgery. Am J Ophthalmol 150：10-15, 2010.

6）Azuma N, Ito M, Yokoi T, et al.：Visual outcomes after early vitreous surgery for aggressive posterior retinopathy of prematurity. JAMA Ophthalmol 131：1309-1313, 2013.

7）Kobayashi Y, Yokoi T, Yokoi T, et al.：Fluorescein staining of the vitreous during vitrectomy for retinopathy of prematurity. Retina 31：1717-1719, 2011.

8）Greven C, Tasman W：Scleral buckling in stage 4B and 5 retinopathy of prematurity. Ophthalmology 97：817-820, 1990.

9）Yokoi T, Yokoi T, Kobayashi Y, et al.：Evaluation of scleral buckling for stage 4A retinopathy of prematurity by fluorescein angiography. Am J Ophthalmol 148：544-550, 2009.

10）Chong LP, Machemer R, de Juan E：Vitrectomy for advanced stages of retinopathy of prematurity. Am J Ophthalmol 102：710-716, 1986.

11）東　範行：未熟児網膜症の硝子体手術. 眼科手術 9：135-140, 1995.

12）Seaber JH, Machemer R, Eliott D, et al.：Long-term visual results of children after initially successful vitrectomy for stage V retinopathy of prematurity. Ophthalmology 102：199-204, 1995.

13）Kusaka S, Shima C, Shimojyo H, et al.：Efficacy of intravitreal injection of bevacizmab for severe retinopathy of prematurity：a pilot study. Br J Ophthalmol 92：1450-1455, 2008.

14）Honda S, Hirabayashi H, Tsukahara Y, et al.：Acute contraction of the proliferative membrane after an intravitreal injection of bevacizumab for advanced retinopathy of prematurity. Graefes Arch Clin Exp Ophthalmol 246：1061-1063, 2008.

15）Hu J, Blair MP, Shapiro MJ et al.：Reactivation of retinopathy of prematurity after bevacizumab injection. Arch Ophthalmol 130：1000-1006, 2012.

16）Tasman W, Borrone RN, Bolling J：Open sky vitrectomy for total retinal detachment in retinopathy of prematurity. Ophthalmology 94：449-452, 1987.

17）Flynn JT, Phelps DL eds：Retinopathy of Prematurity：Problem and Challenge. Alan R Liss, New York, 1988.

18）Flynn JT, Tasman W eds：Retinopathy of Prematurity, A Clinician's Guide. Springer-Verlag, New York, 1992.

19）Maldonado RS, O'Connell R, Ascher SB, et al.：Spectral-domain optical coherence tomographic assessment of severity of cystoid macular edema in retinopathy of prematurity Arch Ophthalmol 130：569-578, 2012.

20）Nonobe N, Kaneko H, Terasaki H, et al.：Optical coherence tomography angiography of the foveal avascular zone in children with a history of treatment-requiring retinopathy of prematurity. Retina doi：10.1097/IAE. 0000000000001937, 2017.

7章 抗血管内皮増殖因子治療

抗血管内皮増殖因子治療は，レーザー網膜光凝固治療に代わる可能性のある有望な治療法である．しかし，現時点では抗血管内皮増殖因子治療は薬剤の適応外使用であり，安全性，特に全身への影響に対して配慮することが重要である．実際の臨床では，重症未熟児網膜症の病態を光凝固だけでは抑制できないことはしばしばあり，患児の全身状態のために光凝固や早期の硝子体手術が施行できないことも決して稀ではない．そのような場合，治療行為による全身への影響が軽微な抗血管内皮増殖因子治療は有力な選択肢となる．

抗血管内皮増殖因子治療と薬物の選択

治療の考え方

2005年頃から未熟児網膜症（retinopathy of prematurity：ROP）に対する薬物療法として，抗血管内皮増殖因子（vascular endothelial growth factor：VEGF）治療が開始された．ROPでは無血管領域，虚血状態があり，眼内のVEGFが上昇することで，新生血管や増殖膜が発生することが知られている．レーザー網膜光凝固治療（光凝固）では，網膜無血管領域を光凝固することで上昇したVEGF濃度を低下させ，新生血管の活動性を抑制することができるが，抗VEGF治療はVEGFに対する中和抗体などの薬物を用い，これを眼内に投与することでVEGFを阻害しようというものである．

光凝固は無血管領域の網膜を凝固・破壊してしまうので，特に網膜の伸展が不良なzone Iなどの重症例では高度な視野狭窄をきたしてしまう．さらに，高度の近視を合併する，治療行為そのものに時間がかかり鎮静

あるいは全身麻酔が必要，などのデメリットもある．これに対して抗VEGF治療では，治療後，無血管領域であった部位に網膜血管が伸展することがほとんどである．ただし，同部の網膜機能が十分に得られるのかはまだ不明である．抗VEGF治療を受けた児の屈折異常は，光凝固を受けた児のそれより軽度であることは判明している．また，抗VEGF治療行為そのものは短時間で全身麻酔は不要，多くは鎮静なしでも可能で全身への負担も小さい．これらの点で，抗VEGF治療のほうが光凝固よりも優れている．また，治療効果の発現に約1週間を要する光凝固に比較して，抗VEGF薬の効果発現は早く，投与後1～2日で水晶体血管膜，網膜血管の拡張・蛇行といった所見が改善し始め，症例にもよるが多くの症例で投与1週間以内にROPの活動性が劇的に低下する．

しかし，抗VEGF治療の安全性，特に全身的なそれは確立されていない．また，2018年時点でROPに対する抗VEGF治療薬として承認が得られたものはなく，抗VEGF治療は薬物の適応外使用（off-label use）となる．したがって，現時点ではROPに対する標準的治療法は光凝固であるというのが，少なくともわが国では一般的な考え方である．しか

し前述の通り，ROP の活動性を低下させる治療効果は強力，かつ迅速なので，特に重症例ではこれを光凝固に代わる第一選択の治療法と考える医師が国内でも増えている．また，先進国以外の国ではレーザー光凝固装置は高価で導入できないが，bevacizumab なら安価で使えるという理由で抗 VEGF 治療が第一選択，あるいは唯一の選択肢となっているケースもある．

治療に用いる薬物の種類と違い

BEAT-ROP study

抗 VEGF 治療として最初に使用された薬物は bevacizumab である．この治療法の普及には，米国で行われた多施設前向き無作為割付比較試験である BEAT-ROP study[1] の影響が大きい．この試験は zone I plus ROP あるいは posterior zone II plus ROP の症例を対象とし，これらを bevacizumab 投与による治療群，光凝固治療群に無作為に振り分け比較検討したものである．その結果，zone I plus ROP では光凝固群に対して bevacizumab 投与群が有意に ROP の再燃率が低く，一方，posterior zone II plus ROP では再燃率に有意差はなかったというもので，これを

受けて主に海外では zone I plus ROP では抗 VEGF 治療を第一選択として行っている施設が増えていると思われる．なお，BEAT-ROP study の結果からは，抗 VEGF 治療の懸念材料である全身的安全性に関しては結論が得られていない．

使用薬物の種類

現在，抗 VEGF 治療に用いる薬物として，bevacizumab（Avastin®），ranibizumab（Lucentis®），aflibercept（Eylea®），pegaptanib（Macugen®）がある（表7-1）．

bevacizumab は VEGF に対するモノクローナル IgG 抗体，ranibizumab は VEGF に対するモノクローナル IgG 抗体の一部（Fab 断片），aflibercept は VEGF receptor の細胞外ドメインと IgG の Fc 断片を接合させた融合タンパク質，pegaptanib は VEGF-165 に対する aptamer（核酸分子）である．加齢黄斑変性などの眼疾患に適応があるのは bevacizumab を除く 3 剤であるが，bevacizumab は直腸がんなどに対して抗がん剤として承認されている．病的血管新生のみを阻害し，理論的には病的新生血管を促進する VEGF-165 を阻害し，生理的新生血管の伸展を促進する VEGF のほかのスプライスバリアント（DNA からの転写過程において生じる複数種のタンパク

表7-1　抗血管内皮増殖因子治療に用いられる薬剤の比較

	構　造	分子量（kDa）	作用機序	VEGF-Aに対する親和性（pM）	硝子体中の半減期（日，兎眼）
bevacizumab	VEGFに対するIgGモノクローナル抗体	149	VEGF-Aに結合	58	4.32〜6.61（1.25mg）
ranibizumab	VEGFに対するIgGモノクローナル抗体の一部（Fab）	48	VEGF-Aに結合	46	2.88〜2.89（0.5mg）
aflibercept	VEGFR-1，2とIgG Fc部の融合タンパク質	115	VEGF-A，B，CとPIGFに結合	0.5	4.79

IgG：immunoglobulin G, PIGF：placenta growth factor

（文献 2 より引用改変）

質）を阻害しない pegaptanib は ROP の治療薬として理想的と考えられるが，おそらく効果が弱いためか，海外でもほとんど使用されていない．pegaptanib を除く 3 剤のうち，国内外で最も多く使用されているのは bevacizumab である．これは ROP に対する使用経験が最も長いこと，薬剤費が安価であることが主な要因であると思われる．

わが国では混合診療が原則禁止されているため，薬剤の適応外使用に関する費用を患者あるいは家族，保険者に請求できず，薬剤を医療機関側が負担せざるを得ない．このような背景から，わが国では研究費を獲得して高価な ranibizumab，aflibercept を使用している一部施設を除き，ほぼ全施設が bevacizumab を使用していると思われる．一方，海外での学会発表や海外の研究者の情報から判断して，混合診療が可能，すなわち薬剤費を患者あるいは家族に請求できる海外の多くの国では bevacizumab，ranibizumab のどちらかを医師の判断，あるいは患児の両親の選択によって用いているようである．なお，aflibercept を使用している施設は少ないようである．

薬物動態と効果

ranibizumab，aflibercept，bevacizumab の薬物動態に関しては，動物実験，加齢黄斑変性などの成人例を対象とした研究でかなり明らかになっている．兎眼内に 3 剤を投与した場合の ranibizumab，aflibercept，bevacizumab の半減期はそれぞれ 2.9 日，4.8 日，4.3 ～ 6.6 日程度であり，ranibizumab の半減期が最も短い（表 7-1）[2]．加齢黄斑変性症例における検討では，ranibizumab，aflibercept，bevacizumab の順に血漿中に移行した薬剤のクリアランスが速く，逆に血漿中の VEGF 濃度抑制作用は bevacizumab，aflibercept，ranibizumab の順に強いとの結果が示されている[3]．両効果とも ranibizumab とほか 2 剤と

の差は大きく，aflibercept と bevacizumab との差は小さいという結果になっている．すなわち，ほか 2 剤に比較して ranibizumab による血漿中の VEGF 濃度抑制効果は小さく，かつ短期間である．

ROP 例での検討でも症例数は少ないものの，成人と同様の結果が示されている．すなわち，ranibizumab での血漿中の VEGF 濃度抑制効果は小さく，かつ短期間（長くても投与後 1 週間以内）であるが，ほか 2 剤では 2 ～ 3 ヵ月程度持続すると報告されている[4, 5]．また，再燃，すなわち ROP の活動性の再上昇に関しても ranibizumab がほか 2 剤より短い期間で生じると理論上は考えられるが，ROP に関して報告した論文数，それらで報告された症例数ともに少ないためか，現時点では明確な結果は得られていない．ただし，再燃率に関しては ranibizumab が 2 ～ 3 割，bevacizumab が 1 割程度とする報告があり，ranibizumab のほうが再燃率は高いと考えられている．

治療に用いる薬物の選択

ROP に対する抗 VEGF 治療に用いる薬剤に関しては，①治療効果（奏効率，再燃率，再燃までの期間），②全身・局所の副作用発現リスクを考慮して選択がなされるべきである．しかし現時点では，3 つの薬剤のどれを用いるべきか，どのように使い分けるべきか，また，適切な投与量はどの程度かに関して明確な基準，エビデンスがあるわけではない．治療早期の効果に関しては，3 剤ともかなり高率に治療効果が得られるとされている．再燃率に関しては前述の通り，bevacizumab より ranibizumab のほうが高いと考えられているが，aflibercept に関しては検証不足で現時点では不明である．再燃までの期間は ranibizumab がほか 2 剤に比し短いと思われ

るが，これに関する明確な結果は得られていない．全身への影響では，ranibizumab による血清（あるいは血漿）口の VEGF 濃度抑制効果がほか2剤より小さく，かつ短期間であることから，最も影響が小さいと思われる．

実際に抗 VEGF 治療による全身への影響を神経発達障害の程度で検討した報告では，ほとんどのもので抗 VEGF 治療による影響はなかったとしている．ただし，重症の ROP では神経発達障害を有する症例が多く，薬剤による影響を少数例で結論づけることは困難であり，今後の検討課題である．

実際，承認された薬剤がなく混合診療が禁止されているわが国では，bevacizumab 以外に選択肢がないという施設が多いと思われる．

適応外使用と倫理委員会

薬剤を適応が承認されていない疾患に対して使用することを適応外使用（off-label use）と呼ぶが，これを行う場合には当該施設の倫理委員会の承認を得る必要がある．前述の通り，現時点では ROP に対して承認された抗 VEGF 治療薬はないので，すべて倫理委員会の承認を得て行う必要がある．

国際治験

RAINBOW study（RAnibizumab Compared With Laser Therapy for the Treatment of INfants BOrn Prematurely With Retinopathy of Prematurity）は，ranibizumab の ROP に対する承認獲得を目指した国際治験である．出生体重 1,500g 未満，両眼の ROP で zone Ⅰ，stage 1＋，2＋，3＋，あるいは zone Ⅱ stage 3＋，あるいは aggressive posterior ROP（APROP）が対象となり，これ

らを① 0.2 mg ranibizumab 投与，② 0.1 mg ranibizumab 投与，③光凝固の3群に分け，治療後6ヵ月の状態で評価するものである．ranibizumab 投与に関しては，最短 28 日の間隔を空ければ2回まで投与可能であり，光凝固は初回治療から 11 日目までなら再施行が認められている．主要評価項目は活動性の ROP がないこと，網膜剥離などの好ましくない解剖学的結果がないことである．2014年にスタート，224 例がエントリーし，2017年 12 月に最終データが登録，解析が行われ，その結果をもって各国の規制当局への承認申請が始まるものと思われる．もし，この臨床治験によって ranibizumab が ROP に対する治療薬として承認されると，抗 VEGF 治療が光凝固に代わる第一選択の治療法になる可能性があり，ROP に対する治療の大きなパラダイムシフトが起きると予想される．

治療手技

術者によって抗 VEGF 治療の施行法に違いがあると思われるが，一例として当科で行っている施行法を紹介する．

治療は NICU 内で全身麻酔は行わず，新生児科医の立ち合いのもと，鎮静下あるいは鎮静なしで行う．身体拘束することで体動が十分に制御できる児に関しては，鎮静を用いずに治療を行う．抗 VEGF 薬投与前に蛍光眼底造影を行う場合には，鎮静を行うことが多い．顕微鏡は用いず，眼底観察用の双眼倒像鏡を用いて観察する．これだと光源が内蔵されていて眼内に入った針先の観察が可能であり，接眼レンズにプラスレンズが装着されているので，老視の術者でも近方の観察が容易となる．外科手術で用いるような双眼ルーペがあれば，それを用いてもよい．なお，初心者では鎮静下あるいは全身麻酔下，顕微鏡を用いて注入するのが安全・確実であるが，

準備に手間暇がかかる，全身麻酔だと患児への負担も大きいといった欠点がある．

患児の眼に局所麻酔薬を点眼，ヨウ素製剤（当科では PA・ヨード点眼・洗眼液を使用）で洗眼し，眼周囲をポビドンヨード液で消毒する．開瞼器は睫毛を覆うタイプのもの（バンガーター氏開瞼器など）を用い，ドレープは用いないが，術者は必ずマスクを着用している．

患児の眼球は成人のそれとは解剖学的に異なる．すなわち，眼球そのものが小さく（16 mm 前後），毛様体扁平部が短く（1〜2 mm 程度），水晶体が相対的に大きいので，成人例での硝子体注射と同様の手技で行うと水晶体を損傷してしまう．水晶体損傷を回避するためには角膜輪部から 0.5〜1.0 mm の部位で針先の短い 30 G 針を用い，患児が仰向けになった状態で針先を眼球中央ではなく真下に向けて進め，硝子体内に針先が入ったことを確認してから，針先をやや眼球中央に向けて動かし，薬剤を注入する．針を抜去する際には攝子で創口を挟んで閉鎖させるようにするか，綿棒で軽く圧迫する．最後に洗眼で用いたヨウ素製剤を滴下，抗菌薬の眼軟膏を塗入して終了する．

治療の適応と実際

ROP に対する抗 VEGF 治療の適応として，①硝子体手術前の疾患活動性が高い場合（pre-vitrectomy adjunct），②光凝固に抵抗性の場合（salvage therapy），③光凝固の代替治療として単独で行う場合（monotherapy）がある．

pre-vitrectomy adjunct

硝子体手術の適応がある stage 4A 以上の症例で ROP の活動性が高い，すなわち網膜血管の拡張・蛇行，水晶体血管膜の充血，増殖膜の充血，水晶体血管膜が著明である場合に，ROP の活動性を下げてから手術を行うために使用する方法である．ROP の活動性が高い状態で硝子体手術を行うと，術中・術後の出血のリスクが高く，術後の炎症も強いためである．抗 VEGF 治療を行うと ROP の活動性が低下する（図 7-1，図 7-2）．しかし，増殖膜の範囲が広いものでは，その収縮によって牽引性網膜剥離が進行する場合がある（図 7-3，図 7-4）ので，注意が必要である．具体的には，増殖膜の範囲が広いものでは本治療を行わないか，治療後，増殖膜が収縮するまでの間に硝子体手術を行う．当科では本治療後，2〜3 日を目処に硝子体手術を施行している．ただし，本治療を行う症例数が少ないこともあり，抗 VEGF 治療を行うことで硝子体手術の成績が向上するのか，合併症が減少するのかに関しての明確なエビデンスは得られていない．

salvage therapy

光凝固を行っても，ROP の活動性の鎮静化が得られないか，いったん治療に反応した後に再燃した際に，抗 VEGF 治療を行うものである．牽引性網膜剥離を生じた症例でも範囲が狭ければ，この治療で活動性が抑えられ，牽引性網膜剥離も消失する場合がある（図 7-5）．

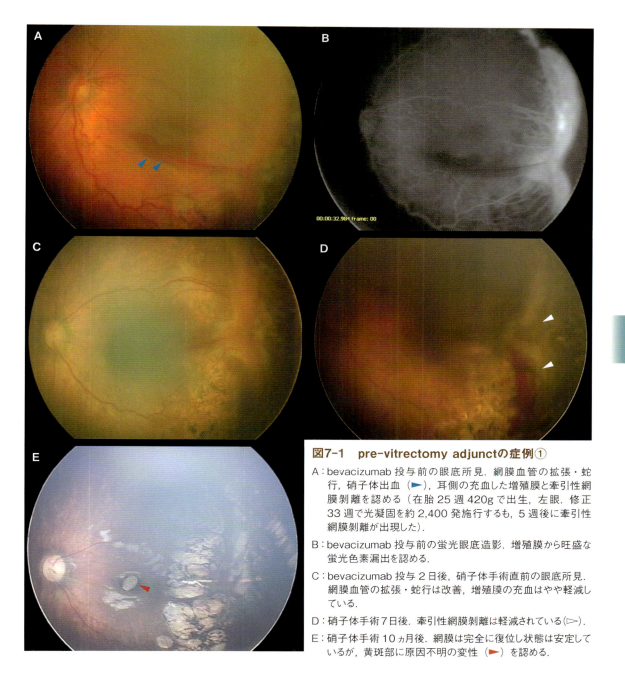

図7-1　pre-vitrectomy adjunctの症例①

A：bevacizumab投与前の眼底所見．網膜血管の拡張・蛇行，硝子体出血（▶），耳側の充血した増殖膜と牽引性網膜剥離を認める（在胎25週420gで出生，左眼．修正33週で光凝固を約2,400発施行するも，5週後に牽引性網膜剥離が出現した）．

B：bevacizumab投与前の蛍光眼底造影．増殖膜から旺盛な蛍光色素漏出を認める．

C：bevacizumab投与2日後，硝子体手術直前の眼底所見．網膜血管の拡張・蛇行は改善，増殖膜の充血はやや軽減している．

D：硝子体手術7日後．牽引性網膜剥離は軽減されている（▷）．

E：硝子体手術10ヵ月後．網膜は完全に復位し状態は安定しているが，黄斑部に原因不明の変性（▶）を認める．

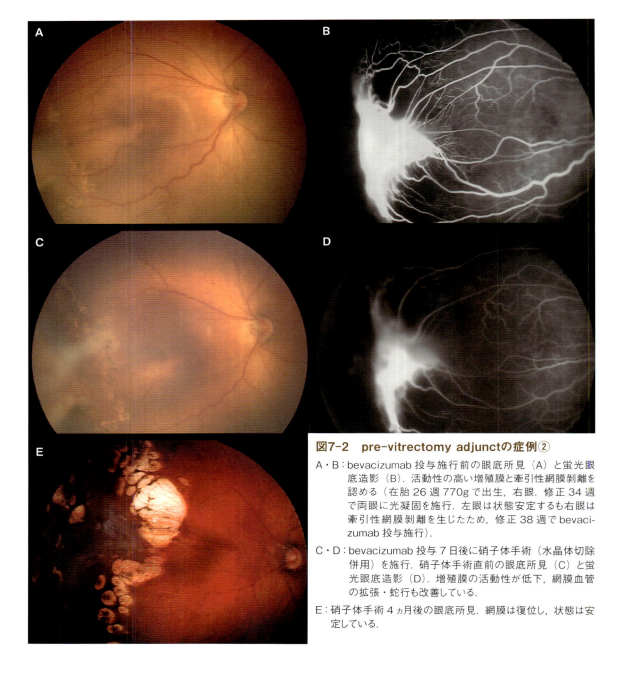

図7-2　pre-vitrectomy adjunctの症例②

A・B：bevacizumab 投与施行前の眼底所見（A）と蛍光眼底造影（B）．活動性の高い増殖膜と牽引性網膜剝離を認める（在胎 26 週 770g で出生，右眼．修正 34 週で両眼に光凝固を施行．左眼は状態安定するも右眼は牽引性網膜剝離を生じたため，修正 38 週で bevacizumab 投与施行）．

C・D：bevacizumab 投与 7 日後に硝子体手術（水晶体切除併用）を施行．硝子体手術直前の眼底所見（C）と蛍光眼底造影（D）．増殖膜の活動性が低下，網膜血管の拡張・蛇行も改善している．

E：硝子体手術 4 ヵ月後の眼底所見．網膜は復位し，状態は安定している．

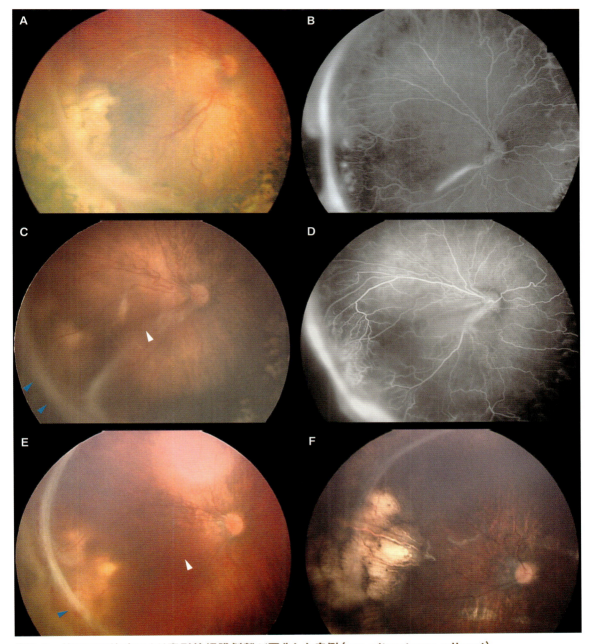

図7-3 抗VEGF治療により牽引性網膜剥離が悪化した症例（pre-vitrectomy adjunct）

A・B：bevacizumab 投与前眼底所見（A）と蛍光眼底造影（B）．上方〜耳側〜下方に広範な充血した増殖膜と牽引性網膜剥離を認める（stage 4A）．また，耳側増殖膜からの蛍光色素漏出を認める（在胎 23 週 640g で出生，右眼．修正 33 週で光凝固を施行するも牽引性網膜剥離が出現し，修正 38 週で bevacizumab 投与）．

C・D：bevacizumab 投与 8 日後に水晶体温存硝子体手術を施行した．その直前の眼底所見（C）と蛍光眼底造影（D）．耳側の増殖膜の充血は軽減したが，線維化が進行（▶），牽引性網膜剥離が進行し，黄斑部剥離（▷）をきたした（stage 4B）．耳側増殖膜からの蛍光色素漏出はあまり軽減しておらず，bevacizumab に対する反応は不良である．

E：水晶体温存硝子体手術 8 日後の眼底所見．耳側に一部牽引性網膜剥離（▶）を認めるものの，黄斑部は復位（▷）している．

F：水晶体温存硝子体手術 6 ヵ月後の眼底所見．増殖膜は残存するものの，網膜は復位し病状は安定している．

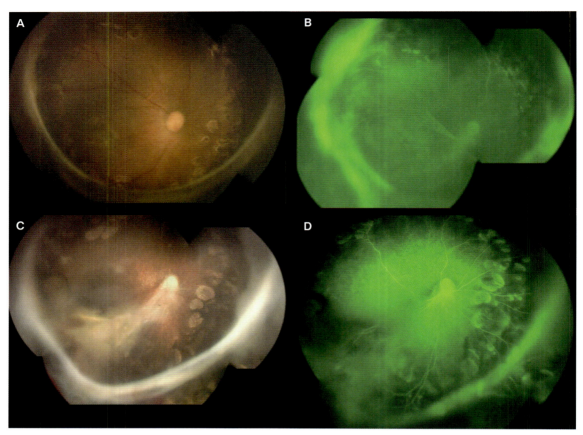

図7-4 僚眼に行った抗VEGF治療により,牽引性網膜剝離が悪化した症例

修正 37 週で硝子体手術(水晶体切除併用)施行後の眼底所見(A)と蛍光眼底造影(B).左眼に新生血管緑内障を生じたため,bevacizumab 投与施行 2 日後の眼底所見(C)と蛍光眼底造影(D).左眼に投与した bevacizumab が全身の血流に入り,右眼に影響を及ぼし,増殖膜の収縮を招いたものと思われる(在胎 25 週 800g で出生,右眼.修正 33 週で光凝固を施行).

(写真提供:国立成育医療研究センター 東 範行氏)

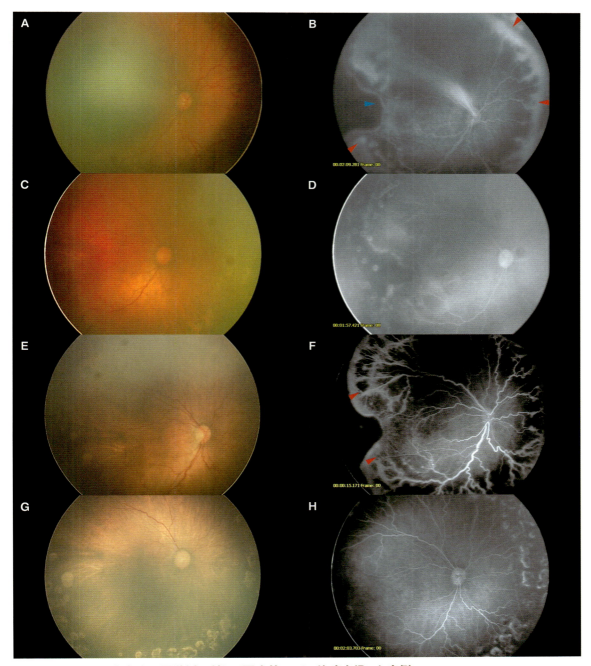

図7-5 抗VEGF治療後の再燃例に対して再度抗VEGF治療を行った症例

A：ranibizumab投与前の眼底所見．網膜血管の拡張・蛇行を認める．B：ranibizumab投与前の蛍光眼底造影．新生血管からの旺盛な蛍光色素漏出（▶），黄斑部耳側の湾入（▶）を認める（在胎23週390gで出生，右眼．修正33週でzone I+となり光凝固を施行．2週経っても網膜症の活動性が低下しないため，ranibizumab 0.25 mgを投与）．

C：ranibizumab投与1週後の眼底所見．網膜血管の拡張・蛇行の改善を認める．D：ranibizumab投与1週後の蛍光眼底造影．新生血管からの蛍光色素漏出は軽減している．

E：ranibizumab投与4週後の眼底所見．網膜血管の拡張・蛇行の悪化を認め，ROPの再燃が確認される．F：ranibizumab投与4週後の蛍光眼底造影．新生血管からの蛍光色素漏出が増しているのが確認される（▶）．

G：ranibizumab 2回目投与4週後の眼底所見．網膜血管の拡張・蛇行の改善を認め，これ以降の治療は不要であった．H：ranibizumab 2回目投与4週後の蛍光眼底造影．新生血管は消失し，耳側の湾入も消失している．

monotherapy

　光凝固を行わず，最初から抗VEGF治療を行うもので，論文などで治療成績が示されているものも多く，そして現在行われている国際治験（RAINBOW study）などはこの治療法に関するものである．前述の通り，光凝固に比し，網膜の凝固・破壊を伴わない，高度の近視化（屈折異常）を生じない，治療行為そのものが全身的に低侵襲であるといったメリットがある（図7-6）．多くの症例で治療によく反応するが，特にAPROPなどでは反応が芳しくない場合があり，注意が必要である．

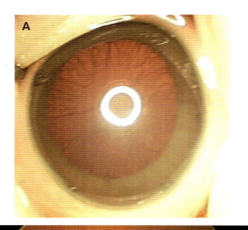

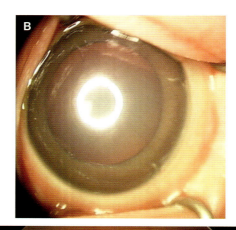

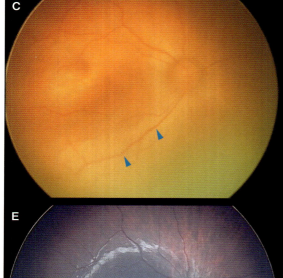

図7-6　monotherapyの症例

A：bevacizumab投与前の前眼部所見．著明な水晶体血管膜を認める（在胎24週690gで出生，双胎の第一子の右眼．修正29週でposterior zone II．修正33週時点で著明な水晶体血管膜を認め，光凝固困難なためbevacizumab 0.5mgをmonotherapyとして両眼に投与した）．

B：bevacizumab投与4日後の前眼部所見．水晶体血管膜はほぼ消失した．

C：bevacizumab投与前の眼底所見．網膜血管の拡張・蛇行を認めるが程度は強くない（▶）．

D：bevacizumab投与4日後の眼底所見．網膜血管の拡張・蛇行は改善している（▶）．

E：bevacizumab投与1年後の眼底所見．再燃はなく，状態は安定している．

治療の問題点

硝子体注射に伴う眼局所の合併症

水晶体損傷，網膜損傷，眼内炎が生じる可能性がある．水晶体損傷は前述の方法で注射を行うことで回避できるが，万が一水晶体損傷を生じても，比較的長期間，水晶体の透明性は維持できると思われる．また，周辺部網膜を貫いて注射を行っても，針孔が小さく硝子体ゲル構造がしっかりしている（液化していない）ので，網膜剥離を生じる可能性は低いと思われる．硝子体内ではなく，網膜下，上脈絡膜腔に薬剤を注入してしまう可能性もあるが，これは術者が針先を確認しながら薬剤を注入することで回避できる．眼内炎の頻度は不明であるが，成人例では2,000件に1件程度と報告されている．

牽引性網膜剥離の進行

抗VEGF治療を行うと，新生血管は退縮し，線維化が進行，増殖膜は収縮して牽引性網膜剥離が進行する場合がある（図7-3，図7-4）．特に増殖膜の範囲が広い場合には要注意である．

全身の合併症

抗VEGF治療を行うと薬剤は全身の血流に入り，血中のVEGF濃度を低下させる．各薬剤における低下の程度，期間に差はあるが，これが実際に児の発育にどのような影響を及ぼすのか，明らかにはなっていない．これまで神経発育の程度を検討したいくつかの報告があるが，ほとんどが抗VEGF治療を行っても神経発育の程度に悪影響がみられないというものである．しかし，症例数の少なさ，ROPではもともと神経発育の程度が悪い児が多く，正確な評価が困難なことなどを考慮すると，現時点では抗VEGF治療の全身への影響がないとは断定できない．

再　燃

ROPに対する抗VEGF薬の治療成績はこれまで述べられてきた通り，光凝固と同等であることがわかってきている．抗VEGF薬の利点として，光凝固では不能であった周辺部網膜への生理的血管伸長を促進できること，屈折異常（近視）の発症率が低いこと，中間透光体の混濁があっても治療が可能なこと，術者による治療効果のばらつきが少ないことなど，多くが挙げられる．一方，抗VEGF薬は，病的血管新生抑制のみならず，生理的血管新生を抑制する作用を併せもっており，血管発育を遅延させることが危惧されている．

そして，抗VEGF治療後にかなり後期に至って，ROPの再燃と網膜剥離の発症が少なからず報告されている．bevacizumab投与後1年で両眼に滲出性網膜剥離を発症（修正25週出生，修正35週両眼にbevacizumabを投与）[6]，bevacizumabを投与後2.5～4.0ヵ月後に線維血管増殖と網膜剥離が発症（stage 3 ROP 5眼中3眼）[7]，bevacizumabもしくはranibizumab投与後平均70日で牽引性網膜剥離を発症（35眼）[8]，と抗VEGF治療からかなり期間が経っていることが特徴である．抗VEGF治療で正常に誘導されると考えられていた周辺部網膜への血管新生においても，その形態が正常と比べて不良であることが報告されており[9]，抗VEGF薬によって正常な血管網の構築がなされず，後期に至っても慢性的な虚血状態が持続している

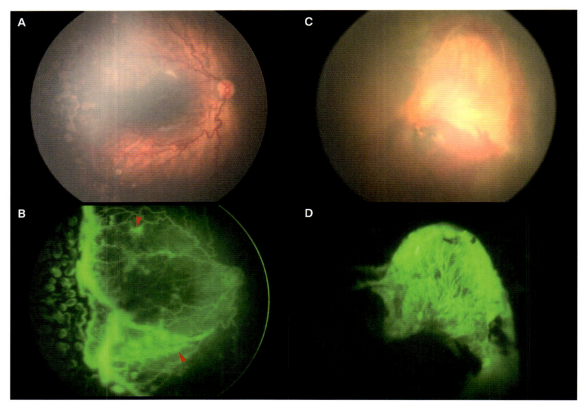

図7-7　抗VEGF治療後の再燃（bevacizumab投与後15週）

A：右眼．耳側の光凝固瘢痕上に増殖が再燃し，網膜血管の拡張・蛇行が顕著に起こっている〔在胎22週 390gで出生，修正30週 APROPで硝子体内bevacizumab投与，その後光凝固追加，修正45週（硝子体内bevacizumab投与後15週）両眼に再増殖し硝子体手術施行〕．

B：右眼の蛍光眼底造影．再増殖は光凝固瘢痕上だけでなく，後方の網膜血管からも生じている（▶）．

C：左眼．顕著な再増殖が起こり，光凝固瘢痕部だけでなく乳頭を含んで後極部全体が増殖組織に覆われている．

D：左眼の蛍光眼底造影．増殖組織には顕著な新生血管と蛍光色素漏出がみられ，一方でほかの後極部の有血管領域には血管の造影がみられない．血流が増殖組織に取られて虚血になっていると思われる．

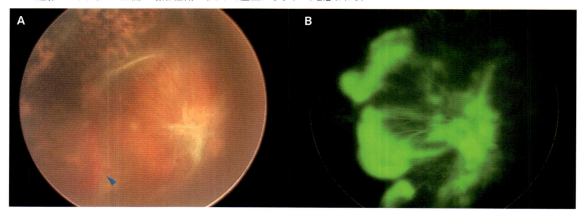

図7-8　抗VEGF治療後の再燃（bevacizumab投与後14週）

A：右眼．光凝固瘢痕上とともに，乳頭上と後極にも再増殖が起こっており，出血を伴う（▶）〔在胎22週 480gで出生，修正31週 APROPで硝子体内bevacizumab投与，その後光凝固追加，修正45週（硝子体内bevacizumab投与後15週）で再増殖し硝子体手術施行〕．

B：右眼．蛍光眼底造影．光凝固瘢痕上，乳頭上，後極部に広く増殖が起こり，顕著な蛍光色素漏出がみられる．後極部の有血管領域に血管像はみられず，広範な虚血になっている．

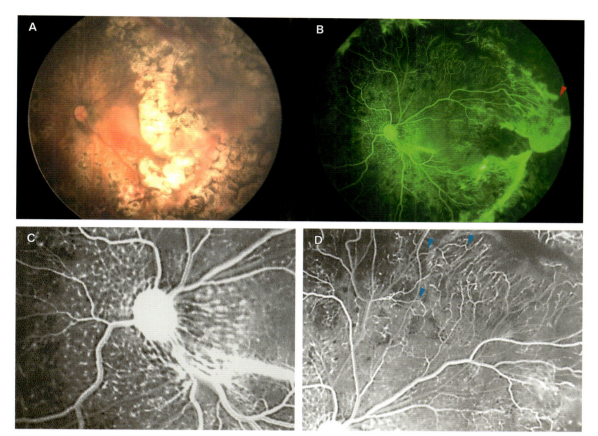

図7-9 抗VEGF治療後の再燃（bevacizumab投与後15週）

A：左眼．光凝固瘢痕上の増殖とともに，後極部でも平坦な増殖と網膜剥離が起こっている．〔在胎29週590gで出生，修正34週APROPで硝子体内bevacizumab投与，その後光凝固追加，修正49週（硝子体内bevacizumab投与後15週）で再増殖し硝子体手術施行〕．
B：左眼．蛍光眼底造影．光凝固瘢痕上と後極部の増殖は血管板（▶）となり蛍光色素漏出がみられる．
C：乳頭近傍の蛍光眼底造影の拡大．毛細血管が不整である．
D：後極の蛍光眼底造影の拡大．毛細血管構築が不整で，シャント（▶）や走行異常がみられる．

ことがこの再燃に寄与すると考えられる．

　自験例でも，抗VEGF治療後に網膜剥離を生じ，硝子体手術目的に紹介され，術前に蛍光眼底造影検査を施行したところ，後極部に至るまで非常に広範な網膜虚血が観察された．また，これに伴って後極網膜上に高度な線維血管増殖を認めた（図7-7，図7-8）．さらに，抗VEGF治療後に一見すると血管伸長が得られているように見えても，有血管領域を含めて毛細血管構築の異常を認めた（図7-9）．

　ROPにおける抗VEGF治療は，新生血管を退縮させるだけでなく，正常血管の発育阻害作用があることを十分に考慮し，このようにかなり期間が経ってからの再燃が起こりうることを念頭に置かなければならない．投与後に鎮静化したように見えても，慎重かつ長期的に経過を観察することが必要である．

文 献

1) Mintz-Hittner HA, Kennedy KA, Chuang AZ ; BEAT-ROP Cooperative Group : Efficacy of intravitreal bevacizumab for stage 3 + retinopathy of prematurity. N Engl J Med 364 : 603-615, 2011.

2) Lu X, Sun X : Profile of conbercept in the treatment of neovascular age-related macular degeneration. Drug Des Devel Ther 22 : 2311-2320, 2015.

3) Avery RL, Castellarin AA, Steinle NC, et al. : Systemic pharmacokinetics following intravitreal injections of ranibizumab, bevacizumab or aflibercept in patients with neovascular AMD. Br J Ophthalmol 98 : 1636-1641, 2014.

4) Sato T, Wada K, Arahori H, et al. : Serum concentrations of bevacizumab (avastin) and vascular endothelial growth factor in infants with retinopathy of prematurity. Am J Ophthalmol 153 : 327-333, 2012.

5) Chen SN, Lian I, Hwang YC, et al. : Intravitreal anti-vascular endothelial growth factor treatment for retinopathy of prematurity : comparison between Ranibizumab and Bevacizumab. Retina 35 : 667-674, 2015.

6) Ittiara S, Blair MP, Shapiro MJ, et al. : Exudative retinopathy and detachment : a late reactivation of retinopathy of prematurity after intravitreal bevacizumab. J AAPOS 17 : 323-325, 2013.

7) Lee BJ, Kim JH, Heo H, et al. : Delayed onset atypical vitreoretinal traction band formation after an intravitreal injection of bevacizumab in stage 3 retinopathy of prematurity. Eye 26 : 903-909, 2012.

8) Yonekawa Y, Wu WC, Nitulescu CE, et al. : Progressive retinal detachment in infants with retinopathy of prematurity treated with intravitreal bevacizumab or ranibizumab. Retina 38 : 1079-1083, 2018.

9) Lorenz B, Stieger K, Jäger, M, et al. : Retinal vascular development with 0.312 Mg intravitreal bevacizumab to treat severe posterior retinopathy of prematurity : A Longitudinal Fluorescein Angiographic Study. Retina 37 : 97-111, 2017.

8章 診療情報の伝達・共有と遠隔医療

未熟児網膜症に習熟している眼科医は少なく，日常診療のなかで重症の未熟児網膜症に遭遇した場合，専門医への相談や搬送の必要が生じる．その際には，未熟児網膜症の状態を正確に伝達するだけでなく，搬送や次の治療に向けて全身状態の把握が必要である．近年，撮影デバイスの選択肢が増え，高額な眼底カメラを購入しなくても眼底撮影が可能となっている．眼科医不足の地域でもこれを利用した遠隔医療システムの整備により，未熟児網膜症診療の均一化につながると考えられる．

◎はじめに

未熟児網膜症（retinopathy of prematurity：ROP）は，治療における至適時期が非常に限られている．ROP に習熟している眼科医，さらには ROP を専門とする眼科医は少なく，自施設での対応が困難と判断されるような重症例の場合には可及的速やかに高次医療施設と連絡をとり，治療方針などにつき対応を検討する必要がある．また，眼科医が不足している地域や施設では，遠隔医療システムの整備によって眼科医以外でも ROP 専門医に相談することができ，他施設からの往診の負担を軽減したり，地域間での診療格差をなくし，診療の質の均一化を図ることが期待される．いずれの場合も，対象となる患児の情報を正確に伝達し，情報を共有することが必要である．

搬送時に必要な診療情報

患児の搬送や治療方針の決定は急を要する場合が多く，まずは搬送先の ROP 担当医に確実に連絡をとることから始まる．最適な治療時期を逸すると，患児の視機能予後を左右することを忘れてはならない．

まず最初に伝えるべき眼科情報

①患児の基本情報：出生在胎週数，出生体重，現在の修正在胎週数，現在の体重
②ROP の zone，stage（3章にて詳述），活動性
③レーザー網膜光凝固治療（光凝固）を行った時期，凝固数
④増殖の位置（耳側のみか，全周にあるのか，乳頭上はどうかなど）
⑤増殖膜と水晶体の位置関係（増殖膜が水晶体に接しているかどうか）

まずは眼科間でのやりとりで，上記のような ROP の進行状況についてのおおまかな情報伝達を行う．特に，②ROP の進行状況や⑤増殖膜と水晶体の位置関係については，眼底診察のみで網膜剥離の有無の判断が困難であれば，超音波 B モードなどを用いて検査しておく．新生児集中治療室（NICU）には超音波検査機器は必ずあるといってよい．眼底の状況は国際分類など共通の基準を用いて表現する．

ここまでの情報で，考えうる眼科的治療手段と猶予が予測される．たとえば，まだ網膜剥離は生じていないが ROP の活動性が高い

のであれば，光凝固の追加や抗血管内皮増殖因子（vascular endothelial growth factor：VEGF）薬の適応外投与が検討される．網膜剥離が生じていても，活動性が非常に高ければそのまま硝子体手術を行うことはできないので，事前に抗VEGF薬を使用するか，増殖の位置によっては網膜復位術を行うこともある[1]．このように，いつ，どのような治療を行うのが最適であるのかは，患児の現在の週数やROPの活動性，光凝固がどの程度行われているのかなどで決定するため，これらの情報は必要不可欠である．

また，搬送前にかなり限定した治療方法について家族へ説明されていることがある．しかし，予想された治療方針と異なる場合もありトラブルになる可能性があるため，詳しい治療方針の説明は搬送先にて行うべきである．

全身状態についての情報

次に，予測される治療法を行うことが可能な全身状態かどうかを判断するため，全身合併症の有無，既往歴を把握する．眼科医はROP診察を行う場合でも，全身状態に関しては新生児科医に任せきりであまり把握していないことが多いが，超低出生体重児に多い脳出血，水頭症の状態や壊死性腸炎の有無，手術歴，肺や呼吸の状態，さらには肝機能や血液の凝固能，現在活動性の感染症がないかどうかも把握しておくことが望ましい．これらは全身麻酔をかけて手術を行うことになった場合の麻酔管理や，抗VEGF治療を検討する際に重要な情報となるほか，将来的な中枢性視覚障害の予測にもなるからである．

ROP治療の難しい点は，ROPが重症であるほど全身諸臓器にもさまざまな問題を抱えていることが多く，他臓器を優先して至適な時期に治療を行うことができなかったり，搬送そのものに生命の危険を伴う場合がある点

である．搬送自体が可能かどうか，また今後予想される眼科治療に患児が耐えうるかを新生児科医と相談のうえで決断せねばならない．また，母体管理に特別な配慮を要したり，胎児期の先進医療を求めて居住地を離れている場合も増えており，眼科治療での転院が比較的長期に及ぶ可能性がある場合には，搬送前に家族にその点についてよく理解を得なければならない．

NICU間での情報伝達

最後に，NICU間で具体的な搬送手順の話し合いとなる．搬送先のNICUには，その施設のROP担当医が受け入れ可能かどうかの事前調整を行い，受け入れ可能と確定した時点でNICU間のやりとりを開始してもらう．末梢静脈路確保の有無，呼吸補助手段（気管挿管，非侵襲的陽圧換気，用手換気，酸素投与）の有無，搬送方法（ヘリコプター，救急車，新幹線など）の選択である．また，メチシリン耐性黄色ブドウ球菌をはじめとする各種耐性菌の保菌情報は，病棟管理のうえできわめて重要である．定期的に行っている処置など（脳脊髄液の穿刺など）があれば関係各科への診察要請が必要な場合もあり，紹介状の作成を依頼する．また，この時点で，治療を終了して帰院するときの手段についても話し合っておいたほうがよい．

その他の重要事項

搬送後には患児の状態が不安定なことも多く，すぐに散瞳しての眼科検査ができない可能性もある．筆者は到着後に患児の状態を新生児科医と相談した後，散瞳を開始することにしている．診察後には，あらためて家族にROPの状況と今後の治療方針について説明

することになるため，患児の到着時間だけでなく家族の移動手段や到着時間などについてもしっかり打ち合わせておくと，円滑に治療が進行する．

画像の伝達法

ROPの進行状況を搬送先に説明するには，国際分類など共通の分類表現を用いることで眼底の状況の推測が可能である．また，RetCam®などの広角眼底画像やBモード画像を用いると，より詳細で具体的な情報の伝達が可能である．ROPに習熟した眼科医が不足している施設でも，眼底画像情報をやりとりすることでROP専門医への相談が可能となる．近年は，手持ち式の眼底カメラ（図8-1）やスマートフォンを用いた眼底撮影（図8-2）などが報告されており，高額な広角眼底カメラを購入しなくても，また眼科医でなくても，短時間の訓練で眼底撮影が可能となっている[2]．特にスマートフォンは機動性に優れ普及率も高いため，ベッドサイドでのより簡便な眼底撮影装置として期待される．

しかし，このような画像情報は個人情報であり，情報漏洩を防ぐため取り扱いには慎重を要する．現時点では，スマートフォンはネットワークから切断された状態での使用が必要であり，これを用いての送受信は今後のシステム整備が必要となってくるが，遠隔医療への応用の可能性は十分である．現在，遠隔医療を行っている施設の多くは仮想プライベートネットワーク（virtual private network：VPN）などの専用の接続を用いており，暗号通信のための通信プロトコルにより外部への情報漏洩を防ぐ手段を講じなければならない[3]．もし，搬送前の相談などでデータをやりとりする場合には，IDや氏名などの個人情報は特定不能な形に匿名化した状態で情報をやりとりする必要がある．

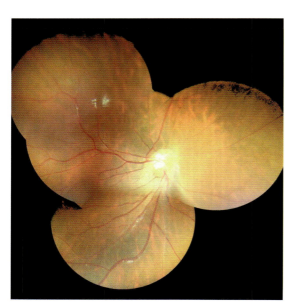

図8-1　手持ち眼底カメラで撮影したパノラマ眼底画像
活動期は両眼に光凝固と抗VEGF治療を施行し，瘢痕期2度で治癒した．5歳時に右眼の硝子体出血を伴う裂孔原性網膜剥離を起こし，水晶体温存硝子体手術を行って復位した（在胎24週640gで出生，画像現在：6歳）．

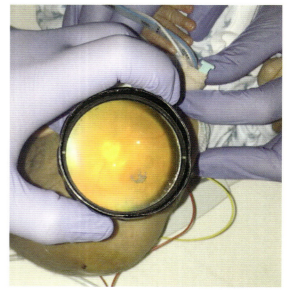

図8-2　スマートフォンを用いた未熟児網膜症の眼底撮影
20 Dレンズを用いて左眼を撮影しているところ．スマートフォンの光源を単眼倒像鏡のように用いる．視神経乳頭周囲の血管の拡張がまだ残存している（在胎23週580gで出生，stage 3 ROPの光凝固後で撮影時は修正39週）．

遠隔医療の必要性

周産期医療の進歩に伴い、新生児死亡率が低下し、NICUへの入院人数が増加している。これは、眼科医がスクリーニングすべき未熟児の数が全体的に増えていることを示している。また、わが国は世界で最も超低出生体重児の生存率が高い国の一つであり、より重症のROPを診察、治療せねばならないケースが増えている。

しかし、日本眼科学会、日本眼科医会、日本小児眼科学会、日本網膜硝子体学会が合同で組織した未熟児網膜症眼科管理対策委員会が、2010年12月から2011年1月にかけて行ったアンケート調査[4]によると、回答の得られた200あまりの施設のうち、約1/3の施設で眼科医の不足がみられた。また、眼科常勤医がいてもROP診療に習熟している眼科医は少なく、ROP診療の施設間格差が懸念される。このような施設では、ROP専門医の診察や治療を受けるために全身状態の悪い新生児を搬送する必要があり、患児への負担や、新生児科医・看護師の付き添いを要する点などでスタッフへの負担も大きい。眼科常勤医が不在の施設では、他施設の眼科医の往診を受けている場合もあり、急な病勢進行に対応が遅れる場合もありうる。これらの課題を解決するためには、いつでもROP専門医の診察を受けられるようなシステムの整備が理想である。

海外では、米国のスタンフォード大学のSUNDROP[5]や、ミシガン州Beaumont病院のPhoto-ROP[6]、インドのカルナータカ州で行われているKIDROP[7]などでROPの遠隔医療支援が試みられ、一定の成果が報告されている。わが国においても国立成育医療研究センター、旭川医科大学が中心となって、テレビ会議システムを用いたリアルタイム型遠隔医療支援や、インターネットを用いた非

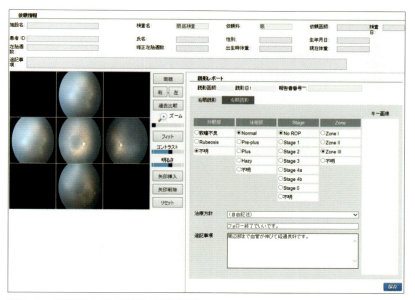

図8-3 遠隔システム所見の記載例
名古屋大学で用いているAIDROPシステムの読影側モニター画面。依頼側が在胎週数や出生体重、現在の修正在胎週数など患児の基本情報を記入し、9方向の眼底写真をシステムに取り込んで読影側に送信する。読影側は眼底写真を高精細モニターで拡大して検討し、散瞳状態やstage, zone, plus diseaseの有無、その他のコメントを書き込んで返信する。

リアルタイム型遠隔医療支援などが開発されている[8]．これに続いて，他施設でもシステム整備が徐々に行われている[9, 10]（**図8-3**）．

これからの遠隔医療

ROPに限らず眼科分野では，診療情報として画像が重要な位置を占めており，近年の通信技術の革新により高画質の画像データを高い情報セキュリティのもとにやりとりすることが可能となってきている．現在の問題点としては，通常よく用いる広角眼底カメラが高額であり，多施設への導入が進まないこと

が挙げられる．また，適切な読影料の設定など，読影側に過度な負担が集中しないような工夫も必要である．

ROP診療は，児の視機能を守るという重責と，頻繁な診察，突然の治療予定，小児科医との連携，家族とのコミュニケーション，医療訴訟の危険性など，担当する眼科医にとって多大な労力が要求される．しかし今後，撮影デバイスの多様化とネットワークの整備により遠隔医療が普及することで，少しでもその負荷を軽減し，ROP診療に携わる眼科医の育成とともに，ROP診療の質の標準化が実現されることが期待される．

文 献

1) Futamura Y, Asami T, Nonobe N, et al.：Buckling surgery and supplemental intravitreal bevacizumab or photocoagulation on stage 4 retinopathy of prematurity eyes. Jpn J Ophthalmol 59：378-388, 2015.
2) 周藤 真，大鹿哲郎，岡本芳史，他：スマートフォンによる前眼部および眼底撮影．日眼会誌 118：7-14，2014.
3) 石子智士，守屋 潔，木ノ内玲子，他：眼科遠隔医療支援ガイドライン（旭川医大版）．日遠隔医療会誌 12：181-184，2016.
4) 寺﨑浩子，吉冨健志，東 範行，他：未熟児網膜症眼科管理対策委員会アンケート調査報告．日眼会誌 115：649-657，2011.
5) Murakami Y, Jain A, Silva RA, et al.：Stanford University Network for Diagnosis of Retinopathy of Prematurity （SUNDROP）：12-month experience with telemedicine screening. Br J Ophthalmol 92：1456-1460, 2008.
6) Photographic Screening for Retinopathy of Prematurity （Photo-ROP） Cooperative Group：The photographic screening for retinopathy of prematurity study （Photo-ROP）. Primary outcomes. Retina 28：s47-54, 2008.
7) Vinekar A, Gilbert C, Dogra M, et al.：The KIDROP model of combining strategies for providing retinopathy of prematurity screening in underserved areas in India using wide-field imaging, tele-medicine, non-physician graders and smart phone repoting. Indian J Ophthalmol 62：41-49, 2014.
8) 石子智士：IT機器と眼科遠隔医療．日本の眼科 88：11-15，2017.
9) 横山知子，田淵昭雄，高橋伸方，他：RetCam™を用いた未熟児網膜症の遠隔診療．臨床眼科 64：1091-1094，2010.
10) 浅見 哲，野々部典枝，白井正一郎，他：未熟児網膜症遠隔診療システムの構築と使用経験．眼臨紀 9：338-344，2016.

9章 NICUでの管理と麻酔, 患児の移送

未熟児網膜症の発症と重症化の予防には, 適切な全身管理と定期的かつ厳重な眼底検査による経過観察で, 時期を逃さず介入することが重要である. 未熟児網膜症の手術は, 児が早産・低体重であるため麻酔リスクが手術リスクを上回る場合が多く, 合併症などで全身状態が不安定であるため, 周術期管理の多くの点でほかの小児眼科麻酔と異なる特別な対応を要する. また, 高次施設へ紹介・搬送する場合, 搬送元と受け入れ先の新生児科医が十分連携し, 全身状態のみならず搬送経路などに細かく配慮する必要がある.

NICUでの管理

早産児, 低出生体重児の臨床において, 未熟児網膜症 (retinopathy of prematurity : ROP) は重大な合併症の一つである. 多くの危険因子に関する検討において, より早産であり未熟であることが最も関連が強い危険因子であると報告されている. したがって早産で出生した児の管理では, いかに早期にROPを正しく診断し, 適切な時期に治療を行うかに重点が置かれる.

新生児管理においては, 呼吸・循環状態が比較的安定した時期に, 眼科医に眼底検査を依頼する. 具体的には, 生後3週か修正29週のどちらか遅いほうに初回診察し, 検査間隔は各症例の所見により異なる. 新生児科医の役割は, 安全に眼底検査が行えるように, 検査前から検査後までの全身状態に注意を払うことであり, 全身管理の方針決定の際に, 眼科診察や治療について考慮する. たとえば, 眼科診察の日を避けて抜管日を設定したり, レーザー網膜光凝固治療 (光凝固) になる可能性がある場合に人工呼吸管理を継続したり, 必要であれば再挿管する.

早産児において, ROPの重大な危険因子として酸素毒性が挙げられる. 高濃度酸素投与でROPの発症が増加し, また, ROP以外の肺障害や神経学的予後が悪化することがわかっている. 動脈血酸素飽和度 (SpO_2) を厳密に管理すると, ROPの頻度を減少させることが報告されている. しかし近年では, SpO_2が85～89％では生命予後が不良になることがわかってきた[1, 2]ため, 現在のSpO_2の目標はおよそ90～95％がよいとされている.

そのほかのROPに関連する危険因子として, 輸血, エリスロポエチン製剤, 感染症, 栄養, 母体の高血圧などが挙げられているが, いずれも議論の余地が残っている. エリスロポエチン製剤投与は, 2014年と2017年のCochrane reviewによれば, 日齢8未満の早期投与はROPのリスクを増加させる可能性が示唆されたため, 早期投与は推奨されないとされているが, 日齢8以降の投与については, ROPの発症頻度には有意な差がなかった[3, 4]. このようにエリスロポエチン製剤投与については, これまでも何度か議論されているところで結論を急ぐことは避けるべきである. 新生児科医としては, エリスロポエチン製剤投与に関しても酸素投与と同様に, ほかのメリット・デメリットとのバランスを鑑

みて適応を判断するべきである．また，抗血管内皮増殖因子（vascular endothelial growth factor：VEGF）薬の効果については，7章に詳細を委ねる．

以上のように，ROP を予防しさらに重症化させない管理では，早産を防ぐ母体管理はもちろんのこと，適切な酸素濃度を含む全身管理が最も重要である．したがって，早産児，低出生体重児の眼科合併症管理においては，全身状態を考慮しながら，適切な時期に正しく診断し，治療する必要がある．眼科医と新生児科医は密に連携し，互いに眼底と全身の両方の状態把握に努めることが，時期を逸することなく診察・治療を行い眼科的予後を向上させるうえで肝要である．

表9-1 早産児の眼底検査開始時期

出生時在胎週数	眼底検査開始時期
26週未満	修正29週
26週以上	生後3週

表の開始時期以降の全身状態が安定した時期に眼底検査を行う．検査間隔は各症例の所見により異なる．

SGA（small for gestation age）などの集中治療を要した児などを対象に加えている．初回検査は，出生時在胎週数 26 週未満は修正 29 週のとき，在胎週数 26 週以上は生後 3 週のときとしている施設が多い（表 9-1）．検査対象となった児の全身状態に応じて，眼底検査による呼吸・循環状態が不安定となるリスクと ROP の重症化のリスクを，眼科医と新生児科医が十分に共有し，眼底検査の実施を決定する．また，検査中・検査後の変化に対応するため，NICU での厳重な経過観察を行う．

眼底検査や光凝固の際の管理

未熟児網膜症に対する眼底検査の対象と検査時期

ROP の早期診断のため，ROP のハイリスク因子である早産児，低出生体重児を対象に，呼吸・循環状態がある程度安定した時点で，眼科医による眼底検査を行う．具体的には，出生時在胎週数 34 週以下または出生体重 1,800g 以下の児が対象となる．それ以外の正期産児や正常体重児でも，高濃度酸素投与のほか，施設によっては輸血，敗血症，生直後の手術，頭蓋内出血，胎児水腫，高度の

NICUでの未熟児に対する眼底検査の実際

検査前

哺乳時間・注入量を調整し，当院では少なくとも 30 分ほど前までに注入・哺乳が終了するか検査後にずらすようにしている．点眼は，0.5%トロピカミド・0.5%フェニレフリン塩酸塩液（ミドリン®P 点眼液）またはいわゆる "Caputo drops"[5]（表 9-2）を使用し，

表9-2 "Caputo drops"の混合割合

薬品名	商品名	組 成
5%フェニレフリン塩酸塩	ネオシネジン®コーワ5%点眼液	20mL
0.5%フェニレフリン塩酸塩，0.5%トロピカミド	ミドリン®P 点眼液	10mL
1%シクロペントラート塩酸塩	サイプレジン®1%点眼液	10mL

Caputo らの原法とは濃度が異なる　院内処方で作製し使用している施設もある．

散瞳する．冷たい点眼液を滴下する刺激での迷走神経反射を避けるため，点眼液は点眼開始1時間前に冷所から常温に出しておく．点眼後，涙点を圧迫し，粘膜から吸収されないようにする．散瞳は，眼底検査45分前から点眼を開始し，15分ごとに3回繰り返す．2回目以降は，点眼前に散瞳の状態をペンライトで確認する．瞳孔が虹彩の2/3程度以上に散大し，対光反射がなくなるまで行う．散瞳が不十分な場合は，点眼を追加する．"Caputo drops"は，より少量で散瞳効果が得られるという報告がある[6]．

検査中[7,8]

原則部屋の照明を消し，暗室に類似した環境で行う．照明がなく，児の状態を把握しにくいため，呼吸心拍モニターの心拍同期音またはパルスオキシメータのパルス音を聞こえるように設定する．呼吸管理中の児や，呼吸状態が不安定な場合は，新生児科医が付き添い，必要時に呼吸補助ができるよう酸素やジャクソンリース，マスクなどを準備し，児の頭側に立ち，モニターに留意しながら注意深く観察する．検査に立ち会う新生児科医は，バイタルサインの変動に留意し，適宜酸素投与やバギングなどの介入を行い，必要であれば，眼科医に眼底検査を一時中断するように要請する．

❶閉鎖式保育器の場合（図9-1）

前面の扉（処置窓）を開けて，眼科医が診察する．図9-1のように児を水平方向に90°回転させ，保育器の長軸方向に対して横向き仰臥位とする．看護師が反対側の扉（手入れ窓）から両手を入れ，タオルでくるむなどしてしっかり抑制し，胸腹部を圧迫しないように注意し，呼吸状態を観察しながら顔面を正面に固定する．人工呼吸管理中の場合は，呼吸器回路や挿管チューブの屈曲に注意する．眼科医が，児の頭側の処置窓を開放し，児をマットとマット台ごと手前にスライドさせて診察を行う．必要に応じて頭部を左右に傾けると，診察しやすくなる．眼科医・看護師・新生児科医は，処置窓が開放されているので，児の転落に十分注意する．

❷開放式保育器の場合（図9-2）

台を水平にし，児を保育器の長軸方向に対して90°の向きに回転させ，眼科医が診察する側に児の頭がくるようにして仰臥位とする．看護師は，眼科医が診察する側と反対側つまり児の足側から手で体幹と頭部を挟むようにして固定し，人工呼吸管理中の場合は呼吸器回路や挿管チューブの屈曲に注意する．

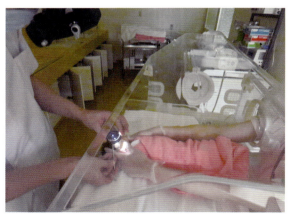

図9-1　閉鎖式保育器での診察

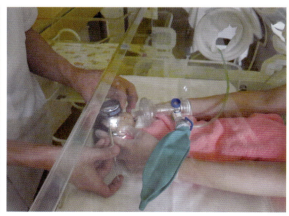

（文献7より転載）

❸コットの場合（図9-3）

　水平にし，もし頭側のコット壁が診察の際に邪魔になる場合には，診察時に看護師が必ずそばにいる状態で，頭部が足側にくるように児を180°回転して寝かせ，児の足側から看護師が固定する．タオルなどで四肢を体幹とともに抑制し，看護師の両上肢で挟むように固定する．看護師は両手で児の頭部を側面から支持し，眼科医の要求に合わせて，左右に動かし観察しやすいようにする．このとき，児の下顎をやや持ち上げるようにするとよい．また，胸腹部を圧迫しないように注意する．検査中は，パルスオキシメータを装着し，パルス音が聞こえるようにする．徐脈やチアノーゼに対応できるように，ジャクソンリースやマスクで酸素を投与できるように準備しておく．

検査後

　抗菌点眼薬を点眼し，無呼吸・徐脈・SpO_2の低下など呼吸状態の変化や胃内容吸引物の増加などの消化管通過障害の出現に留意する．状態が安定している児以外は，原則としてモニター管理を翌日日中までは続行する．

光凝固の際の特記事項

　光凝固は，眼底検査よりも時間がかかり，児への負担もより大きくなるため，末梢静脈路確保，薬物投与，術中の新生児科医の立ち会いなどの準備が必要となる．眼底検査の際の注意事項に加えて，以下のような点で注意を要する[9, 10]．

全身管理

　末梢静脈路を確保し，禁乳とし，必要に応じて補液を行う．

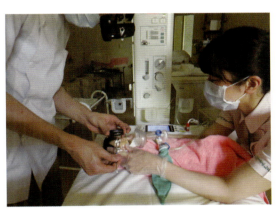
図9-2　開放式保育器での診察　　　（文献7より転載）

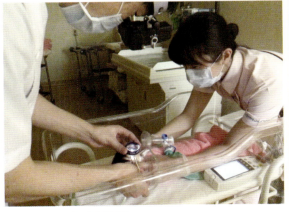
図9-3　コットでの診察

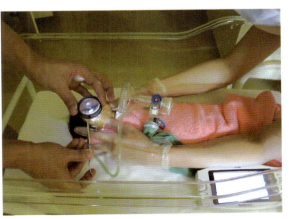
（文献7より転載）

呼吸管理

呼吸補助を要している早産児・極低出生体重児では，状態によっては再挿管，人工呼吸管理の再開を要する．

前投薬

アトロピン硫酸塩（生理食塩液で5倍に希釈したもの0.1mL/kg＝0.01mg/kg/回）を事前に投与し，術中の迷走神経反射による徐脈を抑制する．

鎮静・鎮痛目的に，フェンタニル（1〜2μg/kg/回を，効果が不良の場合は数回まで反復投与することができる）またはペンタゾシン（0.3〜0.5mg/kg/回）を用いる．

術　後

長時間にわたり散瞳薬の追加投与を要することで，消化管運動が抑制され，腹部膨満を認めたり，消化管穿孔の原因となったりする危険性がある．そのため，補液を併用しながら，腹部所見の正常化を確認してから慎重に経腸栄養を再開する．

未熟児の全身麻酔

新生児医療の進歩と未熟児網膜症の増加

近年の新生児医療の進歩は，ひと昔前であれば助からなかった小さな命に大きな福音をもたらした反面，生存児は種々の合併症に見舞われ，多くの医療的介入が必要である．最近の厚生労働省人口動態統計でも低出生体重児は増加傾向が続いており，ROP患児も増加傾向と推計される．とりわけ重症型が増加しており[11]，これらの患児に対する全身麻酔の機会は増加している．

未熟児の全身麻酔の問題点

未熟児の全身麻酔には種々の問題点があるが，ほかの小児眼科の麻酔と異なるポイントを表9-3に挙げる．このうちいくつかの重要事項について，以下に詳述する．

表9-3　未熟児の全身麻酔における重要なポイント

術前評価に関するもの
・年齢が若く，圧倒的に小さい，各臓器が未熟 ・ほかの疾患を合併していることが多い 　▶脳神経（頭蓋内出血後水頭症，脳室周囲白質軟化症など） 　▶循環器（先天性心疾患，動脈管開存症，肺高血圧症など） 　▶呼吸器（慢性肺疾患，気道過敏性，喉頭軟化・軟弱症など） 　▶消化器（壊死性腸炎や消化管閉塞術後，人工肛門，短腸症候群など）
術中管理に関するもの
・気道確保のデバイスに制限がある ・呼気終末炭酸ガス分圧の測定が困難 ・眼心臓反射の発生頻度が高い ・肝腎機能の未熟性から麻酔作用が遷延しやすい ・気道過敏性が高い，抜管時の喉頭・気管痙攣の頻度が高い ・低血糖が起こりやすい ・低体温に陥りやすい
術後管理に関するもの
・術後無呼吸/徐脈のリスクがある

未熟児出生児の年齢（月齢）

未熟児出生児の年齢表記は複雑なので整理しておく（表9-4，図9-4）．わが国には世界標準であるpostmenstrual age（PMA）に相当する学術用語がなく，一部の新生児科では"修正在胎"としている．

ほかの基礎疾患の有無

基礎疾患には未熟性に起因した合併症と先天異常とがあり，後者では染色体異常や先天性心疾患が多いことはよく知られている．心疾患がある場合，小児循環器医による評価が必須である．慢性肺疾患の有無は麻酔管理上はきわめて重要であり，肺高血圧症を合併している場合，致死的となる可能性もある．気道系の異常も麻酔管理上重要である．

気道確保用デバイス

RAE®チューブ（South polar tube）は，わが国では内径2.5mmまでしかない．また，声門上器具は新生児用では胃管を挿入する副孔がない，固定性が悪い，顕微鏡の近接が制限される，死腔が大きいなどの短所がある．

表9-4　周産期関連の年齢用語

米国小児科学会用語	日本小児科学会用語	定　義	表記法
gestational age（GA）	在胎期間	最終月経の初日から出生日までの期間	competed weeks ○週○日
chronological age	暦年齢	出生からの期間	days, weeks, months, years ○日，○週，○カ月，○歳
postmenstrual age（PMA）	規定なし※1	在胎期間＋暦年齢	weeks ○週○日
postconceptional age（PCA）※2	受胎後期間	受精してから出生日までの期間＋暦年齢 通常はPMA－2週	weeks ○週○日
corrected age	修正年齢	予定日に生まれたとした場合の年齢で，暦年齢－（40週－在胎期間），3歳までの使用にとどめる	weeks, years ○歳○カ月

※1　一部の新生児医療関係者は修正在胎期間と表現している．
※2　米国小児科学会は，"受胎"は近年の再生医療の進歩に伴い正確に決定されるべきであり，現行の記載では正確でないため使用しないように求めている．

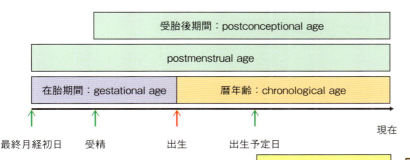

図9-4　周産期関連の年齢を示す各用語の模式図

いつ手術を行うべきか

ROP患児への手術の多くは，PMA 40〜50週前後で行われている．特に重症型の多くは超低出生体重出生で，出生予定日にも満たない時点での手術を必要とする．ちなみに，当院で早期硝子体手術[12]を受ける患児は，出生時：在胎平均24週，体重平均733g，手術時：PMA平均37週，体重平均2,019gに過ぎない．通常，新生児期には生存のために必要な手術しか行わない．この時期の手術や麻酔には高い危険が伴うことを医療チームは銘記しなければならない．

安全に行える時期については，緊急性のない手術では，可能ならPMA 60週以降が望ましい．術後無呼吸はPMA 43週を境に低下するが，発生頻度が1%未満となるのはPMA 56〜58週である[13]．PMA 60週に満たない未熟児出生児は，米国麻酔科学会physical status（ASA-PS）分類で自動的にPS-3である．

未熟児の全身麻酔の麻酔手技

術前評価と術前管理

未熟児出生児では，麻酔科医はより厳密な術前評価を行う．多くは新生児科からの情報であるが，眼科医も麻酔計画に影響する具体的な手術内容・時間は正確に伝える必要がある．転院してくる患児の場合には，当院では図9-5のような用紙を使用して情報共有している．

術中管理

❶気道確保方法

目的に応じて気管挿管，声門上器具を使い分ける．声門上器具では検査が行いにくい場合には，事前に麻酔科へ伝達する．

❷薬物および輸液

▶麻酔薬

薬物の安全性は新生児や乳幼児ではより高いレベルで担保されるべきであり，全身麻酔に使用される薬物については日本麻酔科学会『麻酔薬および麻酔関連薬使用ガイドライン（第3版）』[14]などで参照可能である．

● 吸入麻酔薬

1）セボフルラン：未熟児出生児に対する安全性が最も高く頻用される．
2）笑気：吸入導入の際に頻用されるが，患児に閉鎖腔がある場合その中の気体が膨張する．眼内に気体を封入する手術などでは，眼球内圧上昇をきたすので注意する．

● 静脈麻酔薬

1）プロポフォール：未熟児や出生後1週間以内の新生児でも使用できるが，わが国では小児への使用に制限を設けている施設が多い．使用法については各施設の方針に従い，十分な使用経験のある麻酔科医が使用する．
2）バルビツール酸：未熟児に使用できるが，肝クリアランスが低いことや遊離分画が多いとの報告があり，作用が遷延しやすい．
3）ケタミン：循環動態への影響が少ないとされるが，眼圧上昇作用があるため眼科麻酔では使用しにくい．

● 鎮静薬

1）ミダゾラム：肝クリアランスが低いため作用が遷延しやすく，術後無呼吸の増悪因子となるので注意が必要である．
2）ジアゼパム：わが国では，麻酔前投薬としての使用で適応にある．しかし，未熟児では作用が遷延すること，術後無呼吸を助長することから，前投薬としての使用は推奨できない．

未熟児網膜症患者搬送入院のための患者情報提供用紙

病院名
新生児科主治医：　　　　　　　　　　　眼科主治医：
TEL：　　　　　　　　　　　　　　　　FAX：
入院患者氏名　　　　　　　　　　　　　　　　　　　　　　　性別　M・F
出生日　　　　　　　年　　　　　月　　　　　日
出生時在胎週数　　　　　週　　　　日，Apgar Score　　/1分　　/5分
　　月　　日現在の修正在胎週数　　　　週　　　　日，日齢　　　　日
出生体重　　　　　　　　g　　　　　　　　現在の体重　　　　　　　　g
血液型　A　B　AB　O　Rh（＋，－）

下記の項目に当てはまるものがあれば項目を○で囲んでください．

1. 母体情報
　梅毒：Wa（＋，－）TPHA（＋，－）　　　B型肝炎：HBsAg（＋，－）HBcAg（＋，－）
　C型肝炎：HCVAb（＋，－）　　　HIV（＋，－）　　　HTLV（＋，－）

2. 家族情報
　発熱　　下痢　　発疹　　鼻汁　　結核　　インフルエンザ

3. 患者情報（現在の状態）
　●染色体異常　　染色体異常以外の奇形
　●神経：　　IVH（Ⅰ，Ⅱ，Ⅲ，Ⅳ）　脳室拡大　　頭蓋内出血　　VPシャント
　　　　　　　PVL（1，2，3）　　　中枢神経奇形　　痙攣
　●顔面：顔面奇形　　口唇口蓋裂
　●呼吸：気道の異常　　CLD　　無呼吸発作：無水カフェイン
　　▶人工呼吸管理
　　　◇　HFO：　　　　　　　　日間，現在もHFO
　　　◇　IMV　　　　　　　　　日間，現在もIMV
　　　◇　今までの挿管チューブ抜管回数（予定外抜管も含む）：　　　　　　回
　　　◇　最近の抜管日：20　　年　　　月　　　日
　　　◇　現在も人工呼吸中であれば
　　　　　◆　挿管チューブサイズ：Φ　　　　　　mm
　　　　　◆　呼吸器条件：
　　　　　　　Mode
　　　　　　　FIO$_2$　　　　，PIP　　　　cmH$_2$O，PEEP　　　　cmH$_2$O
　　　　　　　RR　　　回／分　Ti　　　sもしくはI/T比
　　▶NCPAP：　　　　　　日間，現在もNCPAP
　　▶酸素投与　　　　　　日間，現在も酸素投与中
　●循環：PDA PDA以外のCHD　　　肺高血圧症　　薬剤投与必要な心不全
　　▶投与薬剤と投与量

　●消化管：胃破裂　　壊死性腸炎　　人工肛門
　　▶肝機能障害：T-Bil　　　mg/dL，D-Bil　　　mg/dL，
　　　　　　　　　AST　　　IU/L，ALT　　　IU/L，LDH　　　IU/L
　●栄養管理：経管栄養　　経口栄養　　経静脈栄養
　　▶ミルクの種類：
　　▶投与量と回数：　　　　　　mL×　　　　　回
　　▶点滴の部位とカテーテルの種類：

　　▶経静脈栄養の種類と点滴速度：

　●腎機能：尿路奇形　　尿路感染症
　　▶腎機能異常：BUN　　　mg/dL，Cre　　　mg/dL
　　▶電解質異常：Na　　　mEq/L，K　　　mEq/L，CL　　　mEq/L
　　　　　　　　　Ca　　　mg/dL，P　　　mg/dL
　●血液：出血傾向
　　▶貧血：RBC　　　10^6/mm^3，Hb　　　g/dL，Hct　　　%，Fe　　　μg/dL
　　▶血小板減少：血小板数　　　　10^4/mm^3
　●感染症：MRSA培養陽性　　細菌感染症　　真菌感染症　　ウイルス感染症
　　　　　　クラミジア感染症
　●内分泌：くる病：ALP　　　IU/L，低血糖：BS　　　mg/dL
　　　　　　甲状腺機能低下：TSH　　　μU/mL，T3　　　ng/dL，T4　　　μg/dL
　　　　　　　　　　　　　　fT3　　　pg/mL，fT4　　　ng/dL
　●その他の合併症

現在の内服薬

図9-5　未熟児網膜症患者搬送入院のための患者情報提供用紙

● 鎮痛薬
1）オピオイド：術中・術後鎮痛としての
オピオイドは未熟児でも使用できるが，
術後無呼吸の増加をきたすため，術後
は十分なモニタリングと監視が必要で
ある．
2）NSAIDs：未熟児での使用は禁止され
ていないが，慢性肺疾患や気道過敏性
がある場合，使用は勧められない．動
脈管開存が必要な心疾患がある場合，
血管収縮作用があるため使用できない．
3）アセトアミノフェン：未熟児でも安全
に使用でき，術後鎮痛に使用される．
肝機能が未熟なため使用量厳守が求め
られる．
● 筋弛緩薬・拮抗薬
1）ロクロニウム：未熟児でも安全に使用
できるが，作用が遷延する．
2）スキサメトニウム：未熟児でも使用で
きるが，眼圧上昇作用があること，悪
性高熱症のリスクが増加するなど，眼
科麻酔では使用しにくい．
3）スガマデクス：添付文書の記載に「低
出生体重児および新生児での使用経験
はなく，乳児，幼児または小児に対す
る使用経験は少ないため，小児に対す
る安全性は確立していない」とあるが，
2010 年の文献では新生児にも安全に使
用されている[15]．
▶ 輸　液
新生児や乳児では糖需要が高いため，輸
液するアセテートリンゲル液の糖濃度は
5％が望ましい．

❸ 呼吸管理
▶ 酸素飽和度
超低出生体重児に対する酸素制限は，
ROP の進展を抑制する可能性はあるもの
の，統計上の有意差はなく，死亡率の上昇
の可能性を指摘する報告もある．術中酸素

飽和度の至適値は不明だが，制限する医学
的根拠はない．
▶ 抜　管
完全に覚醒し，施設での抜管基準を満た
してから抜管するべきである．

❹ 体温管理
新生児は体表面積が大きく，また皮膚が薄
いため，熱喪失から低体温に陥りやすい．

術後管理
❶ 無呼吸および徐脈への対応
最重要課題であり，一般病棟に帰室する場
合は回復室に準じ看護師の監視下に必要なモ
ニタリング（パルスオキシメトリー，心電図，
呼吸数など）を終夜行う．なお，術後早期に
無呼吸および徐脈が起きた場合，ICU に収
容するなどモニタリングレベルを上げる必要
がある．このような患児の麻酔では，術後管
理の基準を，たとえば“PMA 50 週までは
ICU 管理，それ以降 PMA 60 週までは一般
病棟で回復室相当に終夜の看護監視＋標準モ
ニタリングを行う”など，各施設で具体的に
規定することが望ましい．NICU 患児は原則
として NICU に帰室し，必要なモニタリン
グを行う．

❷ 術後鎮痛
未熟児出生児ではオピオイドに偏重した鎮
痛は，術後無呼吸および徐脈のリスクを上昇
させるため，局所麻酔薬やアセトアミノフェ
ンなど複数の薬物を用いて，副作用の減弱に
努めるべきである．手術時の眼球周囲への局
所麻酔薬浸潤は，術中のオピオイド使用を減
量させる可能性がある．

新生児搬送

ROP の管理において，適切な時期に正しく診断すると同時に，適切な時期に有効な治療を行うことも非常に重要である．そのため，早産児・低出生体重児を扱う NICU をもつ周産期施設に小児眼科専門医が常駐することが理想ではあるが，必ずしもそうではないのが現実である．この現状のなかで，より的確に診断・治療するためには，遠隔診断の整備や，光凝固・硝子体手術・眼内治療などの特殊治療のために新生児搬送するシステムが機能することが重要となる．

搬送前の情報共有

当院新生児科では，硝子体手術目的に全国各地からの新生児搬送を受け入れている．新生児搬送の際は，まず搬送元眼科から当院眼科へ依頼がある．当院眼科は搬送元眼科に対し，図 9-5 に示すような患者情報提供用紙をファクシミリで送信し，搬送元新生児科に記入してもらい，同用紙をファクシミリで返送してもらう．当院新生児科は，当院眼科よりファクシミリされた同用紙を受け取り，必ず搬送元新生児科と直接連絡を取り合い，児の状況を把握して受け入れ可能か当院眼科に返答し，当院眼科による手術日調整に合わせてベッド調整を行う．

搬送となる児は，人工呼吸管理中であったり，脳室内出血後水頭症や晩期循環不全に対して治療中であったり，消化管穿孔後人工肛門管理中など，種々の合併症をもつ重症児であることも多い．そのため，搬送後，児の全身状態が一時的に不安定となることが予想されるため，遅くとも術前日または前々日に搬送入院できるように調整する．当院では，搬送当日に人工肛門からの腸脱出によるショックで安定するまで手術が延期になった症例や，慢性肺疾患のための肺高血圧症が搬送により急性増悪し手術を中止せざるを得なかった症例を経験している．これらの症例の経験から，事前に十分に搬送元と受け入れ側の新生児科が連携をとり，情報共有や最悪の状態も想定した準備や家族への説明などを行っておくことが，きわめて重要であると考えている．

術前・術後の搬送方法

搬送方法には，救急車による陸路のほか，鉄道や空路など公共交通機関を用いる場合もある．後者の場合，保育器を積載できないケースも多く，また感染面からほかの乗客との接触が最小限になるように配慮する必要がある．したがって，搬送元は事前に鉄道や航空会社に問い合わせて交渉しておき，駅や空港などで救急車に乗り換える際の受け入れ施設との受け渡し場所など，十分に打ち合わせておく必要がある．またヘリコプターを用いる場合もあるが，天候などによる不測の事態を想定し，連絡を取り合うことが重要である．

治療が終了後，新生児管理を続行するため，受け入れ先から搬送元へバックトランスファーを行うことが多い．当院では原則として，搬送元の新生児科医に迎えに来てもらうようにしているが，事情により当院の新生児科医が搬送していくこともある．いずれにしても，救急車を使用し，新生児科医が同乗することが肝要である．搬送には，病院の搬送用救急車や民間救急車が用いられるが，後者では費用が発生するため，あらかじめ医療ソーシャルワーカーなどと入院当初から十分に連携し，患者負担やそれに対する補助などについて説明しておく．

文　献

1) Harnett ME, Lane RH：Effects of oxygen on the development and severity of retinopathy of prematurity. J AAPOS 17：229-234, 2013.

2) Askie LM, Darlow BA, Davis PG, et al.：Effects of targeting lower versus higher arterial oxygen saturations on death or disability in preterm infants. Cochrane Database Syst Rev. 2017 Apr 11；4：CD011190.

3) Aher SM, Ohlsson A：Late erythropoietin for preventing red blood cell transfusion in preterm and/or low birth weight infants. Cochrane Database Syst Rev. 2014 Apr 23；4：CD004868.

4) Ohlssen A, Aher SM：Early erythropoiesis-stimulating agents in preterm or low birth weight infants. Cochrane Database Syst Rev. 2017 Nov 16；11：CD004863.

5) Caputo AR, Schnitzer RE：Systematic response to mydriatic eyedrops in neonates：mydriatics in neonates. J Pediatr Ophthalmol Strabismus 15：109-122, 1978.

6) Lux AL, Degoumois A, Barjol A. et al.：Combination of 5 ％ phenylephrine and 0.5 ％ tropicamide eyedrops for pupil dilation in neonates is twice as effective as 0.5% tropicamide eyedrops alone. Acta Ophthalmol 95：165-169, 2017.

7) 塚本桂子，伊藤裕司：第22章 全身病と治療における全身管理 NICU での全身管理．“小児眼科学”東　範行 編．三輪書店，2015，pp453-455.

8) 新生児医療連絡会 編：第Ⅲ章 ハイリスク児 E ハイリスク児の病態・疾患別管理眼科疾患 40. 未熟児網膜症．“NICU マニュアル（第5版）”金原出版，2014，pp393-398.

9) 西村　力：第2章 主な疾患 T 感覚器疾患 1 未熟児網膜症（ROP）．“東大病院新生児診療マニュアル”東京大学医学部小児科 編．診断と治療社，2017, pp234-306.

10) 大山牧子，齋藤純一，星野睦夫 編：第1章 新生児管理 6. 入院時及び入院中の検査・処置 d. 眼底検査．“新生児診療マニュアル（第6版）”猪谷泰史 監．東京医学社，2015，p15.

11) 平岡美依奈，渡辺とよ子，川上　義，他：超低出生体重児における未熟児網膜症：東京都多施設研究．日眼会誌 108：600-605，2004.

12) Azuma N, Ishikawa K, Hama Y, et al.：Early vitreous surgery for aggressive posterior retinopathy of prematurity. Am J Ophthalmol 142：636-643, 2006.

13) Coté CJ, Zaslavsky A, Downes JJ, et al.：Postoperative apnea in former preterm infants after inguinal herniorrhaphy. A combined analysis. Anesthesiology 82：809-822, 1995.

14) 日本麻酔科学会：X 小児麻酔薬．“麻酔薬および麻酔関連薬使用ガイドライン 第3版”2018.　http://www.anesth.or.jp/guide/pdf/publication4-10_20180427s.pdf

15) Chambers D, Paulden M, Paton F, et al.：Sugammadex for reversal of neuromuscular block after rapid sequence intubation：a systematic review and economic assessment. Br J Anaesth 105：568-575, 2010.

10章 家族に対する説明とインフォームド・コンセント

未熟児網膜症の診断および治療をするにあたり，家族への説明とインフォームド・コンセントは必要不可欠である．疾患の説明は，まず眼の解剖や網膜血管の発達，疾患の起こり方と経過を順にわかりやすく行う．治療については，それぞれの適応と治療法選択のメリット・デメリットを挙げ，十分理解してもらったうえでインフォームド・コンセントを取得する必要がある．以後の経過観察や弱視治療のためにも，家族との良好な信頼関係を築き上げることが重要となる．

◎はじめに

　未熟児網膜症(retinopathy of prematurity：ROP)を診断・治療するにあたり，家族の十分な理解を得ることが重要である．特に重症例の場合は，治療が急を要することが多い．また，退院後も生涯にわたって経過観察が必要となり，特に診察の困難な乳幼児期に頻繁な受診を要するので，コンプライアンスの維持ができるよう，医師と家族で信頼関係を確立しなければならない．

　家族が眼のしくみや疾患の理解もない状態で，疾患が発症したとき急に「失明するかもしれない」と告げるのは好ましくない．発症が始まりそうな段階で，一般的なROPの病期の進行と治療法について説明し，患児が現在どの状態かを告げておけば，治療適応になっても家族の納得が直ちに得られ，急変の際も慌てずに追加治療を行うことができる．説明は，ROPの病態，レーザー網膜光凝固治療（光凝固），網膜剥離の治療の３つに重点をおき，鎮静化した段階で，視力予後と今後の社会生活について説明する．

　以下に，診断や治療，それぞれの状況における説明とインフォームド・コンセントの方針を述べる．

病　態

　患児の家族は，眼のしくみも知らず，"未熟児網膜症"という病名も聞いたことのない人が大半である．したがって，眼の解剖学的構造，また網膜血管の発達について説明の後，疾患がどのように起こるかを解説する．時期としては，初回の眼底診察の後に現在の状況とあわせて以下のように説明しておくことを勧める．

　眼の解剖学的構造を説明するには，まずシェーマを用意する，あるいは医師が目の前で描きながら解説するのが理解しやすい．眼球の断面図を見せ，角膜・水晶体・網膜・硝子体・視神経などの位置を示し，現在の病巣が網膜および硝子体であることを説明する．

　次に，網膜血管の成長について簡易に説明する．一般に，網膜血管は胎生第14週頃より網膜中心動静脈が成長を開始し，第38〜40週頃にかけて最周辺部に到達し成長が完了するが，患児はその途中で出生したことを話す．

　そして，疾患について説明する．網膜血管が十分に成長せず出生した未熟児は，多くは出生後も網膜血管がゆっくりと伸展し，およ

そ第40週前後には正期産児と同等の位置まで到達する．しかし，高い未熟性や全身合併症，あるいは高濃度酸素使用歴があると，血管は網膜内での成長を止め，硝子体に向かって異常な伸展を始める．最終的に硝子体中に伸展した新生血管は枯れてしまうが，その際に残存組織が収縮をきたすため，網膜を牽引し網膜剥離を引き起こす．網膜剥離は，一部の網膜牽引から全剥離まで程度はさまざまだが，弱視を引き起こす可能性が非常に高く，失明の危険性もあるため，早期の治療介入が必要であること，また一度沈静化しても再燃することがあり，長期間の，特に最初は密な経過観察が必要であることを説明しておく．

治　療

治療については，可能であれば，病態の説明の際同時にある程度説明しておくことを勧める．治療が必要と診断された場合，一両日中に施行しなければならないケースも多いためである．ROPはある時期に自然治癒する疾患であるが，それまでの間にいかに網膜に障害が残らないように努力する必要があるかを理解してもらう．術式の内容と意味，予後，手術に伴うリスクと利点のバランス，複数回の治療を要す場合，複数の方法の治療を用いる場合があることも説明したうえで，インフォームド・コンセントを取得する．

また，自施設内で治療が困難な場合は，治療できる施設に転院し治療する可能性があること，全身状態によってはやむを得ず移動できない，あるいは治療できない場合もあることを伝える．

光凝固

光凝固は確立した治療であるが，施行の際

に鎮静や麻酔が必要であること，全身状態を考慮して行う必要があることを伝える．一般的に全身状態に影響を及ぼさず眼外から治療する方法であるが，広範な無血管領域が存在する場合は時間がかかり，全身状態の悪化により中止または後日追加することもありうる．将来，光凝固を行った範囲は視野が欠損すること，近視が進行して屈折矯正を要する場合が多いことについても説明しておく．光凝固は複数回行うことが多いが，初回時に十分説明しておけば，追加の際にも容易に理解が得られる．

抗血管内皮増殖因子治療

抗血管内皮増殖因子（vascular endothelial growth factor：VEGF）薬に関しては，2018年現在では認可された薬剤がないので，自施設の倫理委員会の認可のもとで投与することを話す．長時間の耐術性がない患児や，眼底透見困難で光凝固の施行が困難な症例に対し有用な治療であることを説明する．しかし，全身状態への影響の調査は不十分であること，治療後に一定の期間経過すると強い再増殖をきたし，重症な網膜剥離まで進行する症例があることなどの問題点も説明し，ほかの治療に比べより密で長期間の経過観察を要することを伝える．

網膜剥離に対する手術

それぞれの術式・適応とメリット・デメリットを解説する．

硝子体手術については，眼の中に細い器具を入れて行う治療であり，痛みを伴ったり傷が残るものではないこと，現在重篤な視覚障害をきたす状況にあり，これを阻止するために全力を尽くす必要があることを伝える．

まだ増殖が軽微で黄斑が維持されていれば，水晶体温存硝子体手術で良好な視力予後を見込めるが，操作可能範囲が狭いので，病変が網膜前方に存在する場合や，増殖の活動性が高い症例には効果が落ちる．水晶体切除術併用硝子体手術は，広範囲に操作を行うことができ効果が高い一方で，術後は眼鏡やコンタクトレンズなどの屈折矯正が早期から必要となり，時には眼球の成長が阻害されることもある．しかし，現時点では網膜，特に黄斑の維持を最優先することが何より重要であることを伝える．

　バックリング手術は，病変が網膜前方に伸展しており，硝子体手術を行うにはリスクを伴う場合が適応であるが，治療効果はやや低く，後にバックルを抜去する手術を要すること，近視化が起こりうることを説明する．

　これらの治療法は，全身状態が保たれていなければ施行困難であったり，途中で中止しなければならない可能性がある．特に両眼同時手術を行う場合，増殖・網膜剥離が軽度で，視力予後が期待できるほうの眼を先に行う．

　各眼の ROP の状態と，患児移送と麻酔にかかわる全身状態を考慮しなければならないので，新生児科医・麻酔科医とともに，家族に眼と全身の状態を説明し，十分な理解を得る必要がある．

治療後の経過観察

　治療が一段落した段階で，退院後も外来で

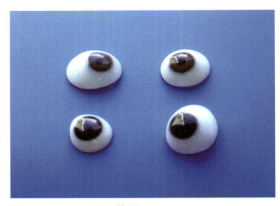

図10-1　コンタクト義眼
眼球萎縮の際，眼窩骨および周辺組織の正常な発育のために用いる．

定期観察を行い，一定期間は再燃（特に抗VEGF治療後）の有無について，その後は生涯にわたって晩期合併症の有無について検査する必要があることを伝える．視力を望める状態であれば，早期から屈折矯正などの弱視治療を積極的に行い，進行して重篤な視覚障害に至れば，成長に応じて視覚リハビリテーションの介入が必要である．極度の眼球成長障害や眼球萎縮に至った場合は，整容のためコンタクト義眼を装用することもある（図10-1）．

　一般に家族は視力を非常に気にするが，予後が明らかである場合を除けば，視力が測定できる3歳くらいになってから就学について考えることとし，それまでは視能訓練に努めることを勧める．

11章 リハビリテーション・ロービジョンケア

低出生体重児では屈折異常や斜視の合併が多く，早期から積極的な治療を必要とする．また，重症未熟児網膜症により重篤な視覚障害が残ることがあり，母親と同時に子ども本人への支援が必要となる．ロービジョンケアに関しては，視覚特別支援学校の教育相談を早期に紹介し，就学や学校生活まで切れ目のない支援を続ける必要がある．また，脳室周囲白質軟化症による脳性麻痺児では，視覚と肢体不自由，知的障害の重複障害が多いが，残存視機能が十分活用できるように援助する．

屈折矯正と視能訓練

屈折異常

低出生体重児では，満期産児に比べ屈折異常や斜視の頻度が高いことが知られている．

未熟児網膜症（retinopathy of prematurity：ROP）の発症の有無にかかわらず，近視の頻度が高く，またROPに対してレーザー網膜光凝固治療（光凝固）を広範囲に受けてい

ると強度近視になりやすい．しかし，頻度は低いものの近視だけでなく遠視や遠視性乱視の子どももみられ，さまざまな屈折異常が認められる．低出生体重児に対して眼鏡を処方する際は，屈折異常の強さと精神運動発達の状態を考慮し，個別に判断することが多いが，健常児の場合の目安を表11-1[1]に示す．寝ている状態や，はいはい，つたい歩きの段階では眼鏡の終日装用は難しく，歩行が可能となるとかけやすくなって眼鏡装用が定着することが多い．

表11-1 乳幼児に対する屈折矯正のガイドライン

	1歳未満	1～2歳未満	2～3歳
左右眼がほぼ同じ程度の屈折異常の場合			
近 視	−5.00D以上	−4.00D以上	−3.00D以上
斜視のない遠視	+6.00D以上	+5.00D以上	+4.50D以上
内斜視を伴う遠視	+2.50D以上	+2.00D以上	+1.50D以上
乱 視	3.00D以上	2.50D以上	2.00D以上
不同視の場合			
近 視	−4.00D以上	−3.00D以上	−3.00D以上
遠 視	+2.50D以上	+2.00D以上	+1.50D以上
乱 視	2.50D以上	2.00D以上	2.00D以上

（文献1を参照して作成）

近　視

　ROP を発症した子どもは，継続的に眼科を受診し，眼底検査を受けていく過程で屈折異常が発見されることが多い．強度近視では，屈折矯正を早期に行わないと，適切な視覚情報の入力が行われないため言語を含む全体的な発達が遅れることがある．1 歳代であっても歩行が可能になると遠くを見ることが多くなり行動が活発になるため，筆者は−5.00 D を超える強い近視であれば眼鏡処方を検討している．その際，4 歳頃までは室内が明視できる程度の低矯正とし，就学に合わせて年長頃から適矯正としている．低出生体重児にみられる強度近視は，通常の学童にみられる近視と異なり，幼児期はあまり進行しない例が多い．

近視性不同視弱視

　ROP の重症度に左右差があって，片眼のみ光凝固を多く受けると，そちらの眼のみが強く近視化して近視性不同視弱視がみられることがある．眼鏡処方は調節麻痺下屈折検査の度数から通常通り行うが，弱視訓練に関しては，通常の遠視性不同視弱視と異なり，遮閉による治療効果がみられないことがある．これは，光凝固による網膜の器質的な変化があるためと考えられる．牽引乳頭などに伴い黄斑部の所見がよくない場合や，視力が非常に悪く健眼遮閉を行うと嫌がって寝てしまうような場合，あるいは遮閉を行っても半年以上視力が改善しない場合は，弱視訓練を行わないか早期に中断することを決断するようにしている．

無水晶体眼

　ROP が重症化した場合，硝子体手術と同時に水晶体摘出術が行われることがある．この場合は術後早期に，手術を行った施設で眼鏡が処方される．その後 2 歳頃までは，遠視度数の急速な軽減がみられるが，軽減の速度

も度合いも個人差が大きい．このため，可能であれば 3 ヵ月ごとに屈折度数のチェックを行い，眼鏡を再処方する．眼鏡度数は乳幼児ではやや近見に合わせることが多いが，遠視度数が強すぎると，強度近視の場合と同様に発達への影響がみられる．

　また，遠視度数の急激な軽減は続発緑内障のこともあるため，眼圧や視神経乳頭の状態にも注意し，定期的にみていく必要がある．

その他の屈折異常

　光凝固を受けていても，遠視や遠視性乱視のこともある．また乱視が強い例も多いため，調節麻痺下屈折検査の結果をもとにしっかり屈折矯正をしていく必要がある．このときも歩行が可能になると思われる例では，歩行を待って処方すると眼鏡装用の定着がよい．弱視予防と治療のため，満期産児と同様に考えて眼鏡を処方する．

斜　視

内斜視

　低出生体重児では，高頻度で斜視がみられる．特に，大角度の内斜視がみられることがある．

　生後 6 ヵ月未満で発症する乳児内斜視の場合，2 歳頃までに眼位矯正を行わないと，両眼視機能が発達できないとされ，早期の手術が推奨されている．低出生体重児の場合は，脳室周囲白質軟化症[2] *1 や脳室内出血[3] *2 など中枢神経系の障害を合併していることも多いため，早期手術を行っても両眼視機能の発達が期待できず，手術時期に関しては慎重に検討せざるを得ない．実際には屈折矯正が安定した状態で行われ，視力や眼位の検査が十分にできるようになってから，手術を検討することが多い．内斜視の場合，術後に両眼視機能の回復が期待できなくても視野が広が

ることが多い．また整容的にも改善するため，大角度の場合は積極的に手術を計画する．

外斜視

低出生体重児では，内斜視のほか大角度の恒常性外斜視がみられることがある．中枢神経系の障害を伴っていることが多いため，前述の内斜視のときと同様に手術時期については慎重に判断する．

ROPによる耳側への黄斑偏位がみられる場合は，一見外斜視に見えるが外方偏位の状態で固視している偽斜視であり，実際には両眼視機能が良好なことがある（図11-1）．

間欠性外斜視の例では，満期産児と同様に視力や屈折異常に注意しつつ，慎重に手術の適応を検討する．

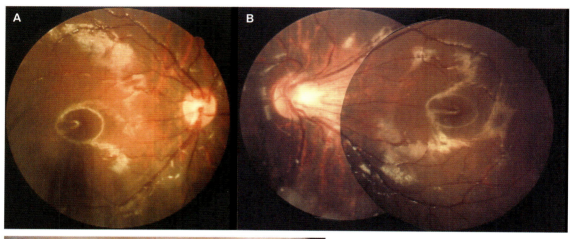

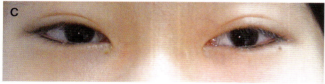

図11-1　偽外斜視の例
A・B：ROPに対し両眼光凝固を受けた．右眼（A）は後極部に著変はみられないが，左眼（B）は黄斑部反射は良好だが牽引乳頭と耳側への黄斑偏位を認める．視力は右眼（1.0×S－5.00D ◯ cyl－2.75D Ax170°），左眼（0.9×S－4.50D ◯ cyl－3.25D Ax20°）（在胎27週620gで出生，画像現在：A・Bは9歳，Cは11歳）．
C：眼位は，角膜反射では1.5mm外斜視であるが，遮閉試験では正位no shiftであり，TNO stereo test 60 secである．毎年学校健診で外斜視と診断される．

---

*1　脳室周囲白質軟化症[2]

　　低出生体重児では脳室から脳表に向かう血管の発達がきわめて遅く，脳表から来る血管との分水嶺のような境界が脳室周囲にみられ，血圧低下や血流低下に伴う虚血性変化を最も受けやすい．また髄鞘形成は低出生体重児において，脳室周囲が最も盛んな部位であり，この部位が低酸素による障害を受けやすいことも重なって，脳室周囲に虚血性変化が起こりやすいとされる．在胎29～30週の早産児が発症のピークであり，それより週数の早い児では脳室内出血が主たる病変となる．
　　脳室周囲白質軟化症はほとんどが両側性であり，その場合はほぼ100％脳性麻痺，特に下肢の痙性麻痺となる．病巣が広がった場合は，体幹，さらに上肢への錐体路も障害され痙性四肢麻痺を起こす．また，視放線も側脳室の後角の近くを通るため，眼球の異常運動を合併しやすい．

*2　脳室内出血[3]

　　低出生体重児では，側脳室周囲にある脳室上衣下胚層に脳室上衣下出血が起こり，その重症型が脳室内に穿破して脳室内出血となる．この上衣下胚層は神経細胞やグリア細胞を作り出す幼若な細胞の層であり，以後急速に退縮して満期頃にはほとんど認められなくなる．このため，脳室内出血は上衣下胚層が発達している在胎28週頃までの早産児に最も高頻度で起こる．

上下斜視

低出生体重児では，上下斜視の合併も多くみられる．眼位変動が大きく，外眼筋の過動や遅動がはっきりせず，中枢性の眼位・眼球運動異常と考えられることも多い．第一眼位が良好な場合は，手術を急がず慎重に経過観察を行う．

重篤な視覚障害をもつ乳幼児に対して

ROPが重症化し，最大限の治療を施したにもかかわらず盲やロービジョンとなることがある．

視反応の見方

光は最も強い視覚刺激となる（表11-2）．
まず，屋外に出たときに，日光をまぶしがるかどうか（眼を閉じる，顔をしかめる）を家族に聞いておく．太陽光は曇りの日でも室内の80倍近い光量があり，室内で光に対する反応がみられない子どもでも太陽の光をまぶしがる様子がみられることがある．これは，光覚の有無を判断する大切な情報となる．

診察室では，まず室内光の全点灯と全消灯に反応があるかどうかをみる．ピクッと身体を動かす，瞬目が起きるなど小さな反応を見逃さないように，何回か繰り返して観察する．

次に，暗室で音の出ない光る玩具に反応があるかどうかをみる．LEDを使った光る玩具は音が出ないので，視覚だけを刺激することができる．色や光量はさまざまなので，筆者は種々のものを用意し使用している（図11-2）．このとき明確な追視がみられなくて

表11-2　視覚障害の重い乳幼児の視反応の見方

問診から 太陽の光をまぶしがる様子があるかどうか
診察室で ①室内光の全点灯と全消灯に反応があるかどうか 　＊このとき羞明の有無に注意して観察する ②暗室で音の出ない光る玩具に反応があるかどうか ③明室で音の出ない光る玩具に反応があるかどうか ④縞視標に反応があるかどうか（縞視力） 　顔視標（図11-3）や光らない玩具への固視や追視があるかどうか 　人の顔を見ることがあるかどうか

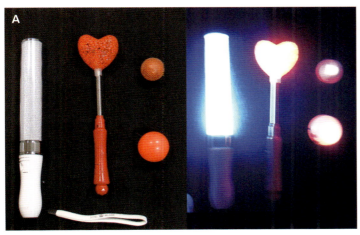 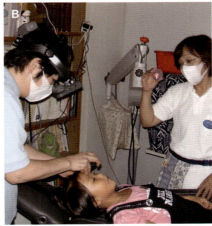

図11-2　光る玩具のいろいろ
A：光刺激としては，モーター音の出ないLEDを使った光る玩具を用いる．光の強さはさまざまなので，いろいろ試してみる．
B：光る玩具は眼底検査のときに固視灯としても用いることができる．

191

も，近づけると固視がみられることもある．暗室で反応がみられたら，明室でも行ってみる．ここまでは光覚に対する反応の有無をみている．反応の弱い乳幼児の視覚刺激にはこの光る玩具を使うことも多く，家庭でも時々反応をみてもらう．

光覚が確認できたら，縞視標による視機能評価に移る．縞への興味がない場合は反応がみられないことがあるので，色の鮮やかな玩具などで固視や追視を確認することも行う．人の顔は視覚刺激としてはとても強いので，人の顔への注視の有無や顔視標への固視，追視をみることもある（図 11-3）．

視反応に関しては，子どもの緊張状態や意識レベル，眼球運動が可能かどうかなどが大きく関係する．このため，家庭や療育・教育機関などでの状態も詳しく聞くようにする．

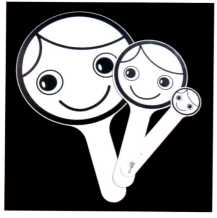

図11-3　顔視標
人の顔は視覚刺激として強い．この視標は3サイズあり，直径は一番大きなもので約20cm，中サイズ約13cm，小サイズ約5cmとなっている．どのサイズまで注視や固視がみられるかで，実際の生活上で用いる玩具や教材などの大きさを検討する（テイエムアイ社製；現在は中・小サイズが販売中）．

早期からのロービジョンケア

母親への援助

子どものロービジョンが予測される時点で，まず一番大切なことは母親への援助である[4]．小さく生まれてしまった子どもへの罪悪感に加えて，視力が悪いと言われることは母親にとって精神的に大きな負担となる．子どもの障害を受容できるようになるには，長い時間がかかることも覚えておきたい．これからどのように育てていけばよいのかなど，不安が大きいため，母親の気持ちに寄り添うような温かい対応が望まれる．

聴覚・触覚

人は視覚から約80％の情報を取り入れているという．視覚からの情報入手に頼れない場合，ほかの感覚をしっかり使っていくことが大切となる．まずは聞くことであり，新生児は0.01前後の視力なのに，聴力は35dB（デシベル）というささやき声程度の刺激音に対しても反応がみられ，新生児聴力検査に応用されている[5]．このため，音声による語りかけは非常に大切である．見えなくても母親の語りかけに反応してにっこり笑う乳幼児は多い．子どもの笑顔ほど母親を勇気づけるものはない．また，触覚も同時に使ったり伸ばしていきたい感覚である．

合図決め

見えないことは予測がつかないことにつながる．音声はもちろん一番大切であるが，言語理解が進むまでの間に，子どもとのコミュニケーションの一つの手段として「合図決め」がある．言葉かけと同時に，食事の前は頬を軽く触る，おむつ替えの前は軽く腰を叩くなど，母親がやりやすい合図を決めて家族で共有してもらえると，子どもは次に起こることの予測がつくようになる．低出生体重児では，

採血，点眼，眼底検査など押さえつけられてつらい思いをすることが多い．このような痛いことやつらいことがあるときは，まずその内容を言葉で伝えたうえで，あらかじめぎゅっと手を握るなどの合図を決めておくと，子どもは予測がつき，心構えしやすい．同時に「ちょっと痛いけれどすぐ終わるから我慢しようね」「大事な検査だから頑張ろうね」と検査する側も声かけをきちんとするようにしたい．「目薬をつけるよ」と言ったときに，嫌がって泣き出してくれれば，目薬をつけるときに感じる衝撃は少ない．この合図決めは，できるだけ早期に診察の際に母親に伝えるようにしたい．

子育てについての相談への対応

母親から子育てについての質問や相談が出た場合は，できるだけ速やかに居住地の近くあるいは地域の視覚特別支援学校の教育相談を紹介する．子どもは成長するため支援内容も時々刻々変わっていく．このためきめ細かなロービジョンケアを眼科だけで行うことは難しく，やはり専門的な知識をもった教育相談担当の教員（学校）の定期的な援助を受けることが大切である．また，この援助が幼稚園・保育所での生活や，就学に関する援助にもつながる．

羞　明

肢体不自由や知的障害を合併している乳幼児では，羞明に対するケアが遅れてしまう例がしばしばみられる．先述した視機能評価のなかで，室内光を全消灯するとぱっちり眼を開ける子どもがいる．通常の室内では眼を細めている状態であるが，保護者も「いつもこの子は眼が細い」と思い込んでいて，羞明により眼を細めていることに気づいていない場合がある．暗い部屋で眼の開け方が変わるかどうかをしっかりみることが必要である．

肢体不自由の子どもは座位保持装置[6]*3に座っていないときは，床に寝た状態でいることが多く，顔が天井を向いてしまうため，照明がまっすぐ眼に入ってしまいやすい．このような例では，室内でも遮光眼鏡を用いると本人が楽に過ごせることが多い（図11-4）．

身体障害者手帳

子どもの障害の受容の有無にかかわらず，両親にとって障害のある子どもを育てることは時間的にも経済的にも本当に大変である．身体障害者手帳があると種々の社会的援助を受けられるため，最近では早期に手帳の取得を希望する保護者がほとんどである．

視力そのものが年齢によって発達するため，3歳頃までは手帳の交付は難しいとされる．乳幼児期早期から重症の心身障害を伴い，視反応が不良で大脳性視覚障害（視交叉または外側膝状体より後方の視覚路における損傷の結果，視知覚機能が低下した状態）と思われる症例もみられる．大脳性視覚障害では，視覚誘発電位（visual evoked potential：VEP）で反応がみられていても視反応が非常に悪い例もみられる．しかし，明らかなVEP反応不良がみられる場合は，早期に視覚障害を確定できる．大脳性視覚障害と思われる例でも，眼所見から明らかに低視力が推測される例で

---

*3　座位保持装置[6]
　　外傷や疾病などにより座位を保持できない障害に対して，①生理機能の向上，②変形拘縮の予防と矯正，③日常生活動作の改善などを目的として座位を保持させるための補助装置である．車いすの形をしているが，個々の身体や運動機能に合わせて個別に作られる．

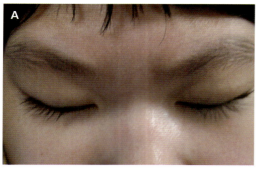 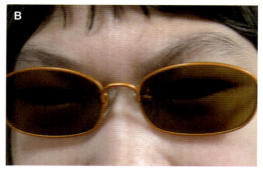

図11-4 羞明に対する遮光眼鏡の効果
新生児仮死があり，低酸素性虚血性脳症から脳性麻痺となった．両視神経萎縮がみられている．暗室で光る玩具に対してはゆっくりとした追視がみられるが，明室では反応が出ない．縞視標への反応もなく光覚のみの状態である．室内光では下を向いて眼を閉じる様子がみられていた（A）．暗室では開瞼する様子がはっきりみられたため，羞明があると判断し，遮光眼鏡（東海光学社：CCP400TR）を処方した．遮光眼鏡装用下ではしっかり開瞼ができるようになっている（B）（在胎34週1,690gで出生，画像現在：9歳）．

も，成長によって視反応が変化することがないとは言えないため，1年後に再認定を行うことの了承を保護者から得たうえで早期に申請することが多い．

ROPに対して広範囲にわたる光凝固を受けている症例では，求心性視野狭窄になっていることが予測される．しかし小児の視野検査は実施が非常に難しく，低視力や眼振の合併もみられ，再現性のある回答が得られにくい．このため，視力値のみで手帳を取得していることがほとんどである．もちろん成長により，再現性のある視野検査結果が得られるようになったときは，視野等級に該当するかどうかを検討する．

2018年7月より視覚障害に関する身体障害者手帳の認定基準が変更となり，視力障害に関しては，今まで両眼の視力の和で判定していたが，良いほうの眼の視力で判定することとなった．また，視野についても判定基準が変更されている[7,8]（表11-3）．

重複障害

低出生体重児では，脳室周囲白質軟化症に伴う脳性麻痺を合併することが多い．多くは四肢麻痺で，座位保持装置を必要とする．麻痺が重度の子どもでは，四肢麻痺だけでなく眼球運動障害を伴うことが多く，自分の見たいものへ視線移動することがなかなかできない．また大脳性視覚障害も伴って，不随意な眼球運動を合併していることもある．固視や追視が難しいため，縞視標やCardiff acuity testなど，視線移動による視機能評価をすることが困難な場合も多く，慎重に視反応をみる必要がある．

視力の弱い子どもの特徴の一つに，光刺激に引かれて天井を見るという動作がある．新しい場所では，必ずといってよいほど天井を見上げる．逆に天井を見上げる動作が子どもにみられる場合は，視力が悪いことを推測する．また，首を左右に振る動作がみられることもある．これは中心視力が悪いときに周辺視野を自己刺激するために行っていると考えられ，やはり視力が悪いことを推測する．

低出生体重児にみられる脳室周囲白質軟化症では，四肢麻痺の程度に比して知的障害が軽度なことが多い．言語での表現ができなくても，こちらの言っていることはよくわかるときもある．年齢相応の対応をしないと子ど

表11-3 身体障害者障害程度等級表（2018年7月改正）

級別	視覚障害
1級	視力の良い方の眼の視力（万国式試視力表によって測ったものをいい，屈折異常のある者については，矯正視力について測ったものをいう．以下同じ．）が0.01以下のもの
2級	1　視力の良い方の眼の視力が0.02以上0.03以下のもの 2　視力の良い方の眼の視力が0.04かつ他方の眼の視力が手動弁以下のもの 3　周辺視野角度（Ⅰ/4視標による．以下同じ．）の総和が左右眼それぞれ80度以下かつ両眼中心視野角度（Ⅰ/2視標による．以下同じ．）が28度以下のもの 4　両眼開放視認点数が70点以下かつ両眼中心視野視認点数が20点以下のもの
3級	1　視力の良い方の眼の視力が0.04以上0.07以下のもの（2級の2に該当するものを除く．） 2　視力の良い方の眼の視力が0.08かつ他方の眼の視力が手動弁以下のもの 3　周辺視野角度の総和が左右眼それぞれ80度以下かつ両眼中心視野角度が56度以下のもの 4　両眼開放視認点数が70点以下かつ両眼中心視野視認点数が40点以下のもの
4級	1　視力の良い方の眼の視力が0.08以上0.1以下のもの（3級の2に該当するものを除く．） 2　周辺視野角度の総和が左右眼それぞれ80度以下のもの 3　両眼開放視認点数が70点以下のもの
5級	1　視力の良い方の眼の視力が0.2かつ他方の眼の視力が0.02以下のもの 2　両眼による視野の2分の1以上が欠けているもの 3　両眼中心視野角度が56度以下のもの 4　両眼開放視認点数が70点を超えかつ100点以下のもの 5　両眼中心視野視認点数が40点以下のもの
6級	視力の良い方の眼の視力が0.3以上0.6以下かつ他方の眼の視力が0.02以下のもの

（文献8より許可を得て転載）

もの心を傷つけることがあるため，この点にも注意したい．

言語表出が困難な場合でも，絵視標やランドルト環を用いてマッチングさせる方法で視力を測定できることがある．絵合わせと同様にランドルト環の4方向の向きを印刷したものを見せ，出されたランドルト環と同じ向きのものを指し示してもらったり，あるいは視線で合図を送ってもらったりする．体幹の保持の問題があり，手元のものを頭を下げた状態で見るのは非常に難しく，正面のほうが見やすいため，視標の提示位置にも配慮が必要である．

屈折異常の頻度が高いため，調節麻痺下屈折検査は必須である．人の顔への注視や追視，光らない玩具への追視がみられる程度の視反応が認められる場合は，積極的に屈折矯正を検討する．

斜視も高頻度でみられる．たとえ整容目的の手術であっても，子ども本人が手術を希望することがある．また，術後眼位が良好となると保護者の受け入れがよくなる例もある．このため，手術時期は比較的遅くなることが多いが，重複障害がみられても眼位矯正は積極的に検討することが多い．

就学相談と学校での対応

未熟児網膜症による視覚障害児の就学

一般に両眼での矯正視力が0.1以上0.3未満は視覚特別支援学級（弱視学級）への通級，0.1未満は視覚特別支援学校（盲学校）への就学が目安となっている．しかしROPの患児は，発達遅滞・知的障害，聴覚障害，肢体不自由の重複が多いため，視力障害が軽度で

も視覚特別支援学校・学級への就学が適切となる場合がある．

視覚特別支援学校児童生徒の視覚障害原因の推移をみると，ROPの比率が近年増加し，2015年度は18.40％であった（**表11-4**）．年齢群別では6～12歳が最多で28.27％を占めている[9]．一方，重複障害の程度によって知的もしくは肢体不自由特別支援学校などへ就学することがあり，視覚支援の連携を要する．

医療機関から教育機関への連携

重症ROPの患児では，高度の視覚障害と重複障害が高率に起こるため，0～2歳までの早期に専門家と連携して，患児に対するケアと家族に対する支援を開始する．院内で眼科および他科における医学的評価を行い，医療機関から教育機関（視覚特別支援学校幼稚部など）や福祉へ連携する体制をつくる（**図11-5**）．

就学相談の実際

乳幼児相談・教育相談（0歳から就学まで）
❶支援機関
・視覚特別支援学校幼稚部の早期教育相談．

・視覚特別支援学校による保育所や幼稚園，通園施設へのサテライト活動や巡回相談，訪問相談．
・地域の福祉関係施設（全国的に数は少ない）．

❷支援の方法[10]
▶保護者への相談支援
保護者の不安や責任感を理解したうえで「母親」となっていくことへの支援が大切である．特にROPでは，妊娠中から「母親」としての気持ちを育てていくことが時間的にできず，不安を多く抱えている．その点を踏まえ保護者に寄り添っていく必要がある．また，視覚障害だけではなく患児の全般的な障害と成長について相談支援していく．

▶保護者同士の育ち合いへの支援
視覚障害のある子どもをもつ保護者同士が出会うことは少ない．グループ相談を行うことで，保護者同士の相互の育ち合いや仲間作りを支援し，障害を受容して将来を考える機会をもつことができるようになる．ROPでは視覚だけでなく身体全体の発達に対して不安が強く，先輩の保護者との話のなかで同病の患児の子育てを学んでいくことができる．

表11-4　視覚特別支援学校児童生徒の視覚障害原因の推移（％）

視覚障害原因	1970年	1975年	1980年	1985年	1990年	1995年	2000年	2005年	2010年	2015年
先天素因	80.9	76.5	66.9	60.5	61.7	56.23	50.70	57.10	51.38	54.73
未熟児網膜症	1.1	4.9	10.1	13.1	11.8	12.00	14.17	17.27	18.64	18.40
全身病	4.4	4.52	4.3	4.4	5.8	7.25	8.37	6.30	8.06	6.24
腫瘍	1.8	2.6	3.8	5.5	6.6	6.94	5.30	5.87	6.04	6.13
外傷	2.2	3.1	2.9	3.3	3.3	3.24	2.95	2.80	2.28	2.03
感染症	3.7	1.7	1.7	1.2	1.9	2.20	1.44	1.31	1.30	1.15

（文献9を参照して作成）

A

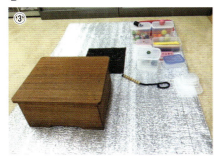

B

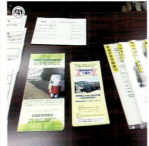
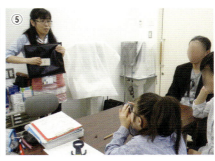

図11-5 院内相談
A：連携カード．①患児の背景・保有視機能・ニーズを事前に連絡，②相談およびケア内容を記載．
B：実施形式．国立成育医療研究センター眼科ロービジョンルームで東京都立久我山青光学園視覚障害教育専門家が実施．③行動観察のスペース，④情報提供の資料，⑤光学的補助具の試用．

▶年齢や個々の障害・発達段階に沿った小児への支援

　同じROPでも個々の見え方は違い，重複障害の有無や程度も異なる．一人ひとりに合った環境や運動や日常生活，言葉かけなどに関して支援を行う．未熟児では修正月齢で成長をみていく必要がある．しかし就学に向けて，居住地の教育委員会では，生年月日での相談となることを保護者とともに確認して考えていく．

▶巡回相談・訪問相談

　日頃通っている保育所などへ適切な環境作り，日常生活や身体作りへのアドバイスを行うことによって，周囲の理解と患児の

成長を促すことができる.

❸支援の進め方[10)]

▶乳幼児期

視覚情報が不足するため,事物の概念を理解しにくく,不安や恐怖を感じて身近な環境に対する行動が制限される.また,模倣して覚えていく身体の動きを学習しにくい.保有視機能と聴覚,触覚,嗅覚,味覚などの感覚すべてを活用する力を育てることが大切である.

● 保有視機能の活用

患児の保有視機能を十分に把握し,視覚を積極的に使えるように支援を行う.背景を考えて見やすい環境にすること,コントラストのはっきりしたものを用意すること,見せたいものを近づけて「見て」と声をかけたり,近づけて見たときに「見たね」と声をかけたりすることで,見ようとする意識をもたせることができる.

● 音や声から主体的に

視覚障害児は身近なところから聞こえる音,言葉(声),音楽に関心を抱き,手を伸ばしたり,耳を近づけたりする.音,声は,患児が外界へ興味を広げ,積極的にかかわろうとするための大切な要素である.ROP患児に対し,修正月齢に合わせた言葉かけを行い,音や声を聞いたり出したりすることを楽しむことで,興味や関心が高まり,言葉を育てることへつながる.

● 触ることから知ることへ

重症視覚障害児では,自分から楽しんで触る,触ろうと手を伸ばすことが外界を知ることの第一歩となる.ROP患児は,手指操作・微細運動が発達しにくいため,乳幼児期から触ることを十分に教えていく必要がある.いろいろな感触のもの(つるつる,ざらざら,重い,軽いなど)を与え,触覚に保護者が言葉をつけていくことで,その概念を学ぶことができる.

● 空間の把握

自分の身近な空間を把握することで行動が広がる.壁を触って動いていくときに同じところに同じ家具が置いてある,同じところに玩具を片付けるなど,わかりやすい空間を作ることを心がける.触ることや音の活用によって,空間を把握する力を育て,手指の操作性,巧緻性の基礎を作る.

● 日常生活習慣の活用

見てまねることが少ないため,食具を持っている保護者の手を上から触ったり,保護者と一緒に食具を持ったりするなど,日常生活で動作やその動作を行う場面などのイメージをもたせるとよい.患児の手が少しでも動いたら,そのつど言葉かけを行う.重複障害児には丁寧でわかりやすい言葉かけを工夫し,それに対する反応を見落とさないことがとても大切である.

● 身体を大きく使った遊びを

ROP患児は運動発達も未熟である.身体を大きく使った粗大運動の機会を意図的に設け,身体のバランスや使い方を育てる.

▶幼児期

視覚特別支援学校幼稚部がセンター的機能を担い,地域の幼稚園,保育所,通園施設などで支援が行われる.

● 手指を使ってじっくり触る

遊びのなかでじっくり触ること,触りながら音,温度,匂いなどの感覚を含めて実体験をしていくことが大切である.たとえば,植物や動物を触る際に,「大人が触っているときに近くにいる」ことから,「大人が触っているものに少しずつ触る」ことへ,そして「大人と一緒に触る」こと,「自分から触っていく」ことへ,連続した体験から概念が育ち,主体的な動きができるようになる.

● 空間の拡大

大きな動きを取り入れた運動やリズム遊びを行うことで,自分のボディイメージを

作り，身体の近くから徐々に遠く広い空間の把握を促す．弱視児には見本を近くで見せ，全盲児にはわかりやすい言葉で説明をしてイメージをつかませる．

● 眼と手の協応

見ることの喜びやじっくり見たいという意欲を育てること，見ながら手を使っていくこと，微細な運動を取り入れることが，学習の基礎を作り，補助具や拡大読書器やコンピュータの使用へとつながる．

● 玩具の工夫

・手指を使う手作り玩具（図11-6 A・B）：感触，音，色合いの工夫，つまみやすい工夫によって手指の微細運動や協応を促す．
・折り紙（図11-6 C・D）：貼ってある紙を折るように動かせる．
・塗り絵：立体コピーを活用し，輪郭線をわかりやすくする．空間を把握することができる．

就学相談

❶ 就学相談に向けた支援

特別支援学校や特別支援学級では，学校公開や体験入学・相談の実施やパンフレットなどを作成して，就学先の情報提供や理解啓発を行っている．ROP患児では，就学後の相談支援，晩期合併症による視覚障害への対応のため，地域の視覚特別支援学校と連携をとっておくことが特に重要である．

❷ 補助具を試してみる

就学へ向けて保有視機能を活用するために，小児の発達に沿って遮光眼鏡，拡大鏡，単眼鏡，拡大読書器などの光学的補助具を試用する機会を設ける（図11-7）．重複障害児では補助具の使用が困難であり，見やすい環境を整えることから始める．

▶ 教材の選定

視力や視野の評価とともに，読み速度を測定して，最適文字サイズを決められると

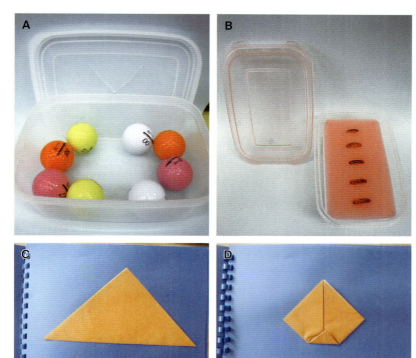

図11-6 玩具の工夫
A・B：手指を使う手作り玩具．
C・D：実際に紙を動かせる折り紙の本．

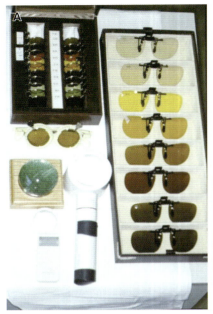
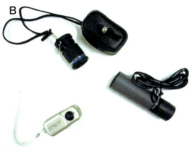
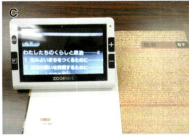

図11-7　小児に適した光学的補助具
A：遮光眼鏡とレンズ・拡大鏡．
B：単眼鏡．
C：拡大読書器．

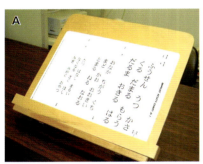
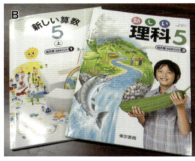

図11-8　教材の選定
A：読書チャート：MNREAD-JK．最適文字サイズを決める．
B：拡大教科書．

よい．視覚障害に適した文具や拡大教科書の準備を進める（図11-8）．

就学後の対応
❶学習内容
▶視覚特別支援学校・その他の特別支援学校
個々の障害の状態や発達段階に合わせた指導を1対1で行う．
・小学校と同じ教科での学習＋自立活動．
・教科書：点字教科書，拡大教科書，一般図書など．
・重複障害児への教育．

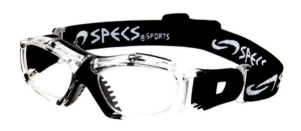

図11-9　スポーツゴーグル
（写真提供：オグラ眼鏡店）

▶ 視覚特別支援学級・その他の特別支援学級

地域により異なる．詳しくは地域の教育委員会へ問い合わせるとよい．

・通級指導：週に数時間の支援（自立活動，教科の補充など）．
・固定学級：小学校と同じ教科での学習＋自立活動．
・知的障害教育，肢体不自由を踏まえた指導（教科指導＋自立活動）．

❷ 医療機関と教育機関の連携

ROP 患児では，さまざまな晩期合併症によって視機能が低下するリスクがある．定期的な医療機関への受診，継続した連携，年齢に応じたケアが非常に重要である．眼球打撲によって網膜剥離や緑内障をきたすと失明するおそれがあるため，激しい運動は避け，保護眼鏡を着用する（図11-9）．

文 献

1) Amblyopia PPP-2017 AAO PPP Pediatric Ophthalmology/Strabismus Panel, Hoskins Center for Quality Eye Care https://www.aao.org/preferred-practice-pattern/amblyopia-ppp-2017

2) 仁志田博司：脳室周囲白質軟化症．"新生児学入門（第4版）"医学書院，2012，pp375-378.

3) 仁志田博司：未熟児の脳室内出血．"新生児学入門（第4版）"医学書院，2012，pp363-366.

4) 猪平眞理：視覚障害のある乳幼児の早期の支援と育児（0～2歳頃）．"視覚に障害のある乳幼児の育ちを支える"猪平眞理 編著．慶應義塾大学出版会．2018, pp21-28.

5) 厚生労働科学研究子ども家庭総合研究事業「新生児聴覚スクリーニングの効率的実施および早期支援とその評価に関する研究」班：12．新生児聴覚検査に関するQ&A，"新生児聴覚スクリーニングマニュアル"2007. http://www.jaog.or.jp/sep2012/JAPANESE/jigyo/JYOSEI/shinseiji_html/shi-12.html

6) 座位保持装置 http://www.pref.hokkaido.lg.jp/hf/sss/grp/h24zaihojisouti.pdf

7) 厚生労働省：視覚障害の認定基準等の見直しに関する通知改正等（平成30年7月1日～）身体障害者障害程度等級表の解説（身体障害認定基準）について」の一部改正について．http://www.mhlw.go.jp/file/06-Seisakujouhou-12200000-Shakaiengokyokushougaihokenfukushibu/0000205739.pdf

8) 高野 繁，白井正一郎，福田敏雅：視覚障害認定基準に関する改正のお知らせ．日本の眼科89：680-716，2018.

9) 柿澤敏文：全国視覚特別支援学校及び小・中学校弱視学級児童生徒の視覚障害原因等に関する調査研究—2015年調査—報告書．2016.

10) 猪平眞理 編著：視覚に障害のある乳幼児の育ちを支える．慶應義塾大学出版会，2018.

11) 全国盲学校校長会 編著：視覚障害教育入門Q&A．ジアース教育新社，2000.

12) 五十嵐信敬 編著：目の不自由な子の育児百科．コレール社，1992.

13) 猪平眞理，大内 進，牟田口辰己：五訂版 視覚障害教育に携わる方のために．香川邦生 編著．慶應義塾大学出版会，2016.

14) 全国特別支援学校校長会 編著：介護等体験ガイドブック フィリア［新学習指導要領（平成29年公示）版］．ジアース教育新社，2018.

12章 晩期合併症

未熟児網膜症の発症メカニズムや急性期の発症形態については、その重要性に鑑み非常に多くの研究がなされている。病型については2005年の国際分類改定において、また、治療の開始時期についてはETROP studyによって確立されたといっても過言でない。一方、晩期合併症については、さまざまな病態を呈し、また生涯にわたり観察が必要にもかかわらず、定まった観察基準は存在していないことが現状である。本章においては、特に注意すべき合併症の病態と対処法について、代表症例を挙げながら解説したい。

◎はじめに

未熟児網膜症(retinopathy of prematurity：ROP)では、鎮静化し瘢痕期に至っても以下の合併症が起こりうる。これらは成長期に起こることが多いが、成人でも起こりうるので、生涯にわたって経過観察が必要である。

角膜混濁

ROPにおける晩期合併症としての角膜混濁は、さまざまな要因によって起こる（図12-1）。CRYO-ROP studyによると、ROPにおける晩期合併症のなかで、角膜混濁の発症率はROP発症後1年で0.6%、2年で0.7%とされている[1]。また、自然経過例では、網膜剥離を伴う重症例でより多く認めるとされる。これは、線維血管増殖の晩期における収縮と、水晶体の前方移動、また、前房の消失（図12-2）が原因となることや[2]、慢性炎症の関与が示唆されている[3]。ETROP study後の同様の報告は、発症後2年経過したtype 1 ROPもしくはprethreshold ROP 269例について、角膜混濁の発症は早期治療群で1.5%、CRYO-ROP studyの治療基準で2.6%と報告されている[4]。

晩期に閉塞隅角緑内障を併発したり（後述）、また、網膜剥離に対して硝子体手術が施行され、シリコーンオイルが注入されている例、眼球癆に至った例においても角膜混濁を認めるが、これらの頻度についての報告はない。

G-ROP studyにおいては、北米の29施設において、レーザー網膜光凝固治療（光凝固）群と抗血管内皮増殖因子（vascular endothelial growth factor：VEGF）治療群において15ヵ月にわたって経過が観察され、いずれの群においても角膜混濁に至った症例はなかった[5]。これらの報告や自験例からは、自然治癒した例、光凝固や抗VEGF治療が奏効した例、晩期に白内障や緑内障を併発しない例においては、晩期に角膜混濁を認めることはまれであると考えられ、ROP発症初期の適切な治療が最も重要であると考えられる。

また、角膜混濁を伴う例は通常、角膜実質に混濁が及んでいる。片眼混濁例では弱視が完成していることが多く、また、両眼性では網膜剥離を含めた合併症を有することが多いため、角膜移植は適応とはならない。さらに、小児期の全層角膜移植は、拒絶反応、緑内障の合併により術後成績が悪いため、角膜混濁

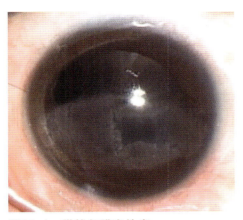

図12-1　帯状角膜変性症
右眼，術前．角膜中央よりやや下方に帯状の角膜混濁を認める．流涙や疼痛を認め，5歳時に手術（在胎23週530gで出生，修正35週で両眼に冷凍凝固，眼底は瘢痕期2度）．

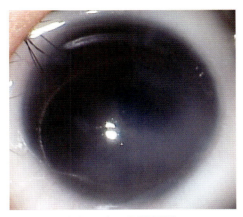

図12-2　光凝固後の角膜混濁
左眼．水晶体・虹彩が前方に偏位し，特に下方から耳側において前房が消失，角膜実質に及ぶ混濁をきたしている（在胎22週520gで出生，修正33週で光凝固，眼底は瘢痕期5度）．

を起こさないような初期のROP管理が重要である．整容面では，表層義眼や虹彩付きコンタクトレンズが適応となる．

白内障

ROP晩期に白内障を合併する頻度は概ね1〜2％とされている[6,7]．白内障の形態を詳細に調べた報告は少ないが，全白内障，核白内障，層間白内障，後囊下白内障のいずれもが報告されている[7]．現在はあまり用いられなくなったが，光凝固に比べ冷凍凝固治療後には発症頻度がより低いとされる[8,9]．また，抗VEGF治療においてはさらに白内障の晩期合併が抑制されるようである[5,10]．すなわち，晩期白内障に関しては光凝固がその主な原因となっている（図12-3，図12-4）．光凝固が白内障を引き起こすメカニズムについては，水晶体血管膜に熱エネルギーが吸収され二次的に発症，後囊の破損，前眼部虚血による二次的な要因，uveal effusionによる変化，などが提唱されている．なかでも，白内障合併例には前房出血，角膜混濁，虹彩萎縮，虹彩後癒着，毛様体充血，脈絡膜肥厚の所見がみられることが多く，前眼部虚血に引き続く二次的な白内障であるとの説が有力である[11]．

一方，ROP自然軽快例にも白内障合併例があること[7]，また，無治療例で網膜部分剝離，または全剝離（stage 4，またはstage 5）に至った症例では，54.8％もの白内障合併例が報告されており[3]，必ずしも光凝固のみに病因があるわけではない．また，近年では網膜剝離合併例における水晶体温存硝子体手術が頻繁に行われるようになっているため，眼球が小さく水晶体が大きい未熟児眼において，成人に用いられる硝子体手術器具が水晶体に接触するために白内障を引き起こす例も増えており，術後5.6〜19％に白内障を合併するとされている[12,13]．

白内障の治療は，網膜全剝離や，片眼部分剝離に合併したものでは概ね適応はない．眼底が良好である場合には，先天白内障の治療方針に準じて行われる．治療の臨界期は一般的に両眼性か片眼性かによって異なり，片眼性では修正6週，また，両眼性では修正10週である．これは，白内障による形態覚遮断

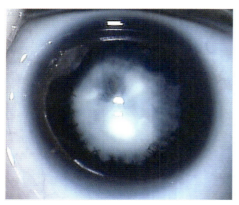

図12-3　光凝固後の白内障
右眼．中心に向かう楔状の白内障があり，虹彩の萎縮はみられないが，水晶体血管膜とともに後癒着している．白内障手術時に，後嚢破裂が確認された（在胎24週700g台で出生，修正38週で光凝固，10ヵ月時に両眼白内障を発症，徐々に進行し3歳時に両眼水晶体切除と前部硝子体切除，眼底は瘢痕期2度）．

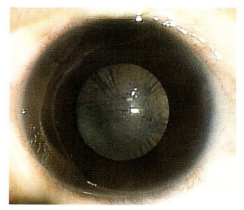

図12-4　光凝固後の白内障
右眼．核から皮質白内障があり，耳側水晶体後面には増殖組織が接着している（瘢痕期4度）．網膜ひだを伴い，また，眼底の透見は比較的良好であり手術は施行していない（在胎23週750gで出生，修正34週で光凝固，3歳時に両眼白内障を発症，徐々に進行．12歳時前眼部写真）．

作用が強い場合に適応される．自験例では，硝子体手術の際に設置された infusion port に水晶体が接触し，軽度の白内障を呈した例があるが，これは混濁が周辺であり，また徹照や眼底の透見が良好であることから形態覚遮断作用が軽度であると考えられる．このような場合，手術は必須ではなく，視反応や視力を確認しながら白内障が進行すれば手術を考慮する．

緑内障

ROPにおける晩期合併症としての緑内障は，主に水晶体後方の増殖膜の収縮による水晶体・虹彩の前方偏位によって起こり，わが国における「緑内障診療ガイドライン（第4版）」によれば，続発小児緑内障（後天要因による続発緑内障）に分類される（図12-5，図12-6）．

発症頻度は，CRYO-ROP study によれば12ヵ月の経過観察において1.5%[9]，5年半の経過観察で治療群2.9%，非治療群6.1%であり[14]．ETROP study によれば6年の経過観察において1.7%とされており[15]，その頻度はさほど高くない．一方，stage 4 や stage 5 に進行したROPにおいて，発症率は約5年の経過観察中に22.6%ともされており[3]，ROPが重症化すれば5人に1人が緑内障を合併するとも考えられる．

病因は，水晶体後面の増殖膜が瘢痕期において収縮することで起こる水晶体・虹彩の前方偏位に伴う閉塞隅角緑内障が主であり，慢性経過をたどるものと，瞳孔ブロックによる急性発作をきたすものがある[16,17]．ほかに，毛様体ブロック[18]，新生血管緑内障によるものも[19]報告されている．Hartnett らの stage 4～5 ROP 27眼における前眼部の観察において，2象限以上の閉塞隅角をきたしたものは12%，Schwalbe線異常を15%，虹彩根部高位付着を58%，虹彩低色素を73%，隅角の器質膜を69%，周辺虹彩前癒着を62%，隅角新生血管を46%，隅角後退を46%に認め，ROPに合併する緑内障の背景に先天的な隅角形成不全がある可能性を示唆している．

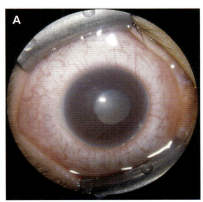
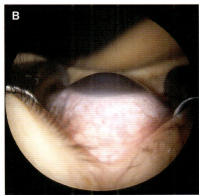

図12-5 前房消失による緑内障

A：左眼、前面. stage 4Bまで進行し、網膜ひだを形成するも、前房がある状態で落ち着いていた. 1歳時に増殖組織の収縮が起こって前房が消失し、緑内障を発症した. 角膜上皮浮腫と毛様充血が起こっている. 水晶体切除と硝子体手術で前房が形成され、緑内障は治癒した（在胎23週500g台で出生、生後2ヵ月に光凝固、1歳で水晶体切除と硝子体手術）.

B：左眼、側面. 側方から観察すると前房が消失しているのがわかる.

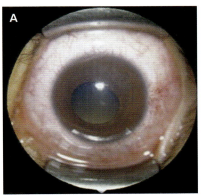
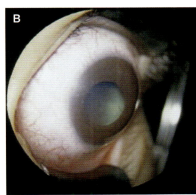

図12-6 浅前房による緑内障

A：左眼、前面. stage 4Bまで進行し、網膜ひだを形成するも、前房がある状態で落ち着いていた. 16歳時に増殖組織の収縮が起こって浅前房となり、狭隅角緑内障を発症した. 眼圧は34mmHgで、毛様充血が起こっている. 線維柱帯切除術によって緑内障は治癒した（在胎25週700g台で出生、修正35週に光凝固・冷凍凝固）.

B：左眼、側面. 耳側で水晶体後部線維結合組織が収縮し、特に浅前房となっている.

　水晶体・虹彩の前方偏位が緑内障の主な原因であることからも、治療においては水晶体切除術が安定した効果を示している[16]. 一方で、緑内障の程度に応じて点眼薬、周辺虹彩切除術、レーザー虹彩切除術、チューブシャント手術、毛様体冷凍凝固術が用いられる[19,20].

　近年、重症ROPに対する早期硝子体手術が導入されることによって、特にstage 4症例においては視力予後が改善されている[21,22]. 一方、早期硝子体手術が導入されるようになって、晩期において緑内障をきたすようになってきており、術後の発症率は10.0～14.5％とされている[23,24]. これらの報告のなかで緑内障をきたす要因として、より出生週数が低いこと、水晶体切除併用、stage 5症例であること、が想定されている. 晩期緑内障の発症を考慮すれば水晶体温存硝子体手術が望まれるが、特にAPROPでは水晶体温存によって網膜剥離治癒率が低下するため[25]、水晶体切除は必要であれば行い、術後の緑内障合併に注意しながら慎重に経過観察を行うことが必要である. 視力予後は不良であり、ETROP studyにおける視力が測定できた緑内障合併眼12眼中8眼では、7眼が光覚なし、1眼が0.05であった[15]. stage

4やstage 5の重症例に緑内障が合併しやすいこと，通常片眼性であることが，視力予後を不良にする要因と考えられ，ROPが重症化する前に適切な対応を取ることが最も重要であろう．

硝子体出血

ROPの晩期合併症として，硝子体出血がある（図12-7）．硝子体出血は原因から2つに大別される．1つは網膜裂孔を伴うもの，もう1つは網膜裂孔を伴わないものである．網膜裂孔を伴うものは，硝子体牽引によって網膜裂孔が形成された際に，網膜血管が破綻するために起こる出血であり，通常の裂孔原性網膜剥離に伴う硝子体出血と同様の原理で発症する．一方，裂孔を伴わない晩期硝子体出血は，残存した線維血管増殖に硝子体牽引がかかり，異常血管を破綻させることによって発症する．

晩期ROPに合併した硝子体出血に関する報告は少ないが，Ruthら[26]によると，ROP既往があり硝子体出血をきたした生後10.8ヵ月から15歳までの13例14眼において，わずか2眼（14％）のみが裂孔原性網膜剥離を合併し，11眼（79％）は網膜裂孔・網膜剥離を合併しなかった．本報告からは，ROPの瘢痕期に硝子体出血を起こしたとしても必ずしも網膜剥離を合併しないことがわかる．また，これら14眼はすべてstage 3以上の網膜症既往があったことや，別の報告で残存した瘢痕期の増殖組織においても血流が確認されていることからも[27]，裂孔を伴わない硝子体出血は，線維血管増殖周囲に存在する異常硝子体とその牽引[28]が，増殖膜中の異常血管を破綻させることによって発症すると考えられる．

晩期において硝子体出血をきたし眼底が透見できない場合は，超音波を用いて網膜剥離の有無を検査する（図12-8）．網膜剥離を合併しない場合は，出血は高度でない場合が多く，数ヵ月の観察の間に眼底が透見できるようになり，視力も上昇することが多い．硝子

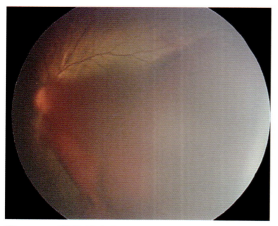

図12-7 硝子体出血
左眼．stage3まで進行して，光凝固により瘢痕期1度で治癒した．生後10ヵ月時に，光凝固瘢痕と硝子体との癒着部から大量の硝子体出血が起こった．超音波断層像を含めて経過観察したが，網膜剥離は起こらず，3ヵ月で自然に吸収された（在胎27週1,000g台で出生，修正36週に光凝固）．

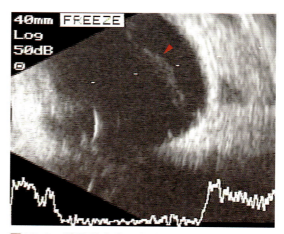

図12-8 硝子体出血の超音波断層像
左眼．stage3まで進行して，光凝固により瘢痕期2度で治癒した．6歳時に左眼視力低下を自覚し，眼底検査で硝子体出血を指摘された．眼底は透見不能．視力は眼前手動弁である．超音波断層像では出血に後部硝子体剥離（▶）を併発したが，網膜剥離は起こらず，4ヵ月で自然に吸収された（在胎25週730gで出生，修正34週に光凝固）．

体手術による出血除去の適応については，ROPの左右差や，硝子体出血眼がもともと視力の良い眼であったかどうかなど症例ごとにさまざまである．しかし，先述の通り，特にstage 3以上のROPであった場合には網膜硝子体界面の異常や，それに伴う異常な硝子体牽引が存在するため，安易に硝子体手術を行うことは慎みたい．診断において，超音波検査上，後部硝子体剥離であるか，または網膜剥離であるかを判断することが難しい場合がある．通常，硝子体出血に続発した後部硝子体剥離のみでは眼前手動弁や光覚までなくなることはなく，そのような場合には硝子体手術が必要となる．

裂孔原性網膜剥離

晩期合併症としての網膜剥離は，裂孔原性網膜剥離と牽引性網膜剥離がある．牽引性網膜剥離は急性期に生じた線維血管増殖膜の瘢痕収縮によって生じるため，急性期の牽引性網膜剥離の一連の病態と考えられる．したがって，本項では主に瘢痕期ROPにおける裂孔原性網膜剥離について述べたい（図12-9〜図12-12）．

裂孔原性網膜剥離の発症時期は，報告によりさまざまである．2〜15歳の瘢痕期ROPに合併し，手術を要した裂孔原性網膜剥離の手術成績に関するParkらの報告[29]では，平均8歳で発症していた．また，同様に手術を要した29眼におけるTufailらの報告[30]では，平均22.3歳（8〜59歳）で発症していた．また，Tasmanは，平均19歳で発症すると報告しており，これらの報告からは2〜59歳のいずれの時期においても発症しうるが，10〜20歳頃が最も発症しやすい時期であるといえる[31]．一方，幼少期では自覚症状に乏しく，より慎重な観察が必要であろう．自験例では1歳での発症もあり，常に裂孔原性網膜剥離発症の可能性を念頭に置く必要がある．網膜剥離の発症が若年期を中心としてい

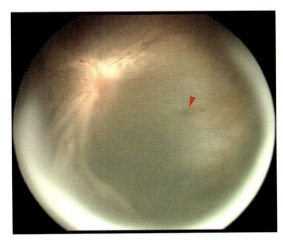

図12-9 黄斑近傍の裂孔による網膜剥離
左眼．stage 4Aへ進行し，バックリング手術を施行し瘢痕期2度（牽引乳頭・網膜）で鎮静化した．1歳2ヵ月時に，牽引されていた黄斑耳側に円孔が形成され（▶），網膜全剥離となった．水晶体切除と硝子体手術を行った（在胎23週400g台で出生，生後3ヵ月時に光凝固・冷凍凝固，生後4ヵ月時にバックリング手術，1歳2ヵ月時に水晶体切除と硝子体手術）．

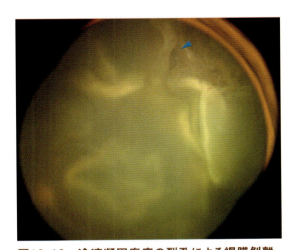

図12-10 冷凍凝固瘢痕の裂孔による網膜剥離
左眼．stage 3まで進行し，冷凍凝固によって瘢痕期1度で治癒した．4歳時に冷凍凝固瘢痕に裂孔が形成され（▶），網膜全剥離となった．硝子体手術と水晶体切除術，硝子体液−空気置換，眼内光凝固を施行した（在胎23週500g台で出生，修正32週に冷凍凝固，4歳時に硝子体手術）．

ることは，ROPの特殊性から理解される．ROPは急性期においては，主として無血管領域と有血管領域との間に線維血管増殖を伴い，これをいかに退縮させるかが治療の根幹をなす．一方，晩期に至っては，境界線上に残存する増殖膜，また，増殖膜に接着する異常な硝子体とこれによる牽引，無血管領域であった場所の格子状様網膜変性，網脈絡膜萎縮，異常な網膜硝子体界面の形成，周辺部毛細血管拡張やシャント形成に併発する網膜の異形成，網膜ひだ形成による網膜の菲薄化や網膜分離，また，異常な硝子体凝集などのさまざまな網膜硝子体異常が起こる[31,32]．このような晩期病態のなか，若年期に始まり，また，ROPにおいてはより早期に始まるとされる硝子体液化が起こり始めることで，特に異常硝子体接着を認める変性網膜への硝子体牽引が強化されることによって，網膜剝離が生じると考えられる．

原因裂孔の形態は報告により多少異なるが，通常の後部硝子体剝離に伴う弁状裂孔はまれとされ，多発性の円孔を特徴とする．TasmanやTerasakiらの報告では，卵円形の円孔が耳側を中心に存在することが明らかで[31,33]，より無血管領域が広く，病変が起こりやすいためであると考えられている．Tasmanの報告では硝子体中にoperculumを認めず，円孔は萎縮性の変化である可能性が示唆されている[31]．さらに，Terasakiらの報告では，裂孔が形成される場合はスリット形からクレッセント（三日月）形であり，特に冷凍凝固治療既往眼において多く（図12-10），また，裂孔の後縁にかかる硝子体牽引が裂孔形成の原因である可能性が示唆されている．なお，裂孔は赤道部より後方，赤道部，また前方にも形成される[33]．

治療はバックリング手術，硝子体手術，またはこれらを同時に行う．裂孔周囲にかかる硝子体牽引が高度でなく，バックリング手術のみで治癒可能である場合には，バックリング手術を第一選択とすべきである．一方，裂孔が後方に位置していたり硝子体牽引が高度である場合には，硝子体手術が必要となる．硝子体手術を行う際には，ROPにおける異

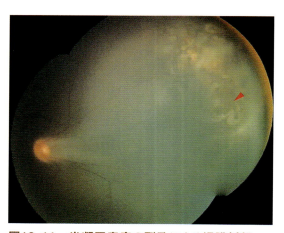

図12-11 光凝固瘢痕の裂孔による網膜剝離

左眼．光凝固を行うも，stage 4Aまで進行し，瘢痕期2度（牽引乳頭・網膜）で鎮静化した．2歳時に，線維結合組織が癒着し，牽引が強い耳側網膜の光凝固瘢痕縁に裂孔を形成し（▶），網膜全剝離となった．水晶体切除と硝子体手術，硝子体液-空気置換，眼内光凝固を施行した（在胎27週900g台で出生，修正43週に光凝固，2歳時に水晶体切除と硝子体手術）．

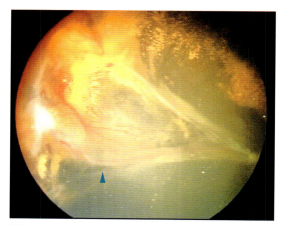

図12-12 網膜ひだ縁に形成された裂孔による網膜剝離

右眼．ROPは無治療であったが，瘢痕期3度（網膜ひだ）へ進行した．16歳時に網膜ひだ縁に裂孔が形成され（▶），網膜全剝離となった．バックリング手術，硝子体手術，水晶体切除術，冷凍凝固，硝子体液-空気置換を施行した（在胎35週2,500g台で出生）．

常な網膜硝子体変性を理解し，硝子体郭清や牽引の除去を完遂できない場合が十分にあることも念頭に置く必要がある．一連の報告による最終網膜復位率は20〜95%とされているが[29〜31, 33, 34]，網膜ひだを合併するような症例はきわめて難治である．

小眼球，眼球萎縮

重症ROPにおいては，小眼球や眼球萎縮（眼球癆）を合併することがある．

小眼球

小眼球は，重症な網膜剝離や早期の手術侵襲によって眼球の成長が妨げられることによって起こると考えられる．過去にstage 4もしくはstage 5に至ったROP 31眼において，最終的に48.4%が小眼球になったとの報告がある．詳細についてはふれられていないが，これら31眼中15眼で緑内障手術や網膜剝離手術が行われており，重症度が上がれば小眼球となる可能性が高くなることを示唆している[3]．また同様に，重症ROPの無治療例で，最終的にstage 5となった5例全例が小眼球になったと報告されている[2]．自験例においても，両眼でROPが進行し，硝子体手術を施行して特に重症であったほうの眼が小眼球となった（図12-13）．小眼球の発症機序は，重症な先天異常での合併と同じく，眼球の成長不全であることが考えやすい[3]．しかし眼軸が短くなくとも，重症例には小角膜を合併しやすく，特に前眼部の発育遅延が起こっている可能性も示唆されている[35]．

眼球萎縮

眼球萎縮（眼球癆）は，さまざまな合併症の末に起こる最終的な眼球形態で，房水産生低下と低眼圧が特徴である．一般に眼球萎縮の原因として，網膜全剝離，慢性炎症，眼内炎，眼虚血，眼球破裂に代表される眼球外傷などがあるが，ROPにおいても小眼球を呈する背景に加えて，高度の網膜剝離，慢性炎症や虚血などの病態が加わって毛様体の房水産生機能が低下し，最終的に萎縮に向かうと考えられる．自験例においても，stage 4 ROPに対して硝子体手術が行われた後，緑内障を合併し，手術が繰り返された結果，眼球萎縮となった（図12-14）．ROPのように重症合併症が重なって起これば，眼球萎縮が避けられない場合がある．一方で，光凝固の後に白内障を合併した症例において，白内障手術が施行された場合に多くの眼球萎縮が起こったとする報告がある．これらの報告にお

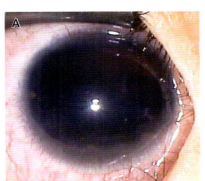 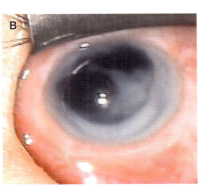

図12-13　小眼球
A：左眼は裂孔原性網膜剝離を併発し，バックリング手術を併用した（在胎24週630gで出生．修正32週で両眼に光凝固施行，修正41週に両眼網膜剝離となり水晶体切除・硝子体切除）．
B：3歳時前眼部写真．左眼は小眼球となった．右眼は緑内障を併発し，点眼で加療されている．

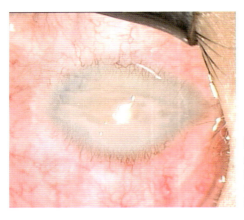

図12-14　眼球癆

右眼．1歳時，両眼の緑内障を合併，線維柱帯切開術施行．2歳時，左眼緑内障が再発．2度目の線維柱帯切開術施行．その後，眼球癆となった（在胎24週670gで出生，修正33週で両眼に光凝固施行，修正38週に両眼網膜剥離となり水晶体切除・硝子体切除）．

いては，過剰な光凝固による長後毛様体動脈の凝固，それに引き続く前眼部虚血が萎縮の背景にある可能性を指摘している[36,37]．これは，過剰網膜凝固によって医原性眼球萎縮が起こる可能性を示唆するものである．網膜剥離を起こさないように十分な光凝固を行うことはもちろんだが，過剰なエネルギーによる光凝固が，白内障，ひいては眼球萎縮につながる可能性があることは念頭に置く必要がある．

斜　視

斜視はROPに高頻度に合併する．CRYO-ROP studyにおけるthreshold ROP，またETROP studyのtype 1 ROPに至れば，その合併率は42〜62％である[38,39]．発症の原因として，片眼もしくは両眼の視力不良（網膜の形態異常，変性），不同視，近視，中枢神経障害，高度専門治療を行える病院で出生したかどうか，などが指摘されている[40]．ETROP studyに登録されたhigh-risk prethreshold症例のうち，6年間経過観察可能であった342症例の追跡研究では，6歳の最終観察時に斜視を認めた患児は42.2％であった．対象にはすでに斜視手術を受けた患児も含まれており，より多くの患児が斜視を合併していると考えられる．修正9ヵ月時点では，内斜視が71.8％，外斜視が26.4％であり，6歳時にはそれぞれ56.0％，26.2％となり，内斜視の合併が多い．また，上下斜視の合併は6歳時により多くなった．同研究では，有意に斜視発症と相関する要因として，修正6ヵ月時の固視不良，弱視既往，網膜の形態異常，2D以上の不同視が挙げられている[41]．

上記の合併頻度が示すように，診療においても多くの斜視合併に遭遇する．これは，2種類に大別できる．1つは，視力不良あるいは両眼視不良による真の斜視である．視力良好なほうの眼で固視するので，視力不良な僚眼は外眼筋の張力に応じて位置が偏り，廃用性斜視となる（図12-15）．一般に幼少時は内直筋の張力のほうが優位なので内斜視となり，後に外直筋が優位となって内斜視は軽減し，正位を経て逆転し外斜視に移行する．

もう1つは，牽引網膜（牽引乳頭）による黄斑偏位に伴う偽斜視である（図12-16）．黄斑は増殖組織に牽引されて耳側周辺部に向かって偏位するので，陽性γ角となり，他覚的には外斜視となる．しかし，その状態で固視しているので，遮閉試験を行ってもその眼は動かない．大型弱視鏡検査で他覚的に斜視があっても，自覚的には存在しない（自覚的斜視角0度）．一方の廃用性斜視では，完全失明でなく低くとも視力がある場合は，遮閉

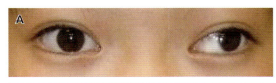
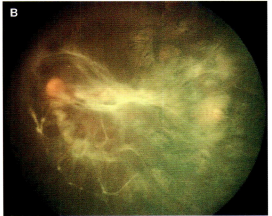

図12-15 廃用性外斜視

A：左眼角膜反射は角膜頂点より鼻側に位置しており外斜視に見える．右眼を遮閉しても偏位しない（在胎29週1,110gで出生，修正35週でstage 3 ROPに対して光凝固，右眼瘢痕期1度，左眼瘢痕期3度で治癒）．

B：左眼眼底は後極部を巻き込む網膜ひだを呈し，左眼視力は手動弁．廃用性外斜視であることがわかる．

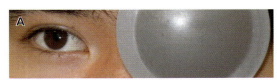
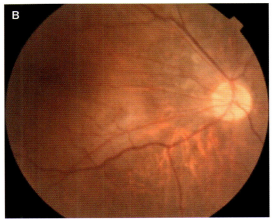

図12-16 偽外斜視

A：右眼角膜反射は角膜頂点より鼻側に位置しており外斜視に見えるが，左眼を遮閉しても偏位しない（在胎34週1,930gで出生，修正38週でstage 3 ROPに対して光凝固，瘢痕期3度で治癒）．

B：右眼眼底は牽引乳頭を呈し，黄斑部は耳側に偏位している．陽性γ角による偽外斜視であることがわかる．矯正視力は0.7．

試験でその眼は動き，大型弱視鏡検査で他覚的斜視角と自覚的斜視角はほぼ同じである．

　斜視に対する治療は，整容面から希望があれば手術を行うが，廃用性斜視に限られる．偽外斜視は中心窩固視が成立しているので，これを一見正位の位置にしてもその状態で固視することはできないため，整容面で治療することは不可能で手術適応にはならない．この点で，廃用性斜視と決めつけることなく，遮閉試験や大型弱視鏡検査，両眼視機能検査を行って偽斜視との鑑別をつけるべきである．廃用性斜視は一般に視力不良が著明で，両眼視機能はないので，術後の複視は問題とならない．整容が目的なので，手術を検討する時期は早くて就学前，次いで思春期，成人に入って，最後に中高齢期となる．また，内斜視の場合は将来軽減して外斜視になる可能性があり，いずれの時期の手術でも年余を経れば固視していない眼球は再度偏位する．何回も繰り返して外眼筋手術を行うことはできないので，これらを考慮して適応を決める必要がある．

文　献

1) Summers G, Phelps DL, Tung B, et al. : Ocular cosmesis in retinopathy of prematurity. The Cryotherapy for Retinopathy of Prematurity Cooperative Group. Arch Ophthalmol 110 : 1092-1097, 1992.

2) Schulenburg WE, Prendiville A, Ohri R : Natural history of retinopathy of prematurity. Br J Ophthalmol 71 : 837-843, 1987.

3) Knight-Nanan DM, Algawi K, Bowell R, et al. : Advanced cicatricial retinopathy of prematurity—outcome and complications. Br J Ophthalmol 80 : 343-345, 1996.

4) Good WV : The Early Treatment for Retinopathy of Prematurity Study : structural findings at age 2 years. Br J Ophthalmol 90 : 1378-1382, 2006.

5) Morrison D, Shaffer J, Ying, GS, et al. : Ocular complications following treatment in the Postnatal Growth and Retinopathy of Prematurity（G-ROP）Study. J AAPOS 22 : 128-133, 2018.

6) Davitt BV, Christiansen SP, Hardy RJ, et al. : Incidence of cataract development by 6 months' corrected age in the Early Treatment for Retinopathy of Prematurity study. J AAPOS 17 : 49-53, 2013.

7) Ezisi CN, Kekunnaya R, Jalali S, et al. : Cataract surgery in children with retinopathy of prematurity（ROP）: surgical outcomes. Br J Ophthalmol 101 : 1128-1131, 2017.

8) Gold RS : Cataracts associated with treatment for retinopathy of prematurity. J Pediatr Ophthalmol Strabismus 34 : 123-124, 1997.

9) Multicenter trial of cryotherapy for retinopathy of prematurity. One-year outcome—structure and function. Cryotherapy for Retinopathy of Prematurity Cooperative Group. Arch Ophthalmol 108 : 1408-1416, 1990.

10) Mintz-Hittner HA, Kennedy KA, Chuang AZ, et al. : Efficacy of intravitreal bevacizumab for stage 3 + retinopathy of prematurity. N Engl J Med 364 : 603-615, 2011.

11) Salgado CM, Celik Y, VanderVeen DK : Anterior segment complications after diode laser photocoagulation for prethreshold retinopathy of prematurity. Am J Ophthalmol 150 : 6-9, 2010.

12) Choi J, Kim JH, Kim SJ, et al. : Long-term results of lens-sparing vitrectomy for stages 4B and 5 retinopathy of prematurity. Korean J Ophthalmol 25 : 305-310, 2011.

13) Lakhanpal RR, Davis GH, Sun RL, et al. : Lens clarity after 3-port lens-sparing vitrectomy in stage 4A and 4B retinal detachments secondary to retinopathy of prematurity. Arch Ophthalmology 124 : 20-23, 2006.

14) Cryotherapy for Retinopathy of Prematurity Cooperative Group : Multicenter trial of cryotherapy for retinopathy of prematurity. Snellen visual acuity and structural outcome at 5 1/2 years after randomization. Arch Ophthalmol 114 : 417-424, 1996.

15) Bremer DL, Rogers DL, Good WV, et al. : Glaucoma in the Early Treatment for Retinopathy of Prematurity（ETROP）study. J AAPOS 16 : 449-452, 2012.

16) Pollard ZF : Lensectomy for secondary angle-closure glaucoma in advanced cicatricial retrolental fibroplasia. Ophthalmology 91 : 395-398, 1984.

17) Ueda N, Ogino, N : Angle-closure glaucoma with pupillary block mechanism in cicatricial retinopathy of prematurity. Ophthalmologica 196 : 15-18, 1988.

18) Kushner BJ : Ciliary block glaucoma in retinopathy of prematurity. Arch Ophthalmol 100 : 1078-1079, 1982.

19) Michael AJ, Pesin SR, Katz LJ, et al. : Management of late-onset angle-closure glaucoma associated with retinopathy of prematurity. Ophthalmology 98 : 1093-1098, 1991.

20) Smith J, Shivitz I : Angle-closure glaucoma in adults with cicatricial retinopathy of prematurity. Arch Ophthalmol 102 : 371-372, 1984.

21) Azuma N, Ito M, Yokoi T, et al. : Visual outcomes after early vitreous surgery for aggressive posterior retinopathy of prematurity. JAMA Ophthalmol 131 : 1309-1313, 2013.

22) Prenner JL, Capone A Jr, Trese MT : Visual outcomes after lens-sparing vitrectomy for stage 4A retinopathy of prematurity. Ophthalmology 111 : 2271-2273, 2004.

23) Nudleman E, Muftuogle IK, Gaber R, et al. : Glaucoma after Lens-Sparing Vitrectomy for Advanced Retinopathy of Prematurity. Ophthalmology 125 : 671-675, 2018.

24) Iwahashi-Shima, C, Miki A, Hamasaki T, et al. : Intraocular pressure elevation is a delayed-onset complication after successful vitrectomy for stages 4 and 5 retinopathy of prematurity. Retina 32 : 1636-1642, 2012.

25) Azuma N, Ishikawa K, Hama Y, et al. : Early vitreous surgery for aggressive posterior retinopathy of prematurity. Am J Ophthalmol 142 : 636-643, 2006.

26) Ruth A, Hutchinson AK, Baker Hubbard G : Late vitreous hemorrhage in patients with regressed retinopathy of prematurity. J AAPOS 12 : 181-185, 2008.

27) de Juan E, Gritz DC, Machemer R : Ultrastructural characteristics of proliferative tissue in retinopathy of prematurity. Am J Ophthalmol 104 : 149-156, 1987.

28) Tasman W : Vitreoretinal changes in cicatricial retrolental fibroplasia. Trans Am Ophthalmol Soc 68 : 548-594, 1970.

29) Park KH, Hwang JM, Choi MY, et al. : Retinal detachment of regressed retinopathy of prematurity in children aged 2 to 15 years. Retina 24 : 368-375, 2004.

30) Tufail A, Singh AJ, Haynes RJ et al. : Late onset vitreoretinal complications of regressed retinopathy of prematurity. Br J Ophthalmol 88 : 243-246, 2004.

31) Tasman W : Vitreoretinal changes in cicatricial retrolental fibroplasia. Trans Am Ophthalmol Soc 68 : 548-594, 1970.

32) Foos RY : Chronic retinopathy of prematurity. Ophthalmology 92 : 563-574, 1985.

33) Terasaki H, Hirose T : Late-onset retinal detachment associated with regressed retinopathy of prematurity. Jpn J Ophthalmol 47 : 492-497, 2003.

34) Sneed SR, Pulido JS, Blodi CF. et al. : Surgical management of late-onset retinal detachments associated with regressed retinopathy of prematurity. Ophthalmology 97 : 179-183, 1990.

35) Kelly SP, Fielder AR : Microcornea associated with retinopathy of prematurity. Br J Ophthalmol 71 : 201-203, 1987.

36) Lambert SR, Capone A Jr, Cingle KA, et al. : Cataract and phthisis bulbi after laser photoablation for threshold retinopathy of prematurity. Am J Ophthalmol 129 : 585-591, 2000.

37) Quan AV, Pineles SL, Tsui I, et al. : Phthisis bulbi after lensectomy in retinopathy of prematurity eyes previously treated with laser photocoagulation. Retin Cases Brief Rep 9 : 67-71, 2015.

38) Ng EY, Connolly BP, McNamare JA, et al. : A comparison of laser photocoagulation with cryotherapy for threshold retinopathy of prematurity at 10 years : part 1. Visual function and structural outcome. Ophthalmology 109 : 928-934, 2002.

39) White JE, Repka MX : Randomized comparison of diode laser photocoagulation versus cryotherapy for threshold retinopathy of prematurity : 3-year outcome. J Pediatr Ophthalmol Strabismus 34 : 83-87, 1997.

40) Sahni J, Subhedar NV, Clark D : Treated threshold stage 3 versus spontaneously regressed subthreshold stage 3 retinopathy of prematurity : a study of motility, refractive, and anatomical outcomes at 6 months and 36 months. Br J Ophthalmol 89 : 154-159, 2005.

41) VanderVeen DK, Bremer DL, Fellows RR, et al. : Prevalence and course of strabismus through age 6 years in participants of the Early Treatment for Retinopathy of Prematurity randomized trial. J AAPOS 15 : 536-540, 2011.

基礎編
疾患のさらなる理解のために

Retinopathy of
prematurity

13章 疾患概念の成立と診断・治療の歴史

未熟児網膜症の概念は，未熟な網膜に対する酸素投与の研究によって確立され，未熟児の全身管理の発達とともに発生数は増減を繰り返してきた．診断には病期分類が重要であり，国際分類は長期にわたる慎重な検討によって作成された．治療は光凝固，硝子体手術が発達し，現在は抗血管内皮増殖因子治療が検討されている．これら病期分類と治療の成立において，わが国の寄与はきわめて大きい．

疾患概念成立の歴史と発症頻度の変遷

海外での遷移

未熟児網膜症(retinopathy of prematurity：ROP)は，1940年頃から未熟児に対する保育器の使用とともに高濃度酸素が投与されるようになって，欧米で発生し始めた．最初に米国の病理学者 Terry によって水晶体後部線維増殖(retrolental fibroplasias：RLF)と名づけられたが，それは瘢痕病変を報告したものであり，先天異常とも考えられていた[1]．その後，1948年に Owens らは未熟児の眼底を経時的に観察して，網膜の血管新生が硝子体内増殖となって網膜剥離や RLF に至る後天性疾患であること，血管新生から網膜剥離に進む活動期と，器質化して RLF になる瘢痕期があることを明らかにした[2]．1951年，Campbell が酸素投与方法の違いによる RLF 発生率を示し，過剰酸素投与が発生に関係する可能性を述べた[3]．これを受けて，Ashton らや Patz らによる動物実験が行われ，発生途上の網膜血管に酸素投与が影響することが示された[4, 5]．一方で，米国で酸素投与と RLF 発生の関係について多施設共同ランダム化比較試験が行われ，1956年に高濃度酸素投与が RLF の発生を著明に増加させることが明らかとなった[6]．

その後もしばらく，本疾患の名称は acute retrolental fibroplasia と retinopahy of prematurity（ROP）が混用されていたが，1984年の国際分類制定の際に ROP に統一された[7]．

ROP 発症の国際的動向は，未熟児に高濃度酸素を使い始めた1940年代に急激な発症増加がみられたが，酸素の影響に関する諸研究によって酸素投与が制限され，それとともに発症は減少した．ところが，1960〜1970年以降，周産期医療の進歩とともに極低出生体重児・超低出生体重児の生存率が上昇するにつれて，発症率は再び増加傾向となって現在に至っている[8〜10]．

わが国での遷移

わが国では，保育器や酸素療法が普及し始めた1950年代から発症し始め，1960年代にかけて増加がみられ，注意が向けられるよう

になった[11, 12]. この時期, 後に述べるように, 1967年に永田によって世界で初めての光凝固が行われ, わが国では標準的治療として発展してきた[13]. 1976年には日本眼科学会で宿題報告「未熟児網膜症に関する諸問題」(馬嶋昭生, 植村恭夫, 永田 誠) が行われ[14～16], 1974～1983年に厚生省の研究事業としてROPの分類が作成された[8, 17]. この時代は, わが国のROP診療と研究は世界の最先端レベルにあった.

その後, 新生児科による周産期管理の進歩と眼科医の充実したROP管理によって, ROPの発症および重症化が食い止められ, 欧米と同様に減少へ向かっていく. しかし1990年頃から, さらなる周産期管理の進歩によって, かつては救うことができなかった在胎週数が22～24週と極端に短く, 出生時体重が500g前後と極端に少ない超低出生体重児の生存が可能になるにつれ, 重症ROPが急速に増加した[9, 10]. 小児失明原因において, ROPは1990年では約10%を占めていたが, 近年の一時期は25%までに上昇した[18]. その後, 早期硝子体手術の進歩により, ROPによる失明は20%元満へやや減少した[19]. さらに, 最近は新生児集中治療室での呼吸管理の進歩と酸素投与の制限によって軽症のROPは減少しているが[20, 21], 一方で体重の極端に少ない未熟児の生存によって重症例の発生は依然多く, 二極化となっている.

厚生省分類と国際分類の制定の歴史

Owensは, ROPが未熟な網膜血管から血管新生が起こる後天性疾患で活動期と瘢痕期があることを示した[2]後に, 1953年にReese, Kingとともに病期分類を発表した[22]. これがさらに修正されたOwens分類[23]が広く用いられるようになった. ただし, これらの眼底所見は直像検眼鏡による観察で記載されたもので, その後に倒像検眼鏡による観察像で修正されるとともに, ほかの研究者によっていくつかの別個の分類が発表された.

わが国では, ROPの増加と訴訟などの問題によって, 1974年に厚生省は特別研究費による未熟児網膜症研究班(植村恭夫主任研究者)を組織し, 1975年に「未熟児網膜症の診断および治療基準に関する研究」が作成された[8]. ここでは散瞳下での倒像検眼鏡観察像が用いられ, 病期の順を追って進行するⅠ型(type Ⅰ)と, 急速に網膜剝離に至る劇症のⅡ型(type Ⅱ)にROPを分けた. その後, 治療時期を考慮して活動期3期を3段階(初期・中期・後期)に分けたことが改正に加えられ, 1983年に「厚生省心身障害研究ハイリスク母児管理班」で報告された[17]. 現在, この厚生省新分類は厚生省分類と呼ばれ, 広く用いられるようになった.

一方で, 1981年に米国ワシントンで開催されたRetinopathy of Prematurity Conferenceで統一された分類が必要であることが提唱され, 国際分類が作成された. これには, わが国のROP研究者も多く参加し, 厚生省分類が高く評価されるとともに参考にされた. そして1984年[7], 1987年[24]に国際分類が発表された. ここでは, わが国のⅡ型はⅠ型の重症型に過ぎないとの考えが主流を占めたが, 無視することはできないことから, 重症徴候を示すサインとしてplus diseaseという項目が採用された. この国際分類は, 週数が早く体重の小さい児の出生が増加したことに対応するために, 2005年に改定された[25]. ここでは, 活動期分類や瘢痕期記載は変更なく, 早期治療のためにplus diseaseの前段階(pre-plus disease)を考慮したことと, 出生体重が非常に小さい場合に起こる重症型として, 厚生省分類Ⅱ型の概念を全面的に取り入れてaggressive posterior ROP(APROP)と規定した.

治療の変遷

光凝固と冷凍凝固

1967年に永田らが現在の国際分類stage 3, 限界閾（threshold）ROPに相当する時期に初めてのキセノン光凝固を行い, 劇的な治癒効果を得た. その後症例が追加され, 1968年に報告された[13]. それ以降, 多くの追試者によって検討され有効性が明らかになり, 光凝固はわが国の標準治療法として定着した[8]. しかし, 当時の状況では大規模な多施設治験を行うまでには至らなかった.

米国は, わが国と比べ治療法が長らく用いられず, しばらく経過観察のみであった後に, 光凝固より技術的に易しい冷凍凝固が行われるようになった. 1988年に冷凍凝固に対する多施設治験（CRYO-ROP study）が行われた[26]. ここで, 約50％のリスクで網膜剥離になる限界閾（threshold）ROPの概念が提唱され, これに対する冷凍凝固の治療効果が明らかにされた.

しかし, CRYO-ROP studyの予後を検討したところ, 視力20／200（0.1）以下が冷凍凝固治療後の44％にも達したため[27], より良い視力を獲得する目的で早期治療について2000～2002年に, Early Treatment for ROP（ETROP）studyが行われた[28]. ここでは, すでに技術改善が著しかった光凝固が採用され, 早期治療基準として前限界閾網膜症（prethreshold ROP）が規定された.

したがって, わが国では軽度の瘢痕をも防止して有用視力を得ることを目的として, 早めに治療を行うことが確立していたが, 米国では最初は失明予防を目的としており, 次第に良い視力を目指して治療開始が早期へ移ってきている. 光凝固は, 現在も依然, ROPの予後を左右する最も重要な治療である.

硝子体手術

ROPに対する硝子体手術は1980年代後半から行われてきたが, 長い間, ROPが鎮静化・瘢痕化して線維増殖組織のなかの血管成分が退縮してからこれを除去していた. しかし, 網膜剥離が起こってから1～2ヵ月以上経っているので, 手術で網膜の復位が得られても変性が高度に進んでおり, 大部分は光覚や手動弁程度にとどまり, 数値のある視力が得られることはきわめて稀であった[29～31].

2000年前後より, 国際分類classic ROP／厚生省分類Ⅰ型では水晶体温存硝子体手術（lens-sparing vitrectomy）が行われるようになり, 良好な網膜復位率と視力予後が報告されるようになった[32]. 国際分類APROP／厚生省分類Ⅱ型は主に超低出生体重児に起こり, 小さく未熟な眼球での硝子体手術は困難であったが, 25Gなどの繊細な器具が開発されるとともに, 活動性の高い線維血管には触れずに周囲の硝子体線維構築を早期のうちに除去して新生血管伸長を予防する新しい概念の手術が, 2005年にわが国で提唱された[33, 34]. この早期硝子体手術は好成績を収め[35～37], APROP／Ⅱ型の予後は顕著に改善し, ROPによる全体の失明率も低下した[19].

これら早期硝子体手術の発展により, ROPがstage 5に至ることは, 全身状態が悪く治療ができない場合を除いて, わが国ではほとんどみられなくなった.

バックリング手術は1980年頃に行われていたが, 増殖や牽引が非常に強いROPでは, あまり成果が得られなかった[38]. しかし, 新生血管を鎮静化する効果が示され[39], 限定的な対象ではあるが現在も行われている.

抗血管内皮増殖因子治療

ROPにおいて，成人の加齢黄斑変性と同様に血管内皮増殖因子（vascular endothelial growth factor：VEGF）が関与していることが明らかになり[40]，2000年に入ってROPに対しても抗VEGF治療が行われるようになった[41]．ROPの鎮静化とともに，網膜血管が無血管領域に向かって成長することが多く報告された．米国で抗VEGF治療の前向き研究が行われ，zone I ROPでは光凝固より効果があり，zone II ROPでは光凝固と同等と発表された[42]．これに対して，効果判定法に問題がある，安全性が評価されていないなどの議論がなされた．投与による増殖膜の収縮[43]や投与後かなり時期を置いてのROP再燃（くすぶり網膜症）[44, 45]も問題となっており，光凝固との併用も模索されている[46]．

これまでに用いられてきた薬剤は主にbevacizumabであり，ほかにranibizumabやafliberceptの報告もある．いずれの薬剤も海外・国内を問わずROPでの使用は認可されておらず，適応外使用（off-label use）であることは大きな問題である．これに対して2018年現在，ROPに対するranibizumabの国際治験が進行中である．

文　献

1) Terry TL：Extreme prematurity and fibroblastic overgrowth of persistent vascular sheath behind each crystalline lens. Am J Ophthalmol 25：203-204, 1942.
2) Owens WC, Owens EU：Retrolental fibroplasia in premature infants. Trans Am Acad Ophtalmol Otolaryngol 53：18-41, 1948.
3) Campbell K：Intensive oxygen therapy as a possible cause of retrolental fibroplasia；a clinical approach. Med J Aust 14：48-50, 1951.
4) Ashton N, Ward B, Serpell G：Effect of oxygen on developing retinal vessels with particular reference to the problem of retrolental fibroplasias. Br J Ophthalmol 38：397-432, 1954.
5) Patz A, Eastham A, Higgenbotham DH, et al.：Oxygen studies in retrolental fibroplasia. II. The production of the microscopic changes of retrolental fibroplasia in experimental animals. Am J Ophthalmol 36：1511-1522, 1953.
6) Kinsey VE：Retrolental fibroplasia；cooperative study of retrolental fibroplasia and the use of oxygen. AMA Arch Ophthalmol 56：481-543, 1956.
7) The Committee for the Classification of Retinopathy of Prematurity：An international classification of retinopathy of prematurity. Arch Ophthalmol 102：1130-1134, 1984.
8) 植村恭夫，塚原　勇，永田　誠，他：未熟児網膜症の診断および治療基準に関する研究―厚生省特別研究費補助金昭和49年度研究報告．日本の眼科 46：553-559, 1975.
9) 園田和孝，井上和彦，梶原眞人：超低出生体重児にかかわる疫学．周産期医学 31：1273-1278, 2001.
10) 平岡美依奈，渡辺とよ子，川上　義，他：超低出生体重児における未熟児網膜症：東京都多施設研究．日眼会誌 108：600-605, 2004.
11) 植村恭夫：弱視に関する研究．日眼会誌 68：663-738, 1964.
12) 植村恭夫，栃原康子：未熟児の眼科的管理の必要性について．臨眼 20：667-674, 1966.
13) 永田　誠，小林　裕，福田　閏，他：未熟児網膜症の光凝固による治療．臨眼 22：419-427, 1968.
14) 馬嶋昭生：未熟児網膜症の諸問題―発生，進行因子の解析と未熟児成長後の眼底所見，視機能等について．日眼会誌 80：1372-1419, 1976.
15) 植村恭夫：未熟児網膜症に関する諸問題―未熟児網膜症の病態について．日眼会誌 80：1420-1452, 1976.
16) 永田　誠：未熟児網膜症に関する諸問題―未熟児網膜症光凝固治療の適応と限界．日眼会誌 80：1453-1475, 1976.
17) 植村恭夫，馬嶋昭生，永田　誠，他：未熟児網膜症の分類（厚生省未熟児網膜症診断基準，昭和49年度報告の再検討について．日眼紀 34：1940-1944, 1983.
18) 柿澤敏文：特別支援学校及び特別支援学級在籍児童生徒の視覚障害原因等に関する調査研究．科学研究費助成事業（科学研究費補助金研究成果報告書，2013.

19）柿澤敏文：全国視覚特別支援学校及び小・中学校弱視学級児童生徒の視覚障害原因等に関する調査研究―2015年度調査―報告書，2016.

20）Chen ML, Guo L, Smith LE, et al.：High or low oxygen saturation and severe retinopathy of prematurity：a meta-analysis. Pediatrics 125：e1483-1492, 2010.

21）Raghuveer TS, Bloom BT：A paradigm shift in the prevention of retinopathy of prematurity. Neonatology 100：116-129, 2011.

22）Reese AB, King MJ, Owens WC：A classification of retrolental fibroplasia. Am J Ophthalmol 36：1333-1335, 1953.

23）Owens WC：Retrolental fibroplasia. Clinical course. Am J Ophthalmol 40：159-162, 1955.

24）The Committee for the Classification of the Late Stage of Retinopathy of Prematurity：An international classification of retinopathy of prematurity. Ⅱ. The classification of retinal detachment. Arch Ophthalmol 105：906-912, 1987.

25）International Committee for Classification of Retinopathy of Prematurity：The International Classification of Retinopathy of Prematurity revisited. Arch Ophthalmol 123：991-999, 2005.

26）Cryotherapy for Retinopathy of Prematurity Cooperative Group：Multicenter trial of cryotherapy for retinopathy of prematurity. Preliminary results. Arch Ophthalmol 106：471-479, 1988.

27）Cryotherapy for Retinopathy of Prematurity Cooperative Group：Multicenter trial of cryotherapy for retinopathy of prematurity：Ophthalmological outcomes at 10 years. Arch Ophthalmol 119：1110-1118, 2001.

28）Early Treatment For Retinopathy Of Prematurity Cooperative Group：Revised indications for the treatment of retinopathy of prematurity：results of the early treatment for retinopathy of prematurity randomized trial. Arch Ophthalmol 121：1684-1694, 2003.

29）Chong LP, Machemer R, de Juan E：Vitrectomy for advanced stages of retinopathy of prematurity. Am J Ophthalmol 102：710-716, 1986.

30）Zilis JD, deJuan E, Machemer R：Advanced retinopathy of prematurity. The anatomic and visual results of vitreous surgery. Ophthalmology 97：821-826, 1990.

31）東　範行：未熟児網膜症の硝子体手術．眼科手術 9：135-140，1995.

32）Trese MT, Droste PJ：Long-term postoperative results of a consecutive series of stage 4 and 5 retinopathy of prematurity. Ophthalmology 105：992-997, 1998.

33）Azuma N, Ishikawa K, Hama Y, et al.：Early vitreous surgery for aggressive posterior retinopathy of prematurity. Am J Ophthalmol 142：636-643, 2006.

34）東　範行：重症未熟児網膜症に対する早期硝子体手術．日本の眼科 77：1113-1120，2006.／日眼会誌 110：822-829，2006.

35）Nishina S, Yokoi T, Yokoi T, et al.：Effect of early vitreous surgery for aggressive posterior retinopathy of prematurity detected by fundus flourescein angiography. Ophthalmology 116：2442-2447, 2009.

36）Yokoi T, Yokoi T, Kobayashi Y, et al.：Risk factors for recurrent fibrovascular proliferation in aggressive posterior retinopathy of prematurity after early vitreous surgery. Am J Ophthalmol 150：10-15, 2010.

37）Azuma N, Ito M, Yokoi T, et al.：Visual outcomes after early vitreous surgery for aggressive posterior retinopathy of prematurity. JAMA Ophthalmol 131：1309-1313, 2013.

38）Greven C, Tasman W：Scleral buckling in stage 4B and 5 retinopathy of prematurity. Ophthalmology 97：817-820, 1990.

39）Yokoi T, Yokoi T, Kobayashi Y, et al.：Evaluation of scleral buckling for stage 4A retinopathy of prematurity by fluorescein angiography. Am J Ophthalmol 148：544-550, 2009.

40）Stone J, Chan-Ling T, Pe'er J, et al.：Roles of vascular endothelial growth factor and astrocyte degeneration in the genesis of retinopathy of prematurity. Invest Ophthalmol Vis Sci 37：290-299, 1996.

41）Mintz-Hittner HA, Kuffel RR Jr.：Intravitreal injection of bevacizmab（avastin）for treatment of stage 3 retinopathy of prematurity in zone Ⅰ or posterior zone Ⅱ. Retina 28：831-838, 2008.

42）Mintz-Hittner HA, Kennedy KA, Chuang AZ；BEAT-ROP Cooperative Group：Efficacy of intravitreal bevacizumab for stage 3＋ retinopathy of prematurity. N Engl J Med 364：603-615, 2011.

43）Honda S, Hirabayashi H, Tsukahara Y, et al.：Acute contraction of the proliferative membrane after an intravitreal injection of bevacizmab for advanced retinopathy of prematurity. Graefes Arch Clin Exp Ophthalmol 246：1061-1063, 2008.

44）Balakrishnan D, Ambiya V, Jalali S, et al.：Smouldering retinopathy of prematurity：a case treated by multiple antivascular endothelial growth factor therapy. BMJ Case Rep pii：bcr2016216056. doi：10.1136/bcr-2016-216056, 2016.

45）Hu J, Blair MP, Shapiro MJ, et al.：Reactivation of retinopathy of prematurity after bevacizumab injection. Arch Ophthalmol 130：1000-1006, 2012.

46）Chung EJ, Kim JH, Ahn HS, et al.：Combination of laser photocoagulation and intravitreal bevacizmab（Avastin）for aggressive zone Ⅰ retinopathy of prematurity. Graefes Arch Clin Exp Ophthalmol 245：1727-1730, 2007.

14章 発症率と治療率の変遷(疫学)

わが国における出生数は近年大きく減少し，低出生体重児，超低出生体重児の数は減少傾向にあるが出生数に占める割合は近年ではほぼ横ばいである．未熟児網膜症の新規発症は2000年以降上昇傾向が続いていたが，2010年頃をピークにその上昇傾向は鈍り，近年では減少傾向に転じつつある．治療率については，研究報告間でのばらつきが大きくなっている傾向があった．

出生数の減少と低出生体重児の割合

わが国における出生数は，近年大きく減少している．その一方で低出生体重児（2,500g未満），さらに未熟児網膜症（retinopathy of prematurity：ROP）の発症のリスクが高い超低出生体重児（1,000g未満）の割合は横ばいの状態が続いている．

人口動態調査[1]によると，1990年代後半にはわが国の年間の出生数は120万人を超えていたがその後減少し，2005年には110万人を下回り，ついに2016年の出生数は100

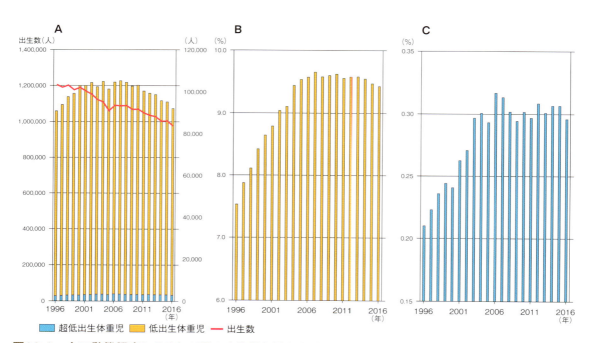

図14-1　人口動態調査にみるわが国の出生数と低出生体重児の数と割合の推移　　（文献1を参照して作成）
A：出生数と低出生体重児および超低出生体重児の数（人）．　　B：低出生体重児の割合（%）．　　C：超低出生体重児の割合（%）．

万人を切り 976,978 人となった．低出生体重児の出生数も 2000 年代に入り 10 万人を超えたが，2010 年には減少に転じ，2016 年には 92,082 人となった．しかし，出生数に占める低出生体重児の割合でみると，2005 年以降は 9.5% 前後で高止まりしている状態にある．ROP の発症，重症化のリスクの高い超低出生体重児の出生数も 1990 年代に 2,000 人を超えた後は増加し，2001 年には 3,000 人を超えた．2006 年にはおおよそ 3,500 人にまで顕著に増加したが，2008 年以降はやや減少傾向にあり，2016 年には 2,891 人となっている．出生数に占める割合をみると，低出生体重児と同様に 1990 年代後半から増加したあとは，2000 年代前半からは 0.3% 前後で推移している（図 14-1）．

わが国の出生数に占める低出生体重児の割合は，先進国のなかで特に高いことが指摘されている．妊婦の喫煙や高齢化の影響があるほか，不妊治療の浸透（多胎・複産，短い在胎週数など），妊婦のやせや過度なダイエットの影響なども指摘されている．

未熟児網膜症の発症率と治療率の推移

低出生体重児，特に超低出生体重児の ROP の発症率については，施設単位もしくは地域単位での研究が報告されている[2〜7]．超低出生体重児の ROP 発症率と治療率を調査年とともに示す（図 14-2）．

発症率は 1990 年代には 80% 以上との報告が多いが，2000 年代以降は 50% 程度とする報告も散見されるようになっている．ただし，2000 年代以降も発症率は 50〜90% 台までばらつきがある．背景には，施設ごとに重症例，ハイリスク児の割合が異なるなど施設の置かれている状況に差異があることが示唆される．

治療率は 1990 年代には 30〜50% であったとする報告が多いが，2000 年以降の報告では 10〜75% とさらにばらつきが大きくなっている．

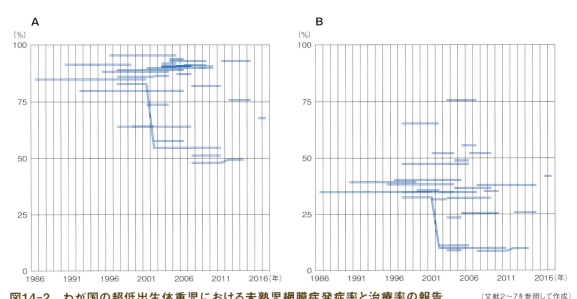

図 14-2　わが国の超低出生体重児における未熟児網膜症発症率と治療率の報告　　（文献 2〜7 を参照して作成）
A：超低出生体重児における ROP 発症率（%）．　　B：超低出生体重児における ROP 治療率（%）．
報告が複数年の平均値である場合，横線で表示．

全国視覚特別支援学校調査にみる未熟児網膜症の推移と現況

　全国の視覚特別支援学校67校に在籍する視覚障害をもつ児を対象として行われた柿澤らによる調査研究[8]によれば、視覚特別支援学校児童生徒で視覚障害をもつ児の原因疾患にROPが占める割合の変遷は、1970年には約1％であったが、1980年には約10％に達した。その後1990年代から2000年代前半にかけ上昇し約18％となったが、その後は同程度で推移している（図14-3A）。このことは、重症ROPの増加により小児の失明原因としてROPが占める割合が上昇してきた一方で、新規の失明者が減りつつある傾向を示唆している。実際に、2015年におけるROPによる視覚障害児の年齢別割合においてその年齢分布をみると6〜18歳が多いが、3〜5歳児では逆にその割合が減少しつつあることがみてとれる（図14-3B）。これはROPに対する治療法として、以前の冷凍凝固からレーザー網膜光凝固治療に加えて、新たに早期硝子体手術、抗血管内皮増殖因子（vascular endothelial growth factor：VEGF）療法と治療のオプションが増え、失明の予防の成果が表れていることを反映している可能性がある。そして何より、呼吸管理技術の向上によってRCPそのものの発症が減少していることが大きく影響しているのは言うまでもない。

まとめ

　ROPの新規発症は低出生体重児、超低出生体重児の割合の推移とともに2000年以降高かったが、2010年頃をピークにその上昇傾向は鈍り、減少に転じつつあることがみてとれる。このような推移は、ROPの新規発症のピークは過ぎていることも示唆される。これは呼吸管理技術の向上によるROP発症の減少と光凝固や硝子体手術の進歩による失明予防の成果であると考えられる。
　今後さらに原因疾患別の視力分布の推移など、詳細で継続したサーベイランス調査が必要であると考える。

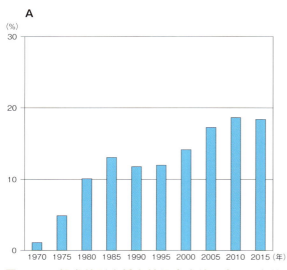
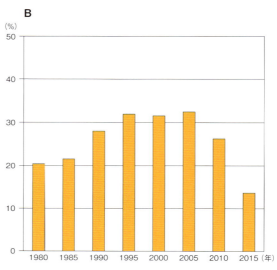

図14-3　視覚特別支援学校児童生徒に占める未熟児網膜症の割合　　　　（文献8を参照して作成）
A：視覚特別支援学校児童生徒のROPの割合（1970〜2015年）。
B：視覚特別支援学校児童生徒のROPを原因とする児における3〜5歳児の割合の推移（1980〜2015年）。

文　献

1）厚生労働省：人口動態統計（確定数）の概況. 人口動態調査.　http://www.mhlw.go.jp/toukei/list/81-1a.html
2）佐藤英津子：病態と疫学. 眼科 56：673-681，2014.
3）太刀川貴子，武井正人，清田眞理子，他：臨床研究 超低出生体重児における未熟児網膜症：東京都多施設研究. 日眼会誌 122：103-113，2018.
4）岩田明子，四宮加容，大串陽子，他：徳島大学病院における未熟児網膜症の検討. 眼臨紀 10：486-489，2017.
5）中野友哉子，佐藤英津子，羅 英明，他：名古屋第一赤十字病院における未熟児網膜症の現況. 眼臨紀 10：482-485，2017.
6）柳沢翠芳，前田祥史，野村耕治：当院における未熟児網膜症の発症ならびに治療状況. 眼臨紀 9：345-351，2016.
7）武田祐介，佐々木綾子，饗場　智，他：山形県における未熟児網膜症の疫学研究. 第 122 回日本眼科学会総会，2018 年 4 月 19 日，大阪.
8）全国視覚特別支援学校及び小・中学校弱視学級児童生徒の視覚障害原因等に関する調査研究—2015 年度調査報告書（研究代表：柿澤敏文）. 筑波大学人間系障害科学域.

15章 病 理

眼底を観察する際に，網膜硝子体内に起こっているであろう病理変化を想定することは，病態理解のうえで有用である．初期では網膜内の前衛（vanguard）と後衛（rearguard）の概念と，硝子体内への病的新生血管の発芽の部位を理解する．硝子体腔内へ伸展した病変は，新生血管の増殖，管腔形成，結合組織の産生，その網膜への癒着と牽引によって牽引性網膜剝離へと進む．剝離した網膜では変性が進行する．これらの病理所見のポイントを知っていれば，未熟児網膜症の活動期の病態と病期をほぼ理解することができる．

病理を理解する重要性

　現在，未熟児網膜症（retinopathy of prematurity：ROP）の病理標本を新たに得ることは非常に難しい．光干渉断層計で光学顕微鏡の低倍率程度の像は得られるが，細胞構築の詳細な理解は病理標本に遥かに劣る．動物実験による酸素誘導網膜症の病理所見も，ヒトROPと異なる点が多い．本章では，ヒト剖検例で得られた数少ない活動期ROPの病理所見について記載する．眼底検査の際に，網膜硝子体内に起こっているであろう病理変化を想定して観察することは，病態理解のうえで有用である．

　ROP活動期の進行分類における眼底と病理の所見の対比は，以下の通りである．

stage 1（demarcation line：境界線）

眼底：血管成長先端部の網膜内に白い境界線（demarcation line）が形成される．

病理：境界線では，網膜内の前衛領域（血管成長先端部よりやや前の領域）において原始的な紡錘形間葉細胞（未分化な血管内皮細胞）の増殖が起こっている．前衛領域より後方の分化した血管内皮の集簇を後衛という（図15-1，図15-2）．

stage 2（ridge：隆起）

眼底：境界線がさらに厚く増殖して硝子体腔に突出して見え，これを隆起（ridge）と呼ぶ．隆起に沿ってあるいはやや後方に小さなポリープ状の増殖病変がみられることがある（vascular tuft）．

病理：隆起は前衛の紡錘形間葉細胞の増殖が厚くなったものである．隆起あるいはその後方に，網膜内の新生血管が内境界膜を破って硝子体内に成長を始めている（図15-3，図15-4）．

stage 3（extraretinal neovascularization：網膜外線維血管増殖）

眼底：vascular tuftが融合して眼底の円周方向に弧状になった状態をいう．眼底所見の程

度によって，mild, moderate, severeの3段階に分けられる．

病理：硝子体内に血管腔が形成され，その周囲にコラーゲンなどの結合組織が産生される．この線維血管増殖組織は，正常硝子体を構築するコラーゲン線維束に沿って伸びる（図15-5〜図15-7）．

stage 4（partial retinal detachment：網膜部分剝離）

眼底：線維血管増殖組織は強く収縮して網膜を強く牽引し，網膜剝離が起こる．網膜剝離が黄斑に及ぶか及ばないかでstage 4 は2つに分けられる．
・stage 4A：網膜剝離が黄斑にまだ及んでいない．
・stage 4B：網膜剝離が黄斑に及んで剝離している．

病理：線維血管増殖組織は血管成分よりコラーゲンを主体とする結合組織が多くなり，網膜に強く固着して牽引性網膜剝離を起こす．網膜は牽引剝離されて変性へ進む．

stage 5（total retinal detachment：網膜全剝離）

眼底：線維血管増殖組織が広範囲に及んで強く牽引し，網膜が全剝離している．

病理：線維血管増殖組織は結合組織主体となり，網膜に広範に固着する．これに強く牽引され剝離を起こした網膜は，高度に変性する（図15-8, 図15-9）．

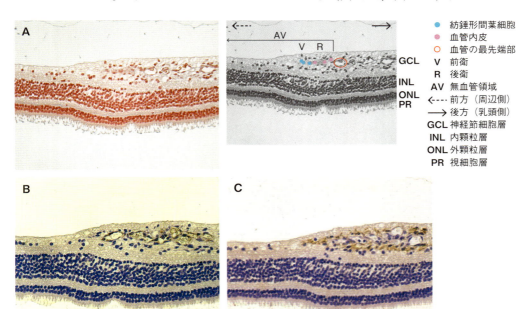

図15-1　血管成長先端部（未熟児網膜症未発生，胎生第28週）
左側が前方で無血管領域となっている．血管の成長先端部では，前方にまず前駆細胞である紡錘形の間葉細胞（前衛：vanguard）があり，その後ろに血管内皮の集簇（後衛：rearguard）がみられるが，両者の境界は明瞭でない．これらの細胞群はAでよく観察できる．さらに，後ろに管腔をもつ毛細血管が形成されており，血管内皮が第Ⅷ因子で免疫染色されている．これらの周囲には星状膠細胞（astrocyte）も存在しており，glial fibrillary acidic protein（GFAP）の免疫染色で観察される．
A：アルシアンブルー染色，nuclear fast red核染色．B：第Ⅷ因子免疫染色．C：glial fibrillary acidic protein 免疫染色（bar = 100μm）．

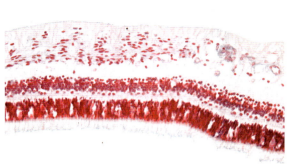
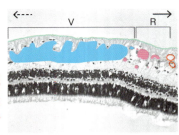

図15-2　紡錘形間葉細胞の増殖

前衛領域において，原始的な紡錘形間葉細胞の増殖が起こっている．その後方の後衛領域における血管内皮の集蔟とは，明瞭に区別できる．眼底所見で，この前衛の紡錘形間葉細胞の増殖が，白い明瞭な線となって見えれば境界線（demarcation line/stage 1）に，厚く増殖して硝子体腔に突出すれば隆起（ridge/stage 2）に相当する〔アルシアンブルー染色，nuclear fast red 核染色（bar=100μm）〕．

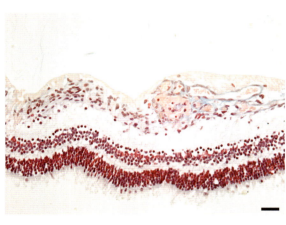
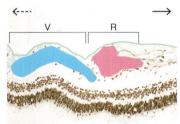

図15-3　網膜内血管増殖

前衛領域で紡錘形間葉細胞の組織は厚くなり，隆起（ridge/stage 2）に相当する．その後ろの後衛領域では血管内皮および管腔の増殖が起こっており，眼底所見では，先端部の動静脈シャントとして観察される．網膜表面にはまだ損傷がない〔アルシアンブルー染色，nuclear fast red 核染色（bar=100μm）〕．

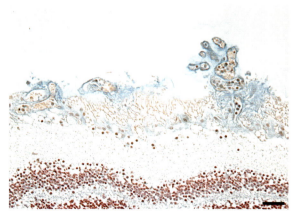
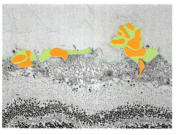

図15-4　硝子体内血管発芽

後衛領域とそのやや後方で，網膜の表面を破って，硝子体腔へ新生血管が発芽している．眼底所見では，孤立性の新生血管発芽（vascular tuft/stage 2）に相当する．新生血管の周囲は青く濃染し，すでに線維結合組織成分の産生が始まっている〔アルシアンブルー染色，nuclear fast red 核染色（bar=100μm）〕．

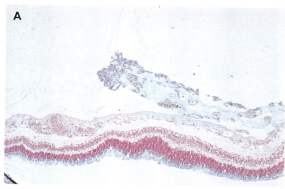
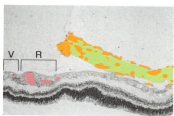
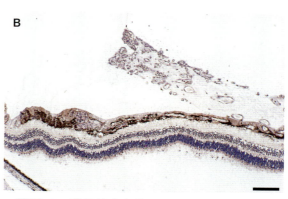

- 後衛の網膜内血管増殖
- 硝子体内の血管増殖
- 線維結合組織
- V 前衛
- R 後衛

図15-5　硝子体内血管増殖

後衛領域の網膜内で新生血管が形成され，そのやや後方では網膜から硝子体腔へ新生血管が大きく発芽している．その前衛領域で紡錘形間葉細胞の増殖が観察される（この部位だけであれば stage 2 の隆起に相当）．ただし，硝子体内への新生血管の増殖がかなり進んでおり，眼底所見では網膜外線維血管増殖 stage 3 に相当する．網膜内の血管や新生血管の内皮，および前衛領域の紡錘形間葉細胞（未分化血管内皮細胞）の増殖は，第Ⅷ因子で免疫染色されている．新生血管の周囲は青く濃染し，線維結合組織成分が産生されている．

A：アルシアンブルー染色，nuclear fast red 核染色．
B：第Ⅷ因子免疫染色（bar＝50μm）．

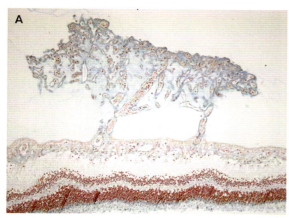
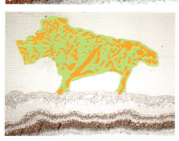
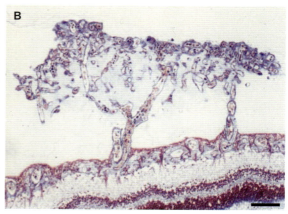

- 硝子体内の血管増殖
- 線維結合組織

図15-6　硝子体内血管増殖

硝子体腔へ伸びた新生血管の増殖では，多数の管腔が形成されている．その周囲ではすでに盛んに線維結合組織成分が形成されており，その成分であるムコ多糖がアルシアンブルー染色で，コラーゲンがマッソントリクローム染色で観察される．眼底検査では，これがまだ小さいポリープ状であれば孤立性の新生血管発芽（vascular tuft/stage 2），厚くなって連続すれば線維血管増殖（fibrovascular proliferation/stage 3）となる．増殖組織に血管腔が多く含まれれば赤く，線維結合組織成分が多ければ白く見える．

A：アルシアンブルー染色，nuclear fast red 核染色．
B：マッソントリクローム染色（bar＝100μm）．

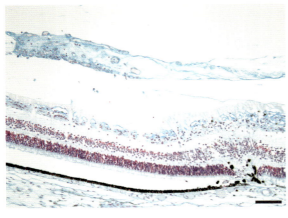
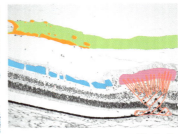

- 新生血管の硝子体内増殖
- 線維結合組織
- 紡錘形間葉細胞の増殖
- 網膜内の血管増殖
- 光凝固瘢痕

図15-7 硝子体内血管増殖における光凝固瘢痕

光凝固瘢痕部では，網膜の層構造が乱れ，外顆粒層が消失し，色素細胞が網膜内へ侵入している．網膜外層と色素上皮層の癒着がみられる．硝子体腔の増殖組織では，血管腔がいまだみられるが，線維結合組織成分が多く網膜内の新生血管も疎となり，瘢痕化へ向かっている．このまま増殖組織が退縮すれば寛解へ進むが，線維結合組織が網膜に癒着して強く収縮すれば牽引性網膜剥離（stage 4）が起こる〔アルシアンブルー染色，nuclear fast red 核染色（bar＝100μm）〕．

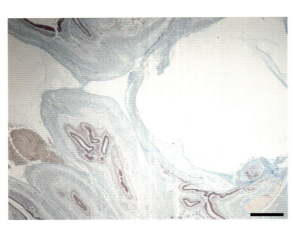
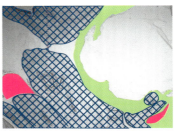

- 増殖組織
- 剥離し折り畳まれた網膜
- 硝子体出血

図15-8 網膜全剥離

網膜は全剥離（stage 5）して，複雑に折り畳まれているので，病理切片ではさまざまな方向の断面となっている．表面には，線維結合組織成分主体の増殖組織が広く接着しており，硝子体出血もみられる〔アルシアンブルー染色，nuclear fast red 核染（bar＝100μm）〕．

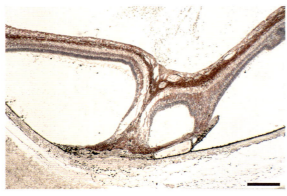
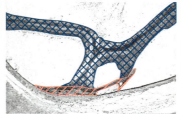

- 剥離し高度に変性した網膜
- 光凝固瘢痕

図15-9 網膜全剥離

長期に剥離した網膜は高度に変性して，グリオーシスが著明となっている．光凝固瘢痕部位では，網膜と色素上皮層が強く癒着している〔glial fibrillary acidic protein 免疫染色，ヘマトキシリン核染色（bar＝100μm）〕．

16章 未熟児網膜症の基礎研究

未熟児網膜症を含む網膜血管疾患の診療において，2000年以降で最大の変化は抗血管内皮増殖因子薬の使用である．この分子標的治療の登場によって，生体内の特定の分子に着目することが病態解明や新規治療の開発に大きく貢献するという理解は，多くの眼科にかかわる医療者にとって実感を伴うものとなった．そこで，本章では未熟児網膜症の基礎研究のなかで，ヒト未熟児網膜症に関する遺伝子解析の現状と，動物モデルを中心とした解析で得られた血管新生を制御する分子基盤の一端について概説する．

遺伝子解析

未熟児網膜症の遺伝素因と遺伝子研究

未熟児網膜症（retinopathy of prematurity：ROP）の発症には，低出生体重や短い在胎週数，酸素投与の有無，全身合併症の有無などが危険因子となる．一方，ROPでは，一卵性双生児で重症度の一致度が高いことが知られており，近年の臨床研究や動物モデルを用いた研究により，遺伝的素因の関与が高いことが示されている[1]．Bizzarroら[2]によると，双生児を用いた回帰分析研究では，緑内障や双極性障害の遺伝素因の寄与率は90%，アルツハイマー病や統合失調症では80%であるのに対して，ROPの遺伝素因の寄与率は70%である．

ROPの発症に関連する遺伝子の解析方法には，相関研究と遺伝子変異の同定の2つがある．相関研究は，ありふれた疾患共通変異仮説（common disease common variant hypothesis）[*1]に基づいて，集団に古くから多く存在する遺伝子多型（common variant）について，ROP症例と正常児（コントロール）との群間での出現頻度を比較し，その偏り（連鎖不平衡）から特定の遺伝子の関与を推定する[3]．一方，遺伝子変異の同定は，個々の症例の塩基配列を直接シークエンスして決定する．これは，ROPの病態に関与する遺伝子の変異がROPの発症に寄与するとの仮説に基づく．すでに特定の遺伝病の原因とわかっている遺伝子であっても，異なるタイプの変異は本来の遺伝病とは異なる所見や浸透率[*2]を示しうる．このような遺伝子異常は，変異－

---

*1 ありふれた疾患共通変異仮説（common disease common variant hypothesis）

メンデルの法則に従わないありふれた疾患に関連する遺伝子多型の大部分は，その集団のなかで昔から存在してきたとする仮説．この仮説に基づくと，ありふれた疾患では家系が異なっても同じ遺伝子多型が見つかるはずであり，患者－対照研究を行う根拠となっている．

*2 浸透率

ある遺伝子型を有する個体がある表現型を呈する確率のこと．たとえばある優性遺伝の疾患の家系について，浸透率が低い場合には同じ遺伝子変異をもつにもかかわらず，疾像を示さない親族が現れうる．

淘汰仮説（mutation-selection hypothesis）*3 によると新規に出現した稀な変異であり，相関研究の対象にはならない[3]．

未熟児網膜症の発症に関連する遺伝子

ROP の発症に関与する遺伝子として，その病態生理から網膜の血管形成に関与する遺伝子が候補に挙げられている[4]．これまで網膜の血管形成に関与する遺伝子として，血管内皮増殖因子遺伝子（vascular endothelial growth factor A：VEGFA），血管内皮型一酸化窒素合成酵素（endothelial nitric oxide synthase：NOS3），血管内皮 PAS ドメインタンパク1（endothelial PAS domain protein 1：EPAS1）遺伝子などが検討され，相関研究によって有意な結果が得られている（表16-1）[5～10]．脳由来神経栄養因子（brain-de-rived neurotrophic factor：BDNF）遺伝子は，全ゲノム相関研究でROPとの有意な相関が得られている[7]．

家族性滲出性硝子体網膜症は，ROP に眼底像が類似する遺伝性疾患である（詳細は17章「家族性滲出性硝子体網膜症」を参照）．その原因遺伝子の多くを占めるのが，Wntシグナルに関連する遺伝子である．Wntシグナル関連遺伝子のうち，家族性滲出性硝子体網膜症に関連する遺伝子として FZD4，LRP5，NDP，TSPAN12 の4種類が知られている．このうち FZD4，LRP5，NDP の比較的軽症の変化を示す遺伝子異常が，ROP の重症化に寄与すると考えられている（表16-1）[11～24]．FZD4，LRP5，TSPAN12 遺伝子は，アミノ酸置換を起こす変異が同定されている．NDP 遺伝子は主に相関研究により遺伝子多型が報告されており，遺伝子の発現の違いが ROP の発症に関与することが示

表16-1　未熟児網膜症に関連する遺伝子

遺伝子	分　類	研究方法	文　献
VEGFA （血管内皮増殖因子）	血管新生	相関研究	5, 6, 9
NOS3（eNOS） （血管内皮型一酸化窒素合成酵素）	血管新生	相関研究	10
EPAS1 （血管内皮PASドメインタンパク1）	酸素応答		8
BDNF （脳由来神経栄養因子）	神経・血管ガイダンス	相関研究（全ゲノム）	7
NDP	Wntシグナル*	相関研究，変異同定	12, 15～18, 22～24
FZD4		変異同定	11, 13, 14, 19, 21
LRP5		変異同定	17, 19
TSPAN12		変異同定	21

* 17章「家族性滲出性硝子体網膜症」を参照．

*3　変異－淘汰仮説（mutation-selection hypothesis）
　　ありふれた疾患共通変異仮説の逆で，ある疾患について遺伝的な易罹患性（かかりやすさ）が異質な遺伝子変異の集まりに由来するとする仮説．疾患に関与する遺伝子異常は比較的短期間で発生・消滅（淘汰）し，各家系によってそのタイプが異なると考えられる．

唆されている.

遺伝子の影響が網膜血管の発生にとどまるのか,それとも低出生体重や全身の発育に影響するのかは不明な部分が多い.Daileyら[11]によると,FZD4遺伝子多型であるp.P33Sとp.P168Sの連鎖(33番目と168番目のプロリンがセリンに置換される変異)は胎児の子宮内発育遅延に影響を及ぼす.

未熟児網膜症の鑑別診断と遺伝子診断

家族性滲出性硝子体網膜症などの遺伝性網膜疾患の症例が,偶発的に低体重出生児として出生する可能性がある[25].比較的在胎週数が大きいにもかかわらず重症化した症例や,急激に網膜剥離が進行した症例では,ROP以外の疾患も否定できない.しかし実際の臨床では,ROPか家族性滲出性硝子体網膜症などのほかの疾患か,判別できない場合もある.

このような低出生体重児の家族性滲出性硝子体網膜症との鑑別には,遺伝子診断が有用である(各遺伝子の詳細は17章「家族性滲出性硝子体網膜症」を参照).ROPと鑑別すべき遺伝性疾患には,非全身性疾患として家族性滲出性硝子体網膜症と先天網膜接着不全症候群(congenital retinal non-attachment)があり,全身性の疾患としてNorrie病,骨粗鬆症偽網膜膠腫症候群(osteoporosis pseudoglioma syndrome),小頭症リンパ管浮腫脈絡膜異形成(microcephaly lymphedema chorioretinal dysplasia)を含む小頭症がある.

Norrie病

Norrie病は先天性の網膜剥離に加え,難聴や精神発達遅滞を呈するX染色体劣性遺伝の疾患であり,NDP遺伝子の変異によって起こる[26].出生後早期に白色瞳孔や緑内障,角膜白斑で診断される.眼所見だけではstage 5のROPと鑑別できない(図16-1).典型的な家族性滲出性硝子体網膜症像とは異なり,両眼性の白色瞳孔を呈する.

遺伝子型からみた家族性滲出性硝子体網膜症とNorrie病の違いは,変異のタイプ(重症度)である[28].Norrie病はNDP遺伝子の欠失型やシステインにかかわるミスセンス変異によって起こりやすい.Norrie病は男児が罹患する疾患であり,女児で全身異常のない場合にはATOH7遺伝子変異による先天網膜接着不全症候群の可能性を考慮すべきである(17章「家族性滲出性硝子体網膜症」を参照).

骨粗鬆症偽網膜膠腫症候群

LRP5遺伝子は骨密度決定遺伝子であり,この遺伝子の異常により先天性の網膜剥離(偽網膜膠腫)に骨密度の低下(骨粗鬆症)

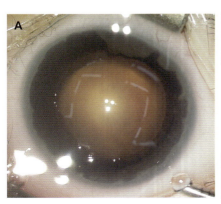
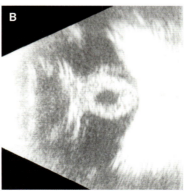

図16-1
Norrie病(NDP遺伝子のヘミ接合性変異症例)

1ヵ月男児,左眼.

A:前眼部所見.水晶体後面増殖組織(偽網膜芽細胞腫:pseudoretinoblastoma)のために眼底は透見できない.虹彩は外翻し緑内障を呈している.

B:超音波Bモード像.網膜は全剥離でstage 5 ROPに類似している.

(文献27より転載)

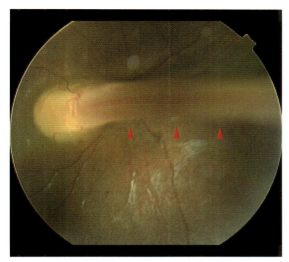

図16-2 骨粗鬆症偽網膜膠腫症候群（*LRP5*遺伝子の複合ヘテロ接合変異症例）

9ヵ月男児，左眼．常染色体劣性遺伝の家族性滲出性硝子体網膜症と診断されていたが，学童期以降に全身の多発骨折を合併し診断が確定した．眼底所見は両眼の鎌状網膜ひだ（▶）であった．

(文献30より許諾を得て転載)

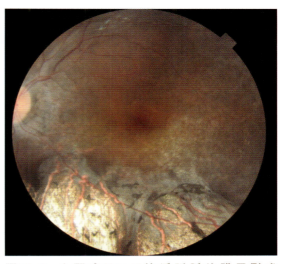

図16-3 小頭症リンパ管浮腫脈絡膜異形成（*KIF11*遺伝子のヘテロ接合変異症例）

14歳女児，左眼．下方血管アーケード付近に脈絡膜萎縮所見が顕著である．

(文献32より許諾を得て転載)

を合併し，多発骨折を起こす[29]．骨粗鬆症偽網膜膠腫症候群は常染色体劣性遺伝を呈する．*LRP5*遺伝子変異による家族性滲出性硝子体網膜症でも骨密度が低下するので，乳幼児期に両者を鑑別するのは困難である（図16-2）[30]．

小頭症リンパ管浮腫脈絡膜異形成

*KIF11*遺伝子の変異により，小頭症を伴う常染色体優性遺伝の網膜症を呈する[31]．ただし新規変異が多く，孤発例で診断される症例が多い．白色瞳孔または鎌状網膜ひだを呈することが多く，stage 5 または stage 4B の ROP に似る．このような所見を示す場合には，Wntシグナル遺伝子由来の家族性滲出性硝子体網膜症と鑑別することは困難である．しかし，典型的な脈絡膜異形成を呈する症例では鑑別することができる（図16-3）．全身所見としては小頭症がみられ，顔貌も眼瞼裂斜上があり特徴的である．学習障害や精神発達遅滞などの異常を呈することが多い．

リンパ管浮腫を呈するが頻度は少ない．

動物モデル

動物モデルの必要性

これまでに，ヒトROPの摘出眼球から多くの知見が得られてきた．一方で，技術的に大きな進歩を遂げた分子生物学的手法でヒト組織から病態の細胞分子メカニズムを明らかにする試みは，倫理面や安全面から限られる．こうした現状から，疾患動物モデルは病態理解とそれに基づく新規治療標的の探索に欠かせないものとなっている．

ROPは，未熟性を基盤として，胎内から胎外への劇的な環境変化により網膜固有の血管発生プログラムが破綻することで発症する．その本態は，発生過程にある網膜血管の伸展が停止し，次いで正常血管から連続し，

かつ硝子体に逸脱する異常血管の形成である.

　正常発生過程では，網膜組織の代謝に必要十分な酸素や栄養素を供給するために，正確な網膜血管のパターン形成に至る．どの個体でも安定した網膜血管のパターン形成が保証されるためには，血管を構成する個々の内皮細胞の‘ふるまい’が厳密に規定されている．こうした内皮細胞のふるまいを制御する分子メカニズムとその破綻が正常から病的血管新生へ転換させる機序について，さまざまな血管新生モデルを通じて明らかになってきた．特に動物モデルは，正常な網膜血管発生から逸脱してROPに至るまでの個々の現象を抽出し，解析が可能である唯一のモデルであり，その有用性はきわめて高い．動物モデルの使用に際しては，それぞれ種の特性や利点，ヒトとの相違を理解することが結果を解釈するうえで重要となる．

未熟児網膜症の動物モデル

　1950年代初めにROPにおける酸素の関与が臨床研究によって明らかにされた後[33]，1954年にAshtonらがモデル動物として仔猫を用いて酸素が網膜症に与える効果を報告した[34]．実際に臨床で行われていた高酸素曝露は，網膜血管を退縮させること，それに続く高酸素の離脱が病的血管新生を引き起こすことを示した．この結果は臨床に還元され，未熟児への酸素投与の設定を高濃度から低濃度へ調整することで網膜症による失明の減少につながった．Ashtonらの報告以降，未成熟の網膜血管に酸素負荷を行うことで血管閉塞および血管新生を誘導する種々の動物モデルが作成されてきた．これまでに猫[35, 36]，ビーグル犬[37]，ラット[38]，マウス[39]が報告されている．これらの哺乳類では網膜内層に血管が進入するのに対して，下等な脊椎動物の網膜内層は硝子体血管により栄養されるため[40]，網膜症を模するモデルとして哺乳類が用いられている．また，モデルとして用いられている動物種では出生後に網膜血管新生が開始されるため，発生過程の観察や介入に適している．

　動物モデルでは，未熟な網膜血管に対する高酸素負荷によって毛細血管が閉塞・脱落し，それに続く大気酸素分圧環境への移行によって網膜異常新生血管が誘導される．また，成熟血管に対する高酸素負荷の影響は少ないことが明らかにされている．いずれの動物モデルにおいても血管の閉塞・脱落と病的血管新生は共通のイベントであり，ヒトROPと類似する．それゆえ，多くの場合，これらの動物モデルは病的血管新生の程度を評価する目的で使用されている．一方，ヒトROPの臨床像とは合致しない点として，無血管領域と血管に被覆される領域の境界線および隆起が形成されないこと，異常新生血管が形成されても牽引による網膜剥離は生じないこと，異常血管は自然に退縮すること，が挙げられる．さらに，ROPのモデルとして使用する場合には，全身的な未熟性については担保されないことを念頭に置く必要がある．一般的に，ROPモデルではなく，高酸素負荷による病的血管新生が起こる酸素誘導網膜症モデル（oxygen-induced retinopathy model：OIRモデル）という用語が使われる．

　実際のOIRモデル作成においては，異常新生血管を高い再現性をもって誘導できるような高酸素負荷の開始時期や，酸素濃度と曝露時期が動物種ごとに報告されている．たとえば，ヒトROPにおいて動脈血酸素分圧の変動がリスクとなるという臨床研究を背景として，ラットOIRモデルでは恒常的な高酸素負荷に比べて，酸素濃度を経時的に変化させて曝露することで異常新生血管が多く誘導されることが示されている[38]．また，血管伸展の遠位端の周囲に異常新生血管が形成され

るという点でも，ヒトに比較的近い特徴をもつといえる．ほかにもビーグル犬OIRモデルでは，生後すぐに酸素負荷を行うことで異常血管が長期にわたり維持され，網膜ひだが形成される唯一のモデルとして用いられている（図16-4）．

実験動物として扱いが容易であるげっ歯類が使われることが多く，特にマウスは，個体が小さく扱いやすい，繁殖や飼育が容易である，ヒトとのゲノム相同性が高い，遺伝子操作が容易，抗体など利用可能なツールが多いという利点があり，現時点では最も汎用性が高いと考えられている．2000年以降の約20年間に，マウス網膜の解析がもたらした正常発生と病的環境での網膜血管新生の知見について下記に述べる．

発生期の網膜血管新生

血管形成の時期

ヒトでは，胎生第13週頃の硝子体血管の退縮開始に伴い，胎生第15週頃に視神経乳頭から周辺網膜に向かって網膜血管の形成が始まる．表層血管が伸展するのに並行して，胎生第25～26週には深層血管が形成されはじめる．網膜の最周辺部に表層血管が到達するのは胎生第36～40週頃であり，この時期に硝子体血管はすべて退縮する[41,42]．つまり，正期産の新生児では，網膜が血管に被覆されていることを意味する．

一方，マウスの網膜血管発生は，前述のように出生後に開始される．出生直後より視神経乳頭から網膜周辺側に向かって，網膜神経節細胞層になる表層に血管が進入を開始する．生後7日目で表層血管は周辺まで到達し，深層（外網状層）に向かう血管が表層の静脈系から分岐してくる．深層血管が周辺まで広がる生後12日頃（生後3週）に中間層（内網状層）に血管が分岐し，生後3週にはすべての層の血管が成熟するといわれている[42～44]（図16-5）．また，生後4～8日で硝子体血管は退縮する．硝子体血管の退縮には家族性滲出性硝子体網膜症の原因遺伝子として知られるWntシグナルが関与することが，遺伝子改変マウスを用いた研究から明らかにされている[45]．

網膜血管発生の時期はマウスの遺伝的背景により若干異なり，BALB/c系統は上記に示したC57BL/6系統の発達過程に比べて数

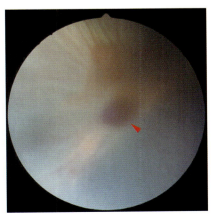
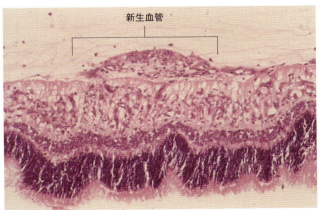

図16-4 ビーグル犬の酸素誘導網膜症
100%酸素下で生後すぐから5日間人工授乳により飼育したビーグル犬の，生後1カ月の眼底写真．網膜だけでなく左画像中央に位置する乳頭（▶）上を覆うように新生血管が形成される．

（写真提供：国立成育医療研究センター 東 範行氏）

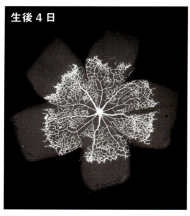 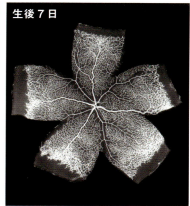 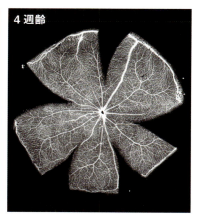

図16-5　マウスにおける網膜血管発生
マウス網膜のホールマウント免疫組織染色により網膜血管を示す．生直後より視神経乳頭から周辺に向かって同心円状に血管が伸展する．生後4日の網膜血管は表層に限局し，網膜周辺まで到達していない．生後7～8日頃には深層血管が形成され始め，4週齢になると成熟した3層（表層・中間層・深層）の血管網が構築される．マウス網膜には黄斑は存在しないため，ヒト網膜と血管の走行は異なる．

日の遅れがあるとされている[43]．

血管新生を促進する周囲環境

網膜の表層に存在する網膜神経節細胞とアストロサイトは，血管が網膜内に整然と伸展するための環境を提供する．両者のいずれも，網膜血管新生に必須の細胞であり，薬剤投与もしくは遺伝子操作により欠損させると血管は形成されない．

血管発生につながる最初のステップは，アストロサイトの網膜内への進入である．マウス胎生期に，網膜神経節細胞が増殖因子 platelet derived growth factor A（PDGFA）を分泌し，その受容体 PDGF receptor α（PDGFRA）を発現するアストロサイトの網膜内への進入を促進する．アストロサイトは，内境界膜の細胞外マトリックス*4を足場として，網目状のネットワークを形成する[42,44]．

これに続くステップは，VEGFの産生である．神経細胞の代謝増加により酸素消費が増大して酸素不足に陥ると，アストロサイトがミュラー細胞と共に，低酸素により誘導される転写因子 hypoxia induced factor 1 alpha（HIF1A）の安定化を介してVEGFを発現し，血管形成を促す[42,46]．さらに，低酸素環境では，どの細胞でも酸素を利用した代謝が進まずクエン酸回路の中間産物であるコハク酸が蓄積される．コハク酸が組織低酸素を反映するリガンド*5となり，網膜神経節細胞の

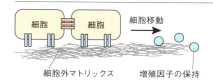

*4　細胞外マトリックス
　細胞の基底膜と細胞周囲に形成される線維状あるいは網目状の非細胞性構造体を細胞外マトリックスと呼ぶ．個々の細胞は細胞－細胞もしくは細胞－細胞外マトリックスの間で接着しており，細胞が集団となって組織や器官を形成するときに細胞外マトリックスは組織形態を支持する役割を担う．近年では，物理的な支持組織としての役割にとどまらず，細胞が移動するための足場，増殖因子の保持，細胞増殖の制御などの機能をもつことが明らかになっている．細胞外マトリックスの主な成分として，コラーゲン，エラスチン，フィブロネクチン，ラミニン，プロテオグリカン，ヒアルロン酸などがあり，組織ごとに異なる構成を示す．細胞膜貫通型受容体であるインテグリンはコラーゲン，フィブロネクチン，ラミニンと結合能をもつことが知られている．

Gタンパク共役受容体GPR91に結合すると，HIF1Aの安定化とVEGF発現上昇が誘導される[47]．つまり，網膜神経節細胞とアストロサイトいずれもがVEGFを発現し，血管形成を促進している．こうしたVEGFの増加が契機となり，血管内皮細胞が網目状に広がるアストロサイトを鋳型として視神経乳頭から網膜内へ伸展を開始する．内皮細胞が移動する際に，細胞外基質フィブロネクチンやヘパラン硫酸が足場となる．VEGFはこれらの基質に結合して濃度勾配を形成しており，血管内皮細胞は周囲のVEGF濃度勾配を感知し，濃度の高い方向に移動していく[48]．また，細胞外基質フィブロネクチンや接着分子α5β1インテグリン，カドヘリンは血管の伸展に必須であることが示されており[42, 48, 49]，血管形成には網膜神経節細胞，アストロサイト，細胞外基質などの周囲環境が影響していることが理解できる．

血管網の構築

血管新生では，発芽・分岐・吻合・リモデリングによって機能的なネットワークが構築される．この過程において内皮細胞の遊走，増殖，隣接細胞との接着，基底膜の安定化がみられるが，このような内皮細胞の挙動，すなわち細胞のふるまいが血管形成の基盤となる．

既存血管から新たな血管が形成されるときには，まず血管伸長の先端となる細胞が選択される．内皮細胞のうちどの細胞が選択されるかは偶発的で，上述のように虚血領域のアストロサイトや網膜神経節細胞から産生されたVEGFリガンドが内皮細胞に発現するVEGFR2受容体に結合すると，この細胞は先端となるべく予定づけられる．そして，隣接する細胞が先端にならないようにNotch-Dll4シグナルを介した側方抑制が起こる．ひとたび先端として選択された細胞はtip細胞と呼ばれ，細胞から糸状の突起を伸ばして（糸状仮足：filopodia），周囲のVEGF濃度勾配を感知して濃度の高い方向（正方向）に遊走していく（図16-6）．このとき，tip細胞の遊走方向を負に制御するガイダンス分子*6（セマフォリン3Eとその受容体プレキシンD1）が存在しており，不適切な方向に血管が伸展しないように正確性，効率性を高めるシステムとして機能している[50]．

tip細胞が血管伸展の方向を規定する一方，tip細胞にならなかった隣接細胞はstalk細胞と呼ばれ，filopodiaを形成することなくtip細胞の後続で活発に増殖して血管伸展と血管径を調整するのに必要な細胞数を供給する．tip細胞とstalk細胞の性質は位置によって付加されるものであり，特定の細胞が固有

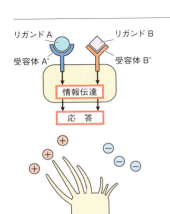

*5　リガンド・受容体

細胞は自身の周囲の環境を感知するさまざまなシステムを備えている．そのうちの一つがリガンドと受容体（レセプター）の結合を起点とする反応である．受容体は細胞膜表面，細胞質，核内に存在するタンパク質で，特定の物質（リガンド）との結合により活性状態が変化する．リガンドが結合した受容体は，自身もしくは別の細胞内タンパク質に作用して細胞内イオン濃度や遺伝子発現の変化を誘導する．この一連の過程によって外部の情報が細胞内に伝達され，細胞は周囲環境に応じている．

*6　ガイダンス分子

ガイダンス分子は複雑で正確な神経回路の構築に関与する因子として明らかにされてきた．これまでにガイダンス分子として，セマフォリン（semaphorin），エフリン（ephrin），スリット（slit），ネトリン（netrin）などの分子ファミリーが報告されており，それぞれに特有の受容体も同定されている．生体において，ガイダンス分子を感知した神経軸索は，ガイダンス分子の存在する方向または分子を回避する方向に伸長し，最終的に目的細胞の樹状突起まで到達してシナプス形成に至る．近年の研究により，神経回路だけでなく血管内皮細胞の糸状仮足にも同様のガイダンス分子が関与する機構が存在することが明らかになっている．

の位置に固定されるのではなく，後続の細胞が先端細胞を追い越してtip/stalk細胞が入れ替わりながら血管は伸展する．そして伸長した血管は近接する別の血管枝と，tip細胞から伸びたfilopodia同士の接触を起点として細胞接着が促進されて吻合に至る（図16-6B）．

さらに高次の血管網を構築するためには，血管の分岐数と血管径を調整する必要があるが，隣接する内皮細胞間におけるDll4発現のタイミングが重要な役割を果たしていることが明らかになってきた．Notchリガンドの一つであるDll4は特にtip細胞に強く発現するが，内皮細胞周囲のVEGF量に応じて異なる時間周期で発現量が振動し増減を繰り返す．高VEGF刺激下では8時間周期，低VEGF刺激下では4～5時間周期とされており，VEGF濃度勾配が形成された環境にある個々の内皮細胞では発現周期は同期しない．この発現周期のずれが血管拡張と分岐のバランスを調整している．しかし，均一な高VEGF環境におかれた内皮細胞では，Dll4の発現量にずれが生じることなく，同期して発現振動する．そのため，隣接する細胞同士にNotch-Dll4シグナルの側方抑制が起こらず，tip/stalk細胞の相互関係が破綻する結果，分岐が少なく拡張した血管となる．これは，重症ROPにみられる後極血管の著明な拡張と蛇行（plus disease）が生じるメカニズムなのかもしれない．一方，Dll4の発現を人為的に均一で振動しない状態に維持すると，高Dll4では分岐が少なく細い径の疎な血管網となり，低Dll4では過剰に分岐した密な血管網となる[51]．

正常血管新生の過程では，非常に巧妙に制御された個々の内皮細胞のふるまいと個々の細胞間の協調が精巧なネットワーク形成に寄与している．

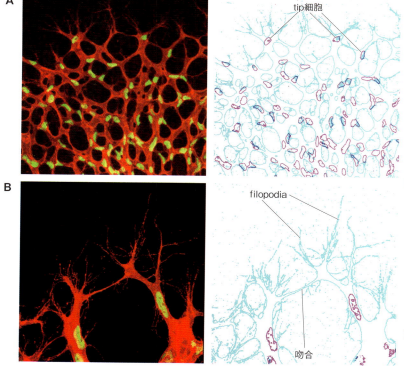

図16-6 伸長する血管

生後4日マウスの網膜染色画像（左）とその模式図（右）を示す．

A：個々の血管内皮細胞（赤）の核（緑）の位置から，先端と後方にある細胞がみてとれる．先端にあるtip細胞は血管の伸展方向（無血管領域）に向かって多数のfilopodiaを出すのに対して，後方のstalk細胞からは少ない．

B：tip細胞から伸びたfilopodia同士が融合して血管枝は吻合していく．

マウス酸素誘導網膜症モデル

モデルの特徴

1994年にSmithらが報告したOIRモデルが最も普及しており[39]、新生仔マウスを生後7〜12日目まで75％酸素下で飼育した後、大気酸素分圧下に戻して飼育する。この方法では、血中酸素分圧の上昇により組織への酸素拡散が増加するため、相対的に過剰となった毛細血管が退縮し無血管領域ができる。続いて、生後13日目以降の大気酸素分圧下では、無血管領域は相対的に虚血となり、その周囲の網膜静脈・毛細血管から異常新生血管が形成される。大気酸素分圧に戻してから7日（生後17日）頃に異常新生血管形成はピークに達した後、生後4週頃までに自然消退する。最終的には、網膜内に再び血管が形成されて、虚血は解消される。マウスOIRモデルで観察される異常血管は、内境界膜から突出し、硝子体内にvascular tuftsと呼ばれるブドウの房のような血管内皮細胞の集簇で構成される。治療閾値に進行するヒトROPとは異なり、tuftsが連続して、膜様組織を形成することはない[39,42,43]（図16-7）。

モデルを用いた治療標的の探索

❶血管閉塞・脱落の制御

高酸素負荷による毛細血管脱落の段階に介入することで、虚血の程度を減らし血管新生を抑制できる可能性が示唆されている。酸素濃度センサー分子prolyl hydroxylase 1（PHD1）を作動させない、あるいは低酸素に反応して活性化する転写因子HIF1Aを強制的に活性化させることができれば、高酸素下でも毛細血管は維持されて脱落は生じず、結果的に血管新生を抑制できる[52]。ほかにも機能的に未熟な網膜血管の収縮をアンジオテンシンⅡ受容体拮抗薬で抑制し、血管脱落を防ぐ方法が報告されている[53]。

❷病的血管新生の制御

▶低酸素誘導因子と病的血管新生

OIRモデルにおいて相対的低酸素が生じない状況、たとえば網膜厚が薄い表現型をもつ遺伝子改変マウスでは、脈絡膜からの酸素供給で網膜の需要を満たすことができるため、OIRモデルでtuftsは形成されない。つまり、組織低酸素を解消することができれば、血管新生は抑制しうることを示している。実際に、生後17日目のOIRマウスに3〜24時間の高酸素治療を行う

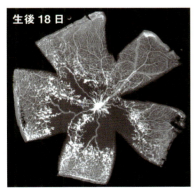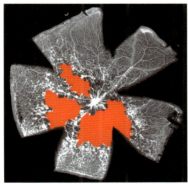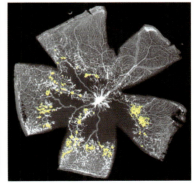

図16-7　酸素誘導網膜症（OIR）モデル
OIRモデルマウスの網膜血管。生後7〜12日まで75％酸素下で飼育した後、大気酸素濃度下で生後18日まで飼育してOIRモデルを作成した。視神経乳頭周囲の中心に毛細血管の脱落がみられるが、主幹動脈や静脈は維持される。無血管領域（赤）とそれに接する領域にtufts（黄）が形成される。

とtufts形成が減少する[54]．また，低酸素の解消を目的として，血管新生の開始する時期にHIF1Aアンタゴニスト*7となる化合物を眼内投与すると血管新生を抑えることができると報告されており[55]，低酸素そのものが治療標的となる可能性が示されている．

▶ ガイダンス分子と病的血管新生

病的血管新生には，VEGFが関与することはよく知られている．VEGFは増殖因子である一方で，濃度勾配により内皮細胞の移動方向を無血管領域に向かって正に制御する，つまり血管伸長の方向を制御するガイダンス分子でもある．VEGFの過剰発現により濃度勾配が破綻すれば，本来の無血管領域への血管伸展は起こらず網膜外へ突出する異常血管が形成される[48]．OIRモデルにおいて，VEGF発現量が上昇する生後12日目以降から，VEGFを減少させて発現量の最適化を図ることによってtuftsは減少し，虚血領域への正常血管新生が促進される報告がある[56]．しかし，VEGF阻害が正常な毛細血管を脱落させる可能性も指摘されている[57]．この研究結果は，臨床における抗VEGF薬を投与したROPの経過に類似するものと考えられ，その使用は慎重でなければならないことを示唆している．

正のガイダンス分子VEGFの発現調整によって血管新生を制御するほかに，血管伸長の方向を負に制御するガイダンス分子であるⅢ型セマフォリンSema3E, 3A, 3Cタンパク質を異常新生血管に対して眼内投与することで，tufts形成を阻害することができる[57〜59]．特に，Sema3Eは網膜神経節細胞から分泌され，血管内皮細胞に発現するPlexinD1受容体に結合し，細胞収縮を誘導する低分子量GタンパクRhoJを介して異常血管を選択的に退縮させることができる．PlexinD1およびRhoJは異常新生血管に限局して発現するため，治療標的として応用されることが期待できる[57]．

▶ VEGF以外の分泌型因子と病的血管新生

そのほか，血管新生に関連することが知られている分泌型の因子として，増殖因子insulin growth factor 1（IGF1）と造血因子エリスロポエチン（EPO）がある．

IGF1欠損マウスでは，VEGF発現が正常であるにもかかわらず発生期正常網膜の血管被覆に遅延がみられることから，血管新生に対して促進的に作用すると考えられる．臨床的にも，IGF1値が低い未熟児は網膜血管伸長が遅く，ROPのハイリスク児と考えられている．一方，OIRマウスでIGF1受容体を阻害すると病的血管新生は抑制される．そのため治療標的として，IGF1を補充して正常血管新生を促す，あるいはIGF1を阻害して病的血管新生を抑制する，という異なる2つの側面が考えられている．

EPOは，臨床的には未熟児貧血の治療として投与されており，網膜症への影響を示唆する報告がある．マウス研究でも，血管新生の時期では促進的に作用するため，

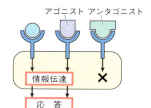

*7 アンタゴニスト

細胞に存在する受容体分子に親和性をもち，受容体を活性化させるシグナル伝達を誘発する物質をアゴニストと呼ぶ．一方，アンタゴニストは受容体に親和性を示すが，受容体の活性化を可逆的もしくは不可逆的に阻害する物質を指す．

EPO阻害によって血管新生が抑制されることが示されている[42, 46].

▶内皮細胞と相互作用する細胞と病的血管新生

アストロサイトなどのグリア細胞は,神経細胞の恒常性の維持を支えるため重要な役割を果たしており,その役割は神経細胞の代謝や老廃物の除去,血液網膜関門によるバリア機能の促進,酸化ストレスからの保護,免疫反応など多岐にわたる.そこで,血管内皮細胞自身の直接的な増殖だけでなく,血管新生におけるグリア細胞や炎症細胞に介入することで,間接的に病的血管新生を制御する方法も検討されている.血管脱落・閉塞の時期には,薬物や細胞を眼内投与してアストロサイトの生存を助けることで,二次的に血管内皮細胞の脱落を防げることが報告されている[60, 61].一方,血管脱落後に神経細胞が低酸素に曝されると,アストロサイトなどのグリア細胞はサイトカインやケモカイン*8の分泌を介して骨髄由来の炎症細胞をリクルートし,血管新生や血管透過性亢進に関与する[42].これらの知見から,アストロサイトなどのグリア細胞を起点とする炎症反応の抑制が,病的血管新生の制御につながると考えられている.

▶細胞老化と病的血管新生

老化した細胞は炎症性サイトカイン,ケモカイン,増殖因子や細胞外マトリックス分解酵素など,さまざまな分泌因子を高発現するsenescence-associated secretory phenotype(SASP)と呼ばれる現象を引き起こす.SASPは生体内において,がん抑制,損傷治癒の促進など,生体にとって有益とされる一方で,状況によっては慢性炎症を惹起し,がんを含む加齢に伴う疾患の発症を促進する負の作用もある[62].虚血網膜の網膜神経節細胞では,細胞の酸素・栄養の需要に供給が見合わず,酸化ストレスに代表されるストレス応答により細胞老化が誘導される.この網膜神経節細胞は,細胞内器官である小胞体膜上に存在するストレスセンサータンパク質inositol requiring enzyme 1α(IRE1α)を介してVEGFやインターロイキン-6, 8などの血管新生を促進する炎症性サイトカインを分泌することで,自身だけでなく傍にあるグリア細胞や血管内皮細胞にも作用して細胞老化を誘導する.血管脱落にはじまる一連の過程で,老化した内皮細胞は虚血領域への正常血管の再構築ができず病的血管新生が促進されるという報告がある[63].未熟児で"老化"とは奇異に感じるが,細胞レベルでの現象として考えると興味深い.OIRと酸化ストレスに関する報告は多数あるが[64],老化ととらえることで,新たな視点からの治療法が見いだされるかもしれない.

▶細胞代謝と病的血管新生

血管新生における内皮細胞の生存・増殖・遊走を支えるエネルギー代謝に注目した研究が,相次いで報告されている.細胞代謝は,解糖系と呼ばれる細胞質でグルコースを分解し,少量だが迅速に酸素を消費する

---

*8　サイトカイン・ケモカイン

細胞が分泌するさまざまな生理活性をもつタンパク質の総称.インターロイキン,インターフェロン,ケモカイン,腫瘍壊死因子,増殖因子などが挙げられる.VEGFもサイトカインに含まれる.サイトカインは感染,炎症,虚血など外部の刺激に応じて一過性に産生され,近傍にある細胞に受容体を介して作用することで細胞間の情報伝達を担う.その効果は抗ウイルス作用,免疫反応の制御,抗腫瘍作用,細胞増殖の制御など多岐にわたる.ケモカインはサイトカインのうち,白血球などの細胞走化性(特定の方向性をもって細胞が移動すること)を制御するものとされており,インターロイキン-8, stromal cell-derived factor-1(SDF-1)などがある.

ことなくエネルギー（アデノシン三リン酸：ATP）を合成する過程と，酸化的リン酸化と呼ばれるミトコンドリアで酸素を利用してATPを大量に合成する過程がある．血管内皮細胞は常に血流に接しており，栄養・酸素のいずれにも容易にアクセスできるにもかかわらず，エネルギーのほとんどを解糖系で得ていることがわかってきた．酸素に依存せず速やかにエネルギーを産生できる代謝系の利用は，虚血領域にも内皮細胞が進入していくための戦略と考えられる．細胞代謝が血管新生を制御する一因であることは，解糖系の酵素PFKFB3を欠損させたマウスでは網膜血管新生が抑制されることから確認されている[65]．ほかにも，グルタミン代謝経路の酵素GLS1や脂肪酸代謝経路の酵素CPT1A（や，正常血管新生の項でも述べたクエン酸回路の代謝産物であるコハク酸）が病的網膜血管新生に関与することが明らかになっている[65]．また，食餌摂取した不飽和脂肪酸（ω3脂肪酸）は，細胞内代謝において転写因子peroxisome proliferator-activated receptor γ（PPARγ）を介して血管新生に抑制的に働くことが報告されている[66]．代謝経路の産物あるいは代謝経路にかかわる酵素を含めたタンパク質を標的とした治療の可能性が示唆されている．

展　望

正常血管の精巧な階層的ネットワーク形成にかかわる複雑な要素を理解するために，さまざまなモデルが開発されている．具体的には，培養細胞などを用いた *in vitro*，マウスをはじめとする動物モデルやゼブラフィッシュなどを用いた *in vivo*，胚様体と呼ばれる擬似胚や aorta ring を用いた *ex vivo*，コンピュータで行う数理的なモデルを使用する *in silico* などが挙げられる[50]．近年，複数の手法を組み合わせて血管新生における細胞のふるまいを通した血管ネットワーク形成の理解が進んできた．

本来，発生でも病的環境でも，組織の代謝に見合う酸素や栄養を運搬するために血管新生が誘導されるはずであるが，病的血管では階層のない混沌としたネットワーク構造となり，透過性亢進による血漿や血球成分の漏出がみられ機能的にも正常とは異なる．病的血管における血流は恣意的で停滞するため，乏しい灌流しか得られず，組織へ酸素や栄養を運搬する目的を達することができない．こうした正常と病的血管の相違を，本章に示したように多角的にとらえて解析することで，新たな創薬標的が得られている．

しかし，ROPの病態についてまだ不明な点も多い．なぜ成人とは違って病的血管が自然に退縮する場合と退縮せずに悪化する場合があるのか．自律的に病的血管から正常血管新生に再転換できるシステムが存在するのか．こうした疑問に対する答えは現時点ではないが，イメージング技術や解析手法の進歩により，近いうちに明らかになるであろうと予想される．

現在，ROPの治療法として適応外使用（off-label use）されている抗VEGF薬は，病的血管新生を抑えるだけでなく正常血管発達にも影響があることが示唆されており，両刃の剣となる．動物モデルと新規技術を駆使して，病的血管を正常血管に再転換させるような治療が開発されることを期待したい．

文　献

1) Shastry BS：Genetic susceptibility to advanced retinopathy of prematurity（ROP）. J Biomed Sci 17：69, 2010.

2) Bizzarro MJ, Hussain N, Jonsson B, et al.：Genetic susceptibility to retinopathy of prematurity. Pediatrics 118：1858-1863, 2006.

3) Strachan T, Read A：Mapping genes conferring susceptibility of complex diseases. In "Human Molecular Genetics" Garland Science, New York, 2011, pp467-496.

4) Holmstrom G, van Wijngaarden P, Coster DJ, et al.：Genetic susceptibility to retinopathy of prematurity：the evidence from clinical and experimental animal studies. Br J Ophthalmol 91：1704-1708, 2007.

5) Bányász I, Bokodi G, Vannay A, et al.：Genetic polymorphisms of vascular endothelial growth factor and angiopoietin 2 in retinopathy of prematurity. Curr Eye Res 31：685-690, 2006.

6) Cooke RW, Drury JA, Mountford R, et al.：Genetic polymorphisms and retinopathy of prematurity. Invest Ophthalmol Vis Sci 45：1712-1715, 2004.

7) Hartnett ME, Morrison MA, Smith S, et al.：Genetic variants associated with severe retinopathy of prematurity in extremely low birth weight infants. Invest Ophthalmol Vis Sci 55：6194-6203, 2014.

8) Mohamed S, Schaa K, Cooper ME, et al.：Genetic contributions to the development of retinopathy of prematurity. Pediatr Res 65：193-197, 2009.

9) Vannay A, Dunai G, Bányász I, et al.：Association of genetic polymorphisms of vascular endothelial growth factor and risk for proliferative retinopathy of prematurity. Pediatr Res 57：396-398, 2005.

10) Rusai K, Vannay A, Szebeni B, et al.：Endothelial nitric oxide synthase gene T-786C and 27-bp repeat gene polymorphisms in retinopathy of prematurity. Mol Vis 14：286-290, 2008.

11) Dailey WA, Gryc W, Garg PG, et al.：Frizzled-4 Variations Associated with Retinopathy and Intrauterine Growth Retardation：A Potential Marker for Prematurity and Retinopathy. Ophthalmology 122：1917-1923, 2015.

12) Dickinson JL, Sale MM, Passmore A, et al.：Mutations in the NDP gene：contribution to Norrie disease, familial exudative vitreoretinopathy and retinopathy of prematurity. Clin Exp Ophthalmol 34：682-688, 2006.

13) Drenser KA, Dailey W, Vinekar A, et al.：Clinical presentation and genetic correlation of patients with mutations affecting the FZD4 gene. Arch Ophthalmol 127：1649-1654, 2009.

14) Ells A, Guernsey DL, Wallace K, et al.：Severe retinopathy of prematurity associated with FZD4 mutations. Ophthalmic Genet 31：37-43, 2010.

15) Haider MZ, Devarajan LV, Al-Essa M, et al.：A C597-->A polymorphism in the Norrie disease gene is associated with advanced retinopathy of prematurity in premature Kuwaiti infants. J Biomed Sci 9：365-370, 2002.

16) Hiraoka M, Berinstein DM, Trese MT, et al.：Insertion and deletion mutations in the dinucleotide repeat region of the Norrie disease gene in patients with advanced retinopathy of prematurity. J Hum Genet 46：178-181, 2001.

17) Hiraoka M, Takahashi H, Orimo H, et al.：Genetic screening of Wnt signaling factors in advanced retinopathy of prematurity. Mol Vis 16：2572-2577, 2010.

18) Hutcheson KA, Paluru PC, Bernstein SL, et al.：Norrie disease gene sequence variants in an ethnically diverse population with retinopathy of prematurity. Mol Vis 11：501-508, 2005.

19) Kondo H, Kusaka S, Yoshinaga A, et al.：Genetic variants of FZD4 and LRP5 genes in patients with advanced retinopathy of prematurity. Mol Vis 19：476-485, 2013.

20) MacDonald ML, Goldberg YP, Macfarlane J, et al.：Genetic variants of frizzled-4 gene in familial exudative vitreoretinopathy and advanced retinopathy of prematurity. Clin Genet 67：363-366, 2005.

21) Rathi S, Jalali S, Musada GR, et al.：Mutation spectrum of NDP, FZD4 and TSPAN12 genes in Indian patients with retinopathy of prematurity. Br J Ophthalmol 102：276-281, 2018.

22) Shastry BS, Pendergast SD, Hartzer MK, et al.：Identification of missense mutations in the Norrie disease gene associated with advanced retinopathy of prematurity. Arch Ophthalmol 115：651-655, 1997.

23) Talks SJ, Ebenezer N, Hykin P, et al.：De novo mutations in the 5' regulatory region of the Norrie disease gene in retinopathy of prematurity. J Med Genet 38：E46, 2001.

24) Wu WC, Drenser K, Trese M, et al.：Retinal phenotype-genotype correlation of pediatric patients expressing mutations in the Norrie disease gene. Arch Ophthalmol 125：225-230, 2007.

25) 有田直子, 近藤寛之, 林　英之, 他：出生後早期に光凝固治療を行った家族性滲出性硝子体網膜症. 眼臨医報 100：707-709, 2006.

26) Chen ZY, Hendriks RW, Jobling MA, et al.：Isolation and characterization of a candidate gene for Norrie disease. Nat Genet 1：204-208, 1992.

27) 近藤寛之：第13章 眼底疾患. "小児眼科学" 東　範行 編. 三輪書店, 2015, p286.

28) Warburg M：Norrie's disease Birth Defects Orig Artic Ser 7：117-124, 1971.

29) Gong Y, Slee RB, Fukai N, et al.：LDL receptor-related protein 5（LRP5）affects bone accrual and eye development. Cell

107：513-523, 2001.

30）井上浩利，近藤寛之，宇野英明，他：LRP5 遺伝子変異による常染色体劣性家族性滲出性硝子体網膜症．日眼紀 57：139-142, 2006.

31）Ostergaard P, Simpson MA, Mendola A, et al.：Mutations in KIF11 cause autosomal-dominant microcephaly variably associated with congenital lymphedema and chorioretinopathy. Am J Hum Genet 90：356-362, 2012.

32）近藤寛之：小児眼科疾患 3. 家族性滲出性硝子体網膜症．眼科 59：49-56, 2017.

33）Campbell K：Intensive oxygen therapy as a possible cause of retrolental fibroplasia；a clinical approach. Med J Aust 2：48-50, 1951.

34）Ashton N, Cook C：Direct observation of the effect of oxygen on developing vessels；preliminary report. Br J Ophthalmol 38：433, 1954.

35）Ernest JT, Goldstick TK：Retinal oxygen tension and oxygen reactivity in retinopathy of prematurity in kittens. Invest Ophthalmol Vis Sci 25：1129-1134, 1984.

36）Phelps DL：Oxygen and developmental retinal capillary remodeling in the kitten. Invest Ophthalmol Vi Sci 31：2194-2200, 1990.

37）McLeod DS, Crone SN, Lutty GA：Vasoproliferation in the neonatal dog model of oxygen-induced retinopathy. Invest Ophthalmol Vis Sci 37：1322-1333, 1996.

38）Penn JS, Henry MM, Tolman BL：Exposure to alternating hypoxia and hyperoxia causes severe proliferative retinopathy in the newborn rat. Pediatr Res 36：724-731, 1994.

39）Smith LE, Wesolowski E, McLellan A, et al.：Oxygen-induced retinopathy in the mouse. Invest Ophthalmol Vis Sci 35：101-111, 1994.

40）Chase J：The evolution of retinal vascularization in mammals. A comparison of vascular and avascular retinae. Ophthalmology 89：1518-1525, 1982.

41）Provis JM：Development of the primate retinal vasculature. Prog Retin Eye Res 20：799-821, 2001.

42）Selvam S, Kumar T, Fruttiger M：Retinal vasculature development in health and disease. Prog Retin Eye Res 63：1-19, 2017.

43）Stahl A, Connor KM, Sapieha P, et al.：The mouse retina as an angiogenesis model. Invest Ophthalmol Vis Sci 51：2813-2826, 2010.

44）Uemura A, Kusuhara S, Katsuta H, et al.：Angiogenesis in the mouse retina：a model system for experimental manipulation. Exp Cell Res 312：676-683, 2006.

45）Lobov IB, Rao S, Carroll TJ, et al.：WNT7b mediates macrophage-induced programmed cell death in patterning of the vasculature. Nature 437：417-421, 2005.

46）Sapieha P, Joyal JS, Rivera JC, et al.：Retinopathy of prematurity；understanding ischemic retinal vasculopathies at an extreme of life. J Clin Invest 120：3022-3032, 2010.

47）Sapieha P, Sirinyan M, Hamel D, et al.：The succinate receptor GPR91 in neurons has a major role in retinal angiogenesis. Nat Med 14：1067-1076, 2008.

48）Gerhardt H, Golding M, Fruttiger M, et al.：VEGF guides angiogenic sprouting utilizing endothelial tip cell filopodia. J Cell Biol 161：1163-1177, 2003.

49）Stenzel D, Lundkvist A, Sauvaget D, et al.：Integrin-dependent and -independent functions of astrocytic fibronectin in retinal angiogenesis. Development 138：4451-4463, 2011.

50）Geudens I, Gerhardt H：Coordinating cell behaviour during blood vessel formation. Development 138：4569-4583, 2011.

51）Ubezio B, Blanco RA, Geudens I, et al.：Synchronization of endothelial Dll4-Notch dynamics switch blood vessels from branching to expansion. Elife：doi：10.7554/eLife.12167, 2016.

52）Hoppe G, Yoon S, Gopalan B, et al.：Comparative systems pharmacology of HIF stabilization in the prevention of retinopathy of prematurity. Proc Nat Acad Sci U. S. A. 113：E2516-2525, 2016.

53）Lobov IB, Cheung E, Wudali R, et al.：The Dll4/notch pathway controls postangiogenic blood vessel remodeling and regression by modulating vasoconstriction and blood flow. Blood 117：6728-6737, 2011.

54）Liu H, Zhang W, Xu Z, et al.：Hyperoxia causes regression of vitreous neovascularization by downregulating VEGF/VEGFR2 pathway. Invest Ophthalmol Vis Sci 54：918-931, 2013.

55）Zeng M, Shen J, Liu Y, et al.：The HIF-1 antagonist acriflavine：visualization in retina and suppression of ocular neovascularization. J Mol Med 95：417-429, 2017.

56）Weidemann A, Krohne TU, Aguilar E, et al.：Astrocyte hypoxic response is essential for pathological but not developmental angiogenesis of the retina. Glia 58：1177-1185, 2010.

57）Fukushima Y, Okada M, Kataoka H, et al.：Sema3E-PlexinD1 signaling selectively suppresses disoriented angiogenesis in ischemic retinopathy in mice. J Clin Invest 121：1974-1985, 2011.

58）Joyal JS, Sitaras N, Binet F, et al.：Ischemic neurons prevent vascular regeneration of neural tissue by secreting semaphorin 3A. Blood 117：6024-6035, 2011.

59) Yang WJ, Hu J, Uemura A, et al. : Semaphorin-3C signals through Neuropilin-1 and PlexinD1 receptors to inhibit pathological angiogenesis. EMBO Mol Med 7 : 1267-1284, 2015.

60) Downie LE, Pianta MJ, Vingrys AJ, et al. : AT1receptor inhibition prevents astrocyte degeneration and restores vascular growth in oxygen-induced retinopathy. Glia 56 : 1076-1090, 2008.

61) Dorrell MI, Aguilar E, Jacobson R, et al. : Maintaining retinal astrocytes normalizes revascularization and prevents vascular pathology associated with oxygen-induced retinopathy. Glia 58 : 43-54, 2010.

62) He S, Sharpless NE : Senescence in Health and Disease. Cell 169 : 1000-1011, 2017.

63) Oubaha M, Miloudi K, Dejda A, et al. : Senescence-associated secretory phenotype contributes to pathological angiogenesis in retinopathy. Sci Transl Med 8 : 362 ra 144, 2016.

64) Wang H, Zhang SX, Hartnett ME : Signaling pathways triggered by oxidative stress that mediate features of severe retinopathy of prematurity. JAMA Ophthalmol 131 : 80-85, 2013.

65) Li X, Carmeliet P : Targeting angiogenic metabolism in disease. Science 359 : 1335-1336, 2018.

66) Connor KM, SanGiovanni JP, Lofqvist C, et al. : Increased dietary intake of omega-3-polyunsaturated fatty acids reduces pathological retinal angiogenesis. Nat Med 13 : 868-873, 2007.

17章 診断に迷う類似疾患

新生児期に硝子体出血や網膜剥離を発症する疾患では，未熟児網膜症との鑑別が必要である．本章では代表疾患として，新生児硝子体出血と家族性滲出性硝子体網膜症，色素失調症（Bloch-Sulzberger症候群）を挙げる．新生児硝子体出血は特発性の非遺伝性疾患である．家族性滲出性硝子体網膜症，Bloch-Sulzberger症候群は遺伝性疾患であり，網膜血管の閉塞や形成不全により線維血管増殖と網膜剥離を起こす．

新生児硝子体出血

新生児に眼底スクリーニングを施行した際に，比較的高頻度に見つかる眼底所見として，新生児硝子体出血（birth-related retinal hemorrhages）が挙げられる．システマティックレビューによると，分娩方法によって発症率が異なり，自然分娩の25.6％に対し，吸引分娩は42.6％，鉗子と吸引を使用した分娩では52.0％，帝王切開は7.7％である[1]．両眼性は59％で，程度はさまざまである．主として眼底後極部に網膜出血を認める（図17-1）．硝子体出血は稀である．多くの症例（83％）では生後10日以内に自然吸収し，視機能に影響がない．多数の網膜出血を認める例では，吸収に数週間かかることがある．

未熟児網膜症（retinopathy of prematurity：ROP）においても，心肺蘇生に伴って網膜出血を起こすことがある．APROPの初期徴候やROPの線維血管増殖に起因する出血とは予後が全く異なるため，鑑別に十分注意する．代謝疾患，血液疾患，感染症，虐待による出血との鑑別も必要である．

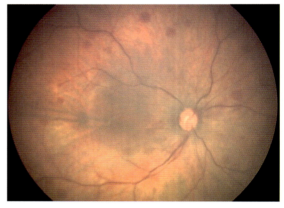

図17-1　新生児硝子体出血
右眼．胎内感染のスクリーニング目的で眼底検査を施行したところ，多数の網膜出血が散在している（在胎38週3,100gで出生，自然分娩，画像現在：生後3日）．

家族性滲出性硝子体網膜症

臨床所見

臨床像とstage分類

ROPの眼底像に似た所見を呈する代表的な疾患が，家族性滲出性硝子体網膜症（familial exudative vitreoretinopathy：FEVR）である．FEVRは遺伝性疾患であり，低出生

体重や酸素投与の既往がない．本疾患の重症度は多様であり，家族例であっても症例により重症度は大きく異なり，左右差が大きいのも特徴である．自覚症状のない軽症例も多数存在する．

FEVRは1969年にCriswickとSchepens[2]によって初めて報告された疾患であり，ROPに類似した周辺部網膜の無血管領域の存在が特徴所見である．わが国では1980年代に盛んに臨床研究が行われ，1987年には大久保らにより診断基準が作成され，網膜の無血管領域だけでなく血管の走行異常も重要な所見と位置づけられた[3]（表17-1）．2017年には，東らにより最近の知見を盛り込んだ診療の手引きがまとめられている[4]．

FEVRの病態は網膜血管の形成不全であり，ROPと同様に周辺部網膜に無血管領域がみられるだけでなく，多彩な眼底所見を呈する．乳幼児期には網膜新生血管と線維血管組織を生じ，硝子体出血や黄斑牽引，牽引性網膜剥離へと進行する．牽引性変化が重症化すると鎌状網膜ひだや網膜全剥離（白色瞳孔）となる．この自然経過はROPの臨床像によく似ており，ROPの国際分類に準じたstage分類がPendergastとTreseにより提唱されている[5]（表17-2）．

PendergastとTreseによる分類のstage 1は，周辺部の網膜無血管領域や血管の多分岐などの走行異常を示す（図17-2）．軽症例で自覚症状がなく，問診だけでは見落とされやすい．眼底検査で偶然に診断される場合も多い．耳側網膜に楔形（V字型）に湾入した網膜血管の途絶や網膜変性を示すのも特徴的な所見である．軽微な眼底の変化は見落とされ

表17-1　大久保らによる診断基準（1987年）

A項：網膜所見		
I）必須条件	1.	網膜血管走行異常
	2.	未熟児の既往がない
II）随伴所見	1.	周辺部網膜無血管帯
	2.	牽引乳頭，黄斑偏位
	3.	先天性鎌状剥離（鎌状網膜ひだ）
B項：家族歴		
常染色体優性遺伝		

判定　A項：I）必須条件を満たし，しかもII）随伴所見の
　　　1つ以上を認めるもの　　　　　　　　（文献3より引用）

表17-2　PendergastとTreseによるstage分類（1998年）

stage	臨床所見	
1	周辺部網膜無血管領域,新生血管なし	——
2	周辺部網膜無血管領域,新生血管あり	滲出病変なし
		滲出病変あり
3	網膜剥離（黄斑部を含まない）	滲出性網膜剥離が主体
		牽引性網膜剥離が主体
4	網膜剥離（黄斑部を含む）	滲出性網膜剥離が主体
		牽引性網膜剥離が主体
5	網膜全剥離	開いた漏斗状（open funnel）
		閉じた漏斗状（closed funnel）

（文献5を参照して作成）

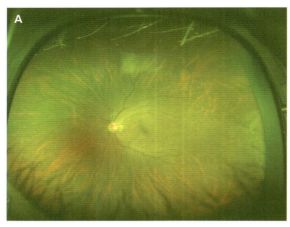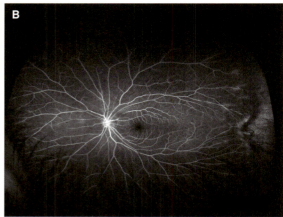

図17-2　周辺部網膜に病変が限局した軽症例　　　　　　　　　　　　　　　　　　　　　　　　　　（文献6より許諾を得て転載）

40歳, 左眼.
A：眼底所見（超広角眼底撮影像）. 耳側周辺部に網膜血管の直線化, 多分岐といった走行異常を認め, 無血管領域がみられる. 無血管領域との境界はやや色調が不良で網膜変性様である. 後極部所見は一見正常だが, 視神経乳頭径が小さく視神経低形成がみられる.
B：蛍光眼底造影. 眼底所見と比べて網膜血管の走行異常や無血管領域が明瞭に確認できる.

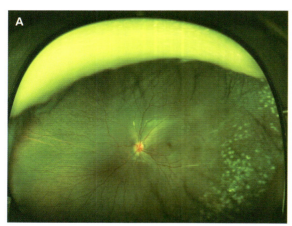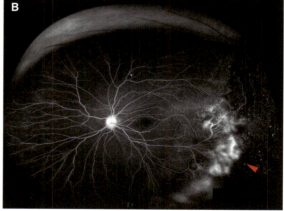

図17-3　網膜新生血管を伴う進行例

10歳, 左眼.
A：眼底所見（超広角眼底撮影像）. 耳側の無血管領域に光凝固を追加した症例.
B：同症例の光凝固追加前の蛍光眼底造影. 網膜血管の終末部と比べ新生血管からの蛍光色素漏出が顕著（▶）である. 周辺部の無血管領域はすでに光凝固で治療されている.

やすく, 蛍光眼底造影撮影によって所見を確認することが重要である（図17-2B）. 後極部の網膜には異常がないこともあるが, 網膜血管の分岐過多や, 黄斑部の耳側の縫線に沿った網膜血管の低形成を認める症例もある[7]. 光干渉断層像（OCT）では黄斑部の低形成所見, すなわち網膜内層の遺残による中心窩陥凹の減弱や, 中心窩無血管域の縮小を示す症例もある. 視神経乳頭は正常か低形成を示し, 黄斑牽引を併発すると乳頭径-乳頭黄斑間距離の比（DD／MD比）が増大する[8].

周辺部の網膜血管にみられる新生血管は

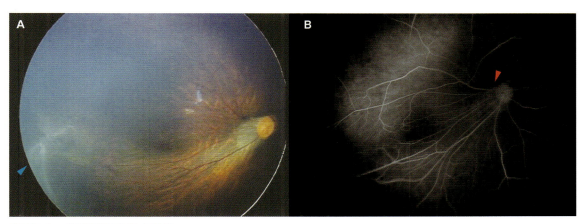

図17-4　黄斑牽引を示す症例
1歳，右眼．
A：眼底所見．黄斑部は耳側に偏位している．耳側周辺部に網膜前増殖組織（▶）を認める．
B：蛍光眼底造影．アーケード血管（▶）の角度は鋭角化し，牽引による網膜血管の直線化が顕著である．

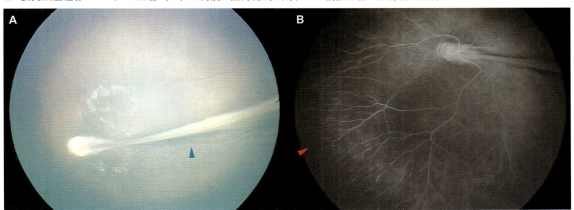

図17-5　鎌状網膜ひだを示す症例
6歳，左眼．
A：眼底所見．黄斑部を巻き込んだ網膜ひだ（▶）．
B：蛍光眼底造影．鼻側の網膜には血管の多分岐や無血管領域（▶）がみられる．

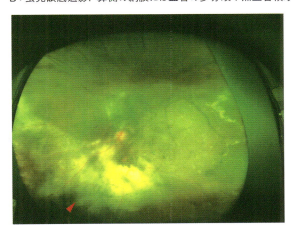

図17-6　滲出性網膜剥離症例
13歳，左眼．鼻側から下方にかけて広範囲に網膜下滲出を伴う網膜剥離（▶）を認める．

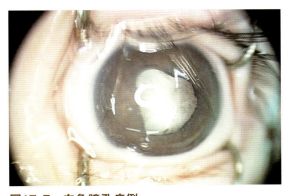

図17-7　白色瞳孔症例
5ヵ月，左眼．瞳孔領に白色の増殖組織を認める．

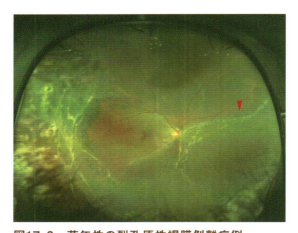

図17-8 若年性の裂孔原性網膜剝離症例
19歳，右眼術後所見．網膜裂孔を耳側に認めバックリング手術で復位した．鼻側および耳側に広範囲の網膜下索状組織の残存（▶）を認める．

stage 2 の所見である（図17-3）．網膜の滲出性変化により硬性白斑を認める症例もあるが，蛍光眼底造影撮影を行わないと新生血管は見落とされやすい．

部分的な網膜剝離は stage 3 や stage 4 の所見であり，線維血管増殖を伴う滲出性または牽引性の変化によって生じる．黄斑牽引（図17-4）や鎌状網膜ひだ（図17-5）を呈することが多い．滲出性網膜剝離が主体の症例ではCoats病との鑑別が必要である（図17-6）．

網膜全剝離は stage 5 の所見である．線維血管増殖組織の増生により，白色瞳孔を呈して視機能を失う（図17-7）．

FEVR は若年者の裂孔原性網膜剝離（図17-8）の主要原因の一つであり，学童期や青年期に好発し，男性に多い．裂孔原性網膜剝離の出現頻度には地域差があり，日本人を含むアジア人に多い[3,9]．

治 療

出生直後より鎌状網膜ひだの固定した症例では片眼例は治療の対象にならないが，乳児期に牽引性や滲出性網膜剝離の進行する症例は手術治療を要する．新生血管のある症例では，網膜症の活動性を抑えるために光凝固を行う．硝子体出血が遷延する症例では，硝子体手術を検討する．網膜剝離に対しては，年齢や病態・進行程度によって硝子体手術やバックリング手術を選択する（図17-9）[5]．乳児期には線維血管増殖による牽引性網膜剝離が主体であり，病状により水晶体を温存するか，切除を併用する硝子体手術を行う[10]．学童期以降の裂孔原性網膜剝離は基本的にはバックリング手術を行うが，網膜下増殖組織を形成するなど増殖硝子体網膜症の症例は，硝子体手術を行う．網膜裂孔のある症例は，網膜剝離を予防するために光凝固を行う．

病態生理と遺伝子

遺伝性と原因遺伝子

FEVR は遺伝性疾患であるが，遺伝的多様性の高い疾患である．家族例と孤発例が半数程度存在する．以前は常染色体優性遺伝の単一疾患と考えられていたが，現在は常染色体劣性遺伝やX染色体劣性遺伝の症例も報告されている[5]．孤発例のなかには新規の遺伝子変異の症例だけでなく，浸透率の低い優性遺伝やX染色体劣性遺伝，常染色体劣性遺伝の症例も存在する．

FEVR の原因遺伝子は，網膜血管の形成に関与する遺伝子と考えられている．大きくWntシグナルに関連する遺伝子群と，それ以外の遺伝子とがある（表17-3）．Wntシグナル関連遺伝子は，FEVR の原因の半数を占める主要な原因遺伝子群である．その他の遺伝子は疾患頻度が少なく，病像が十分明らかとなっていない．また，必ずしも典型的な病像を呈しないことから，FEVR の特殊型と考えるべきである．

Wntシグナル

Wntシグナルとは，生物の発生や細胞の

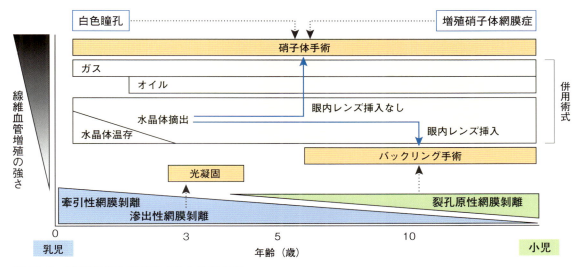

図17-9　手術時期と病像からみた治療方法
乳幼児期は牽引性または滲出性網膜剥離が主体であり，学童期（6歳）以降より裂孔原性網膜剥離の症例が増加する．線維血管増殖の強さに応じて，硝子体手術やバックリング手術を選択する．

表17-3　家族性滲出性硝子体網膜症の原因遺伝子と遺伝形式，類似疾患

遺伝子	遺伝形式	類似疾患	機能	文献
FZD4	AD，AR	—	Wntシグナル	16
LRP5	AD，AR	骨粗鬆症網膜偽膠腫症候群	Wntシグナル	17
TSPAN12	AD，AR	—	Wntシグナル	14, 15
NDP	XR	Norrie病	Wntシグナル	13
ZNF408	AD	（常劣）網膜色素変性	転写因子（血管形成）	31
ATOH7	AR	網膜接着不全症候群	転写因子（視神経形成）	37, 38
KIF11	AD	（常優）小頭症リンパ管浮腫脈絡膜異形成	細胞分裂関連モータータンパク質	29
RCBTB1	Complex	—	染色体凝縮	33

AD：常染色体優性，AR：常染色体劣性，XR：X染色体劣性，Complex：上記のいずれでもなくMendel遺伝かどうかはっきりしていない．

がん化などに関与する情報伝達システムである[11]．Wntは，ショウジョウバエの胚発生に関与する遺伝子Wg（wingless）と，原がん遺伝子として同定されたInt（integrated）が相同であることからつけられた名称である．Wntは細胞外分泌型のタンパク質であり，自己分泌または近隣の細胞から分泌される．Wntは細胞膜のFrizzled受容体に結合し，細胞内のシグナル伝達物質を介して，標的とする遺伝子に作用する．ヒトでは約20種類のWntが知られており，それぞれ多様な組織や細胞で働く．Wntシグナルにはシグナ

17章

ル伝達物質としてβ-カテニンを介する，いわゆる古典的（canonical）経路のほか，平面内細胞極性（planar cell polarity：PCP）やカルシウムを介した経路などがある[12]．FEVRの発症には主にβ-カテニンを介したシステムが関与している．

Wntシグナルの遺伝子のうちFEVRの原因となる遺伝子は，*FZD4*（Frizzled-4），*NDP*（Norrin），*LRP5*（LDL-receptor related protein 5），*TSPAN12*（tetraspanin12）であり，分泌型タンパク質であるNorrinと膜型タンパク質である*FZD4，LRP5，TSPAN12*が網膜血管内皮細胞の表面で複合体を形成し，網膜の血管形成に作用する[13〜17]．分泌型タンパク質であるNorrinはWntのようにFrizzled-4と結合するが，両者には塩基配列の相同性はない．しかし，タンパク質の三次元構造に相同性があるため，Wntシグナルでの共役的な働きをすると考えられている．*FZD4，LRP5，TSPAN12，NDP*の各遺伝子を欠失させたマウスでは網膜血管の発育不全が認められ，FEVRの臨床像と合致する[18〜21]．

FEVRの多くは常染色体優性遺伝である．*FZD4，LRP5，TSPAN12*の各遺伝子の異常により常染色体優性遺伝のFEVRとなるが，*FZD4，LRP5，TSPAN12*では常染色体劣性遺伝のFEVRの報告もある（**表17-3**）[22〜24]．*NDP*はX染色体劣性の遺伝形式を示す．FEVR症例でこれらの遺伝子の異常が見つかる頻度は40％程度である[24]．遺伝子の違いによる眼底所見の差異はないが，劣性遺伝の症例は優性遺伝の症例と比べ重症化しやすい．優性遺伝家系では，同一家系の症例であっても重症度が大きく異なる．

さらに2017年に，β-カテニンをコードする*CTNNB1*遺伝子もFEVRの原因となることが明らかとなった[26]．*CTNNB1*遺伝子の異常によりFEVRや発達異常などの全身症状を示す症例が報告されているが，発症機序の違いは明らかではない[27]．

Wntシグナル以外のFEVR関連遺伝子

❶*KIF11*遺伝子

*KIF11*遺伝子は染色体の中心体に発現する細胞内のモータータンパク質であり，常染色体優性遺伝の全身性疾患である小頭症リンパ管浮腫脈絡膜異形成（microcephaly lymphedema chorioretinal dysplasia：MLCRD）の原因遺伝子として2012年に報告された[28]．この疾患は小頭症や発達障害に加え，鎌状網膜ひだや脈絡膜異形成を合併する．鎌状網膜ひだ所見がFEVRと共通することから，*KIF11*遺伝子はFEVRの5％を占めると報告されている[29,30]．*KIF11*遺伝子変異の症例では，小頭症や発達障害などの全身異常をきたすことから，通常のFEVRとは異なる疾患とみなしたほうがよい（16章「遺伝子解析」を参照）．

❷*ZNF408*遺伝子

*ZNF408*遺伝子は，網膜などの血管形成に関与する転写因子と推定されている遺伝子である．2013年オランダと日本から常染色体優性遺伝の2家系が報告された[31]．*ZNF408*遺伝子の異常は常染色体劣性遺伝の網膜色素変性からも見つかっており，その分子病理学的機序は十分にはわかっていない[32]．ゼブラフィッシュによるモデルでは，*ZNF408*遺伝子の異常により網膜血管の発生が障害されることが示されている[31]．

❸*RCBTB1*遺伝子

*RCBTB1*遺伝子は2016年に台湾のFEVRおよびCoats病の症例から見つかった遺伝子で，浸透率が低く遺伝形式は明らかでない[33]．1家系は*NDP*遺伝子異常も共存し，2遺伝子性の遺伝形式が示唆されている．遺伝子の機能も十分にはわかっていないが，染色体凝縮との関連が指摘されている．また，モデル動物での研究から，*RCBTB1*遺伝子の異常により網膜血管の形成不全を生じること

が示されている[33]．

❹ ATOH7遺伝子

ATOH7遺伝子はMATH5とも呼ばれ，網膜に発現し視神経の発生に関与する遺伝子（転写因子）である．この遺伝子の欠失マウスでは視神経（神経節細胞）の形成が障害される[34]．ヒトではATOH7の遺伝子変異によって常染色体劣性の先天網膜接着不全症候群（congenital retinal non-attachment）や家族性の第1次硝子体過形成遺残となる[35,36]．これらの疾患は網膜血管の増殖性変化によって起こるのでFEVRの重症例と考えられ，ATOH7は常染色体劣性FEVRの原因遺伝子とみなされている[37,38]．

ZNF408，RCBTB1，ATOH7の3つの遺伝子に共通することは，FEVRに占める頻度が少ないこと（1%程度），全身的な合併症の報告がないことである．

色素失調症

疾患の概念と特徴

色素失調症〔incontinentia pigmenti（Bloch-Sulzberger症候群）〕[39]は，特徴的な皮膚病変を呈し，歯，毛髪，爪，眼，中枢神経など外胚葉由来組織に症状が現れる全身疾患である．KBKG遺伝子の変異によって起こり，X染色体優性遺伝である．罹患者の大部分は女児で，母親からの遺伝もしくは新生突然変異である．多くの男児では胎生致死的で，誕生した罹患男児は体細胞モザイクもしくはKlinefelter症候群（47XXY）である．

生直後から出現する皮膚症状（図17-10，表17-4）によって臨床診断がつく．乳幼児期に約35%に眼合併症を生じ，約20%は重篤な視覚障害をきたす病態を伴うため，診断がつき次第，眼底検査を実施する必要がある．

眼所見

生後早期から1歳までに高頻度に起こる重篤な眼合併症には，ROPに類似した無血管領域における新生血管増生，線維血管増殖の進行による硝子体出血，牽引性網膜剥離，白色瞳孔がある（図17-11）．しかしROPとは病態が異なり，網膜血管の発達不全ではなく，出生後に起こる網膜血管の閉塞を基盤として

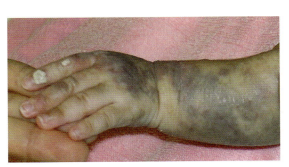

図17-10　特徴的な色素沈着を伴う皮膚所見
生後3ヵ月，前腕．紅斑，落屑，水疱，色素沈着を認める．

表17-4　皮膚所見による病期

第1期（水疱期）出生時～数ヵ月	水疱性発疹や紅斑が出現．四肢では線状，体幹では円周状に発疹がみられる．
第2期（疣状発疹期）数ヵ月～数年	肥大した疣状の発疹が出現．爪や歯牙の異常が現れることがある．
第3期（色素沈着期）数ヵ月～成人	渦巻状，網目状の特徴的な色素沈着が出現．腋窩や鼠径部に好発．
第4期（色素消退期）	線状色素消退と脱毛が頭部，体幹，四肢に起こる．

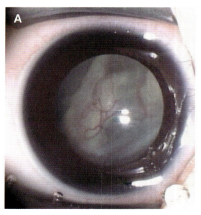
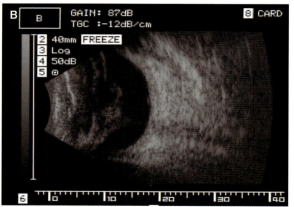

図17-11 色素失調症に合併した牽引性網膜剥離

生後4ヵ月，右眼．在胎38週2,760gで出生．体幹と四肢に水疱，膿疱を伴う紅斑を認める．左眼は周辺部網膜に血管走行異常を認めるのみであった．
A：前眼部所見．白色瞳孔を呈している．
B：超音波Bモード像．網膜全剥離を認める．

発症する．通常は両眼性であるが，重症度には左右差がある．

眼底所見として，周辺部網膜に無血管領域が現れ，血管の蛇行，途絶，異常吻合，出血を認め（図17-12A），重症例では後極部にも血管閉塞による広範な無血管領域を生じる（図17-13）．ROPと異なり境界線が明瞭ではないため，検眼鏡的に網膜血管の拡張・蛇行，途絶，走行異常を認めたら，早急に蛍光眼底造影を行う．蛍光眼底造影では糖尿病網膜症に類似した毛細血管の脱落，無血管領域が鮮明に描出され，新生血管からの蛍光色素漏出を検出できる（図17-12B）．

黄斑部の異常も高頻度に合併する．傍中心窩毛細血管の閉塞が起こると，中心窩無血管領域の不規則な拡大を生じる．蛍光眼底造影では中心窩無血管領域の拡大や欠損が描出される（図17-12C）．光干渉断層計（OCT）を用いると黄斑部の血管異常や網膜構造の異常が検出される[40, 41]．

ほかの眼所見として，網膜色素上皮異常（網膜色素沈着），小眼球，先天白内障，視神経萎縮，角膜混濁，斜視などの合併がみられる．

診断と治療

眼底検査の時期と診療のポイント

皮膚科，小児科と連携して早期診断・治療を行うことが，網膜剥離への進行を防ぐために重要である．出生時に特徴的な皮膚所見や家族歴によって本症が疑われた場合，生後1～2週間以内に眼底検査を行うことが望ましい．軽微な網膜血管の変化であっても，数週間以内に急速に進行するため，緊密な経過観察が必要である．初回検査で異常がない場合でも，生後4ヵ月までは1ヵ月に1回，生後4ヵ月～2歳までは3ヵ月に1回，3歳以降も継続して半年に1回は定期的に眼底検査を実施する．6歳以降に初めて網膜血管の閉塞性変化を起こすことは稀である．

眼底検査の際には，十分に散瞳して，できるだけ周辺部まで観察する．網膜血管の閉塞が疑われた場合には，全身麻酔下で精密検査と蛍光眼底造影を施行する．

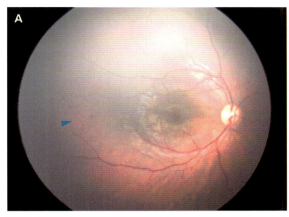
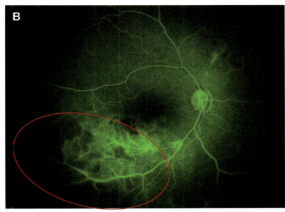
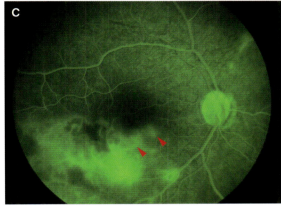

図17-12 眼底の異常所見

生後5ヵ月，右眼．在胎38週2,390gで出生．母親が同疾患，生後3ヵ月から皮疹が出現．

A：眼底所見．網膜血管の拡張・蛇行，耳側に多分岐，異常吻合（▶），小出血を認める．
B：蛍光眼底造影．（眼底）耳下側に血管閉塞による広範な無血管領域（○）が明瞭に描出される．
C：黄斑部の蛍光眼底造影．黄斑部近傍に蛍光色素の漏出（▶）を認め，血管構築の異常がある．

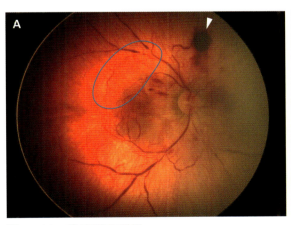
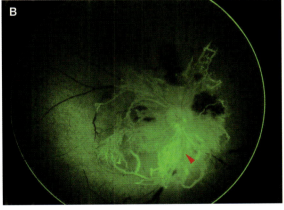

図17-13 重症型の所見

生後6日，右眼．在胎39週3,020gで出生．出生時より四肢と体幹に紅斑と膿疱形成を認めた．
A：眼底所見．後極部に著明な網膜動脈の閉塞（○）と静脈の拡張，網膜出血（▷）を認める．
B：蛍光眼底造影．全周に広範な無血管領域があり，乳頭周囲のみ血管が疎通（▶）している．

治療の適応

軽症例に対する治療適応は定まっていない．明らかな網膜血管の走行異常を認めた場合，蛍光眼底造影にて網膜の無血管領域を検出し，光凝固を全域に施行すると，新生血管が退縮して鎮静化する．

重症例では後極部に及ぶ広範な血管閉塞を起こすことがある（図17-13）．APROPと同様に，後極側まで全域に密に光凝固を施行しても線維血管増殖が進行することがあり，硝子体手術の適応となるが予後不良である（図17-14）．光凝固後の再燃や再発を防ぐには，全身麻酔下で再検査・蛍光眼底造影を施行し，追加凝固の必要性を判断する．

光凝固によっていったん鎮静化していても，年長になって，線維血管組織の活動性が

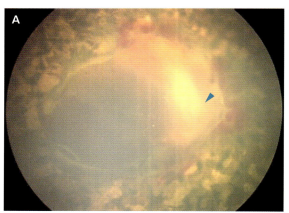
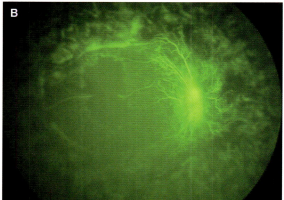

図17-14　光凝固後の線維血管増殖（重症型）
生後1ヵ月，右眼．四肢に紅斑，水疱，色素沈着を認める．
A：眼底所見．光凝固を施行して2週間後，乳頭（▶）上の線維血管増殖が急速に進行した．
B：蛍光眼底造影．乳頭上の線維血管膜から蛍光色素漏出を認める．

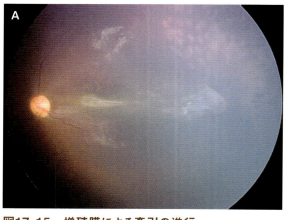
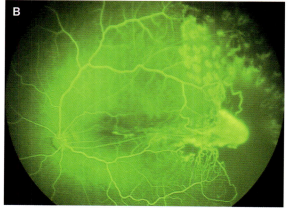

図17-15　増殖膜による牽引の進行
7歳，左眼．母親と妹が同疾患，皮膚症状は軽快，歯牙異常あり．
A：眼底所見．光凝固斑の後極側に増殖膜を生じ，網膜牽引が進行した．
B：蛍光眼底造影．光凝固未施行の無血管領域が描出され，増殖膜から旺盛な蛍光色素漏出がみられる．光凝固追加＋バックリング手術＋硝子体手術によって鎮静化し，増殖膜剥離術の追加により視力1.0に回復した．

再燃したり，増殖膜の収縮によって牽引性網膜剥離が進行することがある（図17-15）．バックリング手術（輪状締結術）や硝子体手術，増殖膜剥離術の適応となる．無治療の無血管領域には，成人期に後部硝子体剥離によって無血管領域の境界部に裂孔が形成され，裂孔原性網膜剥離をきたすことがある．その場合，バックリング手術・硝子体手術の適応となる．また，眼球打撲によって裂孔原性網膜剥離を起こすことがあるため，学童期以降には危険な運動を避け，保護眼鏡を着用させるなど，十分注意を払うように指導する．

全身症状と管理

皮膚科，小児神経科，歯科，遺伝診療科と連携した診療が必要である．皮膚症状に対しては，水疱や感染症に対する治療を必要に応じて行う．中枢神経系の異常を約30％に合併し，小頭症，痙攣発作，知的障害，痙性不全麻痺，運動障害，発達遅延などを生じることがある．生後早期に神経学的評価を行い，網膜血管閉塞のある患児では，積極的に頭部MRI検査を実施する．成長とともに症状は軽快する傾向がある．

本症は浸透率が高く，ほとんどの罹患者は生後数ヵ月以内に発症する．適切な遺伝カウンセリング・遺伝学的検査を行い，リスクのある血縁者は新生児期に眼底検査を受けるように説明する．

文 献

1) Watts P, Maguire S, Kwok T, et al.：Newborn retinal hemorrhages：a systematic review. J AAPOS 17：70-78, 2013.
2) Criswick VG, Schepens CL：Familial exudative vitreoretinopathy. Am J Ophthalmol 68：578-594, 1969.
3) 大久保 好，大久保 彰　清水 昊：家族性滲出性硝子体網膜症（FEVR）と若年性裂孔原性網膜剥離 診断基準と頻度について．眼臨 81：1805-1810，1987.
4) 東　範行，白神史雄：家族性滲出性硝子体網膜症の診療の手引き：厚生労働省科学研究費補助金難治性疾患政策研究事業網膜脈絡膜・視神経萎縮症に関する調査研究．日眼会誌 121：487-497，2017.
5) Pendergast SD, Trese MT：Familial exudative vitreoretinopathy. Results of surgical management. Ophthalmology 105：1015-1023, 1998.
6) 近藤寛之：家族性滲出性硝子体網膜症．"眼底疾患パーフェクトアトラス"飯田知弘，近藤峰生，石龍鉄樹 編．文光堂，2017．p149.
7) Yuan M, Yang Y, Yu S, et al.：Posterior pole retinal abnormalities in mild asymptomatic FEVR. Invest Ophthalmol Vis Sci 56：458-463, 2014.
8) Boonstra FN, van Nouhuys CE, Schuil J, et al.：Clinical and molecular evaluation of probands and family members with familial exudative vitreoretinopathy. Invest Ophthalmol Vis Sci 50：4379-4385, 2009.
9) Chen SN, Hwang JF, Lin CJ：Clinical characteristics and surgical management of familial exudative vitreoretinopathy-associated rhegmatogenous retinal detachment. Retina 32：220-225, 2012.
10) Yamane T, Yokoi T, Nakayama Y, et al.：Surgical outcomes of progressive tractional retinal detachment associated with familial exudative vitreoretinopathy. Am J Ophthalmol 158：1049-1055, 2014.
11) Cadigan KM, Nusse R：Wnt signaling：a common theme in animal development. Genes Dev 11：3286-3305, 1997.
12) Niehrs C：Norrin and frizzled：a new vein for the eye. Dev Cell 6：453-454, 2004.
13) Chen ZY, Battinelli EM, Fielder A, et al.：A mutation in the Norrie disease gene（NDP）associated with X-linked familial exudative vitreoretinopathy. Nat Genet 5：180-183, 1993.
14) Poulter JA, Ali M, Gilmour DF, et al.：Mutations in TSPAN12 cause autosomal-dominant familial exudative vitreoretinopathy. Am J Hum Genet 86：248-253, 2010.
15) Nikopoulos K, Gilissen C, Hoischen A, et al.：Next-generation sequencing of a 40 Mb linkage interval reveals TSPAN12 mutations in patients with familial exudative vitreoretinopathy. Am J Hum Genet 86：240-247, 2010.

16) Robitaille J, MacDonald ML, Kaykas A, et al.：Mutant frizzled-4 disrupts retinal angiogenesis in familial exudative vitreoretinopathy. Nat Genet 32：326-330, 2002.

17) Toomes C, Bottomley HM, Jackson RM, et al.：Mutations in LRP5 or FZD4 underlie the common familial exudative vitreoretinopathy locus on chromosome 11q. Am J Hum Genet 74：721-730, 2004.

18) Junge HJ, Yang S, Burton JB, et al.：TSPAN12 regulates retinal vascular development by promoting Norrin-but not Wnt-induced FZD4/beta-catenin signaling. Cell 139：299-311, 2009.

19) Rehm HL, Zhang DS, Brown MC, et al.：Vascular defects and sensorineural deafness in a mouse model of Norrie disease. J Neurosci 22：4286-4292, 2002.

20) Xia CH, Liu H, Cheung D, et al.：A model for familial exudative vitreoretinopathy caused by LPR5 mutations. Hum Mol Genet 17：1605-1612, 2008.

21) Ye X, Wang Y, Cahill H, et al.：Norrin, frizzled-4, and Lrp5 signaling in endothelial cells controls a genetic program for retinal vascularization. Cell 139：285-298, 2009.

22) Jiao X, Ventruto V, Trese MT, et al.：Autosomal recessive familial exudative vitreoretinopathy is associated with mutations in LRP5. Am J Hum Genet 75：878-884, 2004.

23) Kondo H, Qin M, Tahira T, et al.：Severe form of familial exudative vitreoretinopathy caused by homozygous R417Q mutation in frizzled-4 gene. Ophthalmic Genet 28：220-223, 2007.

24) Poulter JA, Davidson AE, Ali M, et al.：Recessive mutations in TSPAN12 cause retinal dysplasia and severe familial exudative vitreoretinopathy（FEVR）. Invest Ophthalmol Vis Sci 53：2873-2879, 2012.

25) Nikopoulos K, Venselaar H, Collin RW, et al.：Overview of the mutation spectrum in familial exudative vitreoretinopathy and Norrie disease with identification of 21 novel variants in FZD4, LRP5, and NDP. Hum Mutat 31：656-666, 2010.

26) Panagiotou ES, Sanjurjo Soriano C, Poulter JA, et al.：Defects in the Cell Signaling Mediator β-Catenin Cause the Retinal Vascular Condition FEVR. Am J Hum Genet 100：960-968, 2017.

27) Dixon MW, Stem MS, Schuette JL, et al.：CTNNB1 mutation associated with familial exudative vitreoretinopathy（FEVR）phenotype. Ophthalmic Genet 37：468-470, 2016.

28) Ostergaard P, Simpson MA, Mendola A, et al.：Mutations in KIF11 cause autosomal-dominant microcephaly variably associated with congenital lymphedema and chorioretinopathy. Am J Hum Genet 90：356-362, 2012.

29) Robitaille JM, Gillett RM, LeBlanc MA, et al.：Phenotypic overlap between familial exudative vitreoretinopathy and microcephaly, lymphedema, and chorioretinal dysplasia caused by KIF11 mutations. JAMA Ophthalmol 132：1393-1399, 2014.

30) Hu H, Xiao X, Li S, et al.：KIF11 mutations are a common cause of autosomal dominant familial exudative vitreoretinopathy. Br J Ophthalmol 100：278-283, 2016.

31) Collin RW, Nikopoulos K, Dona M, et al.：ZNF408 is mutated in familial exudative vitreoretinopathy and is crucial for the development of zebrafish retinal vasculature. Proc Natl Acad Sci U S A 110：9856-9861, 2013.

32) Avila-Fernandez A, Perez-Carro R, Corton M, et al.：Whole-exome sequencing reveals ZNF408 as a new gene associated with autosomal recessive retinitis pigmentosa with vitreal alterations. Hum Mol Genet 24：4037-4048, 2015.

33) Wu JH, Liu JH, Ko YC, et al.：Haploinsufficiency of RCBTB1 is associated with Coats disease and familial exudative vitreoretinopathy. Hum Mol Genet 25：1637-1647, 2016.

34) Brown NL, Patel S, Brzezinski J, et al.：Math5 is required for retinal ganglion cell and optic nerve formation. Development 128：2497-2508, 2001.

35) Prasov L, Masud T, Khaliq S, et al.：ATOH7 mutations cause autosomal recessive persistent hyperplasia of the primary vitreous. Hum Mol Genet 21：3681-3694, 2012.

36) Ghiasvand NM, Rudolph DD, Mashayekhi M, et al.：Deletion of a remote enhancer near ATOH7 disrupts retinal neurogenesis, causing NCRNA disease. Nat Neurosci 14：578-586, 2011.

37) Khan K, Logan CV, McKibbin M, et al.：Next generation sequencing identifies mutations in Atonal homolog 7（ATOH7）in families with global eye developmental defects. Hum Mol Genet 21：776-783, 2012.

38) Kondo H, Matsushita I, Tahira T, et al.：Mutations in ATOH7 gene in patients with nonsyndromic congenital retinal nonattachment and familial exudative vitreoretinopathy. Ophthalmic Genet 37：462-464, 2016.

39) Baranano DE, Goldberg MF：Incontinentia pigmenti. "Pediatric Retina（2nd ed）" Hartnett ME, Trese M, Capone Jr. A, eds. Lippincott Williams & Wilkins, Philadelphia 2014, pp354-360.

40) Basilius J, Young MP, Michaelis TC, et al.：Structual abnormalities of the inner macula in incontinentia pigmenti. JAMA Ophthalmol 133：1067-1072, 2015.

41) Liu TYA, Han IC, Goldberg MF, et al.：Multimodal retinal imaging in incontinentia pigmenti including optical coherence tomography angiography. JAMA Ophthalmol 136：467-472, 2018.

索 引 index

欧 文

A

aflibercept 151
aggressive posterior ROP（APROP） 27, 47, 48, 49, 51, 75, 85, 92, 93, 104, 107, 109, 110, 115, 127, 129, 130, 131, 132, 133, 134, 135, 136, 137, 138, 139, 217
anterior zone Ⅱ ROP 96, 100, 101
APROP に対する早期硝子体手術の適応 128
ATOH7 遺伝子 255
Avastin® 151

B

BDNF 233
BEAT-ROP study 151
bevacizumab 151
Bloch-Sulzberger 症候群 255

C

Caputo drops 173
classic ROP 105, 106, 107, 108, 109, 115
CRYO-ROP study 4, 74, 202, 204

D

demarcation line 31, 226

E

eNOS 233
EPAS1 233
ETROP study 4, 6, 74, 202, 204, 205, 210
extent 28
extraretinal fibrovasuclar proliferation 31
extraretinal neovascularization 226
Eylea® 151

F

FEVR 233, 248
filopodia 239
FZD4 233

G

G-ROP study 202

K

KIF11 遺伝子 254
Klinefelter 症候群 255

L

lensectomy 123, 139
lens-sparing vitrectomy 122
location 28
LRP5 233
Lucentis® 151

M

Macugen® 151
monotherapy 160

N

NDP 233
NICU での管理 172
Norrie 病 234
NOS3 233

O

OCT 20, 146
——, 術中 148
—— angiography 146
off-label use 153
OIR モデル 236

open sky vitrectomy 143

P

partial retinal detachment 31, 227
pegaptanib 151
plus disease 43, 44, 45, 46, 217
posterior zone II ROP 30, 89, 90, 91, 102
pre-plus disease 43, 44, 46, 217
pre-vitrectomy adjunct 154, 155, 156, 157
premature fundus 32
prethreshold ROP 74

R

RAINBOW study 153
ranibizumab 151
RCBTB1 遺伝子 254
rearguard 226, 227
RetCam® 13
ridge 31, 226

S

salvage therapy 154
SASP 243
senescence-associated secretory phenotype 243
SpO$_2$ 172
stage 31
　　——分類, 家族性滲出性硝子体網膜症（Pendergast と Trese） 249
stage 1 .... 31, 33, 34, 226
stage 2 .... 31, 35, 36, 37, 226
stage 3 .... 31, 226
　　—— mild 38
　　—— moderate 39, 40, 41
　　—— severe 42
stage 4 .... 31, 118, 227
stage 4A 54, 120, 121, 122, 125, 131, 132, 133, 134, 138
　　—— やや前 124, 129, 130
stage 4B 55, 56, 57, 126, 135, 136, 137, 139
stage 4B から stage 5 56
stage 5 .... 31, 57, 58, 139, 140, 141, 142, 143, 144, 227

T

threshold ROP 74
total retinal detachment 31, 227
trough 141
TSPAN12 233

V

vanguard 226, 227
vascular tuft 226
VEGF 2, 150
VEGFA 233
vitrectomy 123, 139

W

Wnt シグナル 252

Z

ZNF408 遺伝子 254
zone（国際分類） 29
zone I ROP 29, 97, 102, 103
　　——, stage 3 without plus disease 84
zone II ROP 30, 96, 101
　　——, stage 2 with plus disease 83
　　——, stage 3 without plus disease 97, 99, 100
　　——, stage 3 with plus disease 81, 82, 88

和　文

あ

合図決め 192
アストロサイト 238
アルゴングリーンレーザー 75
アンタゴニスト 242

い

イエローレーザー 75
移送 115

位置（病変）……………………………… 28
遺伝形式，家族性滲出性硝子体網膜症…… 253
遺伝子……………………………………… 233
　——解析………………………………… 232
　——診断………………………………… 234
糸状仮足…………………………………… 239
院内相談…………………………………… 197
インフォームド・コンセント…… 76, 116, 184

え

疫学………………………………………… 222
エリスロポエチン製剤投与………………… 172
遠隔医療…………………………………… 166
遠隔システム……………………………… 169

お

黄斑牽引…………………………………… 251
黄斑中心窩………………………………… 29

か

開瞼器………………………………………… 9
外斜視……………………………………… 190
ガイダンス分子……………………… 239, 242
開放式硝子体手術…………………… 143, 144
開放式保育器……………………………… 174
顔視標……………………………………… 192
拡大教科書………………………………… 200
角膜混濁…………………………… 58, 143, 202
　——，光凝固後………………………… 203
仮想プライベートネットワーク…………… 168
家族性滲出性硝子体網膜症………… 233, 248
活動期………………………………………… 3
　——分類………………………………… 28
合併症
　——，抗 VEGF 治療…………………… 161
　——，光凝固……………………………… 79
鎌状網膜ひだ……………………………… 251
寛解………………………………………… 80
　——期における瘢痕…………………… 64
　——後の検査……………………………… 8
眼球萎縮…………………………………… 209
眼球癆……………………………… 209, 210

玩具………………………………………… 199
患者情報提供用紙………………………… 179
眼底検査
　——，開始時期………………………… 173
　——，初回検査時期……………………… 7
　——，診察間隔…………………………… 7
　——，スクリーニング対象……………… 6
　——，対象……………………………… 173
　——法……………………………………… 6
眼底写真，画像処理……………………… 18

き

偽外斜視……………………………… 190, 211
偽斜視……………………………………… 210
キセノン光凝固…………………………… 74
基礎研究…………………………………… 232
基礎疾患…………………………………… 177
拮抗薬……………………………………… 180
気道確保方法……………………………… 178
気道確保用デバイス……………………… 177
吸入麻酔薬………………………………… 178
境界線……………………………… 31, 226
強膜圧迫子…………………………………… 9
鋸状縁……………………………………… 29
近視………………………………………… 189
　——性不同視弱視……………………… 189
筋弛緩薬…………………………………… 180

く

屈折異常…………………………………… 188
屈折矯正…………………………………… 188
グリーン YAG レーザー………………… 75

け

蛍光眼底造影……………………………… 16
血管新生…………………………………… 238
血管成長先端部…………………………… 227
血管内皮増殖因子…………………… 2, 150
血管網の構築……………………………… 239
月齢表記…………………………………… 177
ケモカイン………………………………… 243
原因遺伝子，家族性滲出性硝子体網膜症…… 252

牽引性網膜剝離 ……… 51, 52, 58, 59, 106, 157, 158, 161, 207, 256

こ

抗 VEGF 治療	5, 129, 150, 185
後衛	226, 227
広画角デジタル眼撮影装置	13
光覚	192
広角眼底撮影装置	145
光学的補助具	199
抗血管内皮増殖因子治療	5, 150, 185, 219
虹彩付きコンタクトレンズ	203
厚生省分類	3, 26, 217
——1 期	32
——Ⅱ型	47, 127
——と国際分類の対応（活動期）	28
高濃度酸素	3
——投与	172
呼吸管理	180
国際治験	153
国際分類	4, 26, 217
骨粗鬆症偽網膜膠腫症候群	234
コット	175
コンタクト義眼	186

さ

再手術	145
サイトカイン	243
再燃	145, 161
——, 抗 VEGF 治療後	159, 162, 163
細胞外マトリックス	238
細胞代謝	243
細胞老化	243
座位保持装置	193
酸素毒性	172
酸素濃度センサー分子	241
酸素飽和度	172, 180
酸素誘導網膜症モデル	236
——, マウス	241
散瞳	174

し

支援機関	196

視覚障害の原因疾患	224
視覚特別支援学校	196, 224
色素失調症	255
——, 皮膚所見による病期	255
視神経乳頭	29
自然治癒	96, 97, 99, 100
耳側境界線の湾入	13
疾患概念	216
視反応	191
遮光眼鏡	194
斜視	189, 210
写真撮影法	13
就学相談	195
羞明	193
手術, 網膜剝離	115, 117
手術用顕微鏡	146
出血	97
術後管理	180
術後鎮痛	180
出生数	222
術前管理	178
術前評価	178
術中 OCT	148
術中管理	178
受容体	239
巡回相談	197
小眼球	209
上下斜視	191
硝子体混濁	92
硝子体手術	105, 106, 123, 139, 185, 218
——, 水晶体温存	122, 124, 125
——, 水晶体切除	123, 126, 129, 130, 131, 132, 133, 134, 135, 136, 137, 138, 139, 140, 141, 142
——, 旱期	123, 128
硝子体出血	19, 206
硝子体内血管増殖	229, 230
硝子体内血管発芽	228
硝子体の染色	127
小頭症リンパ管浮腫脈絡膜異形成	235
静脈麻酔薬	178
徐脈	180
進行	
——, 網膜症	26
——, 網膜剝離	51, 113, 114
——過程, 増殖と牽引性網膜剝離	52

人口動態調査 …………………………………… 222
滲出性網膜剝離 …………………… 53, 58, 59, 251
新生児
　　——管理 …………………………………… 172
　　——硝子体出血 ………………………… 248
　　——搬送 …………………………………… 181
身体障害者手帳 ……………………………… 193
診断基準, 家族性滲出性硝子体網膜症（大久保ら）249
浸透率 …………………………………………… 232

す

水晶体温存硝子体手術 ……………… 122, 124, 125
水晶体血管膜 …………………………………… 92
　　——の怒張 …………………………………… 11
水晶体切除と硝子体手術 … 123, 126, 129, 130, 131, 132, 133,
　　134, 135, 136, 137, 138, 139, 140, 141, 142
スポーツゴーグル …………………………… 200
スマートフォン ……………………………… 168

せ

セマフォリン …………………………………… 242
前衛 …………………………………………… 226, 227
全身管理 …………………………………………… 9
全身麻酔 …………………………………… 115, 176
先天網膜接着不全症候群 …………………… 234

そ

増殖 …………………………………………… 61, 62, 63
　　——の状態 ……………………………… 113, 114
増殖組織 …………………………………… 105, 106
　　——の収縮 …………………………………… 94
　　——の退縮 …………………………………… 96
　　——の広がり ……………………………… 113
続発性網膜剝離 ………………………………… 94

た

体温管理 ……………………………………… 180
体細胞モザイク ……………………………… 255
帯状角膜変性症 ……………………………… 203

ち

超音波 B モード検査 ………………………… 19
重複障害 ……………………………………… 194
治療手技, 抗 VEGF 治療 …………………… 153
治療適応 ………………… 96, 101, 102, 103, 104
治療率 ………………………………………… 223
鎮静化の時期 …………………………………… 8
鎮静薬 …………………………………… 76, 178
鎮痛薬 ………………………………………… 180

つ

追加凝固 ……………………………………… 80

て

適応外使用 …………………………………… 153
手持ち眼底カメラ ……………………… 18, 168
点眼薬 …………………………………………… 8

と

瞳孔ブロック ………………………………… 204
動物モデル …………………………………… 235
動脈血酸素飽和度 …………………………… 172
読書チャート ………………………………… 200
トラフ ………………………………………… 141

な

内斜視 ………………………………………… 189

ね

年齢表記 ……………………………………… 177

の

脳室周囲白質軟化症 ………………………… 190
脳室内出血 …………………………………… 190

は

廃用性外斜視 ………………………………… 211

265

廃用性斜視 210
白色瞳孔 251
白内障 203
　——，光凝固後 204
抜管 180
バックリング手術 　105, 106, 117, 118, 119, 120, 121, 122, 186
発症頻度 216
発症率 223
母親への援助 192
範囲（病変） 28
晩期合併症 202
瘢痕（寛解期） 64
瘢痕期 3
　——1度 65
　——2度 66
　——2度 強度 68
　——2度 中等度 67
　——3度 69
　——4度 70
　——5度 70, 71
　——器質性視力障害 22
　——経過観察 22
　——視力不良 22
　——分類 64
搬送 166
　——入院 179
　——方法 181
　——前の情報共有 181
半導体レーザー 75
晩発性網膜剥離 21

ひ

ビーグル犬 237
光干渉断層法 20, 146
光凝固 4, 74, 175, 185, 218
　——後の非鎮静例 　105, 107, 108, 109, 110
　——困難例（水晶体血管膜，硝子体混濁） 92
　——困難例（網膜血管伸展不良） ... 93
　——チェックリスト 76
　——瘢痕 208, 230
　——不足例（再増殖） 88
　——ポジショニング 77
　——例 81, 82, 83, 84, 85
　——例（治療後再増殖） 89, 91

非接触眼底観察装置 146
鼻側血管の伸展不良 12
非定型例 60, 61, 62, 63
病期 31
　——分類 3, 26
表層義眼 203
病的血管新生 2, 242
病理 226

ふ

分泌型因子 242

へ

閉鎖式保育器 174

ほ

紡錘形間葉細胞 228
訪問相談 197
保護眼鏡 201
ポジショニング，光凝固 77
補助具 199
保有視機能 198

ま

マウス酸素誘導網膜症モデル 241
麻酔 76, 176
　——薬 178

み

未熟眼底 32
未熟児鈎 9

む

無呼吸 180
無水晶体 189

め

迷走神経反射 174

も

網膜外線維血管増殖 ………………………… 31, 226
網膜血管 …………………………………………… 2
　——新生 ……………………………………… 237
　——伸展不良 ………………………………… 93
　——の伸展度 ………………………………… 12
網膜出血 ………………………………………… 97
網膜症の鎮静化 ………………………………… 8
網膜神経節細胞 ………………………………… 238
網膜新生血管 …………………………………… 250
網膜全剝離 ………………………… 31, 139, 227, 230
網膜内血管増殖 ………………………………… 228
網膜剝離 ………………… 5, 112, 143, 206, 207, 208
　——の手術 …………………………… 115, 117
　——の進行 ………………………… 51, 113, 114
網膜ひだ ………………………………… 208, 251
網膜部分剝離 ……………………… 31, 118, 227
網膜裂孔 ………………………………………… 206

や

薬物動態, 抗 VEGF 薬 ………………………… 152

ゆ

輸液 ……………………………………………… 180

り

リガンド ………………………………………… 238

リハビリテーション …………………………… 188
隆起 ……………………………………… 31, 226
緑内障 …………………………………… 204, 205
倫理委員会 ……………………………………… 153

る

類似疾患 ………………………………………… 248
　——, 家族性滲出性硝子体網膜症 ………… 253

れ

冷凍凝固 ……………………………… 5, 94, 218
　——施行例 …………………………………… 94
　——瘢痕 ……………………………………… 207
レーザー走査広角眼底検査 …………………… 23
レーザー光凝固装置 …………………………… 75
歴史, 診断・治療 ……………………………… 216
裂孔 ……………………………………… 207, 208
　——原性網膜剝離 ………… 53, 59, 207, 252

ろ

ロービジョンケア ……………………… 188, 192

数　字

28 D レンズ ……………………………………… 12

編者 略歴

東　範行（あずま　のりゆき）

慶應義塾大学医学部卒業．国立小児病院，後にナショナルセンターに改組されてから現在の国立成育医療研究センターまで一貫して，未熟児網膜症を含む小児の難治性眼科疾患の診療に携わっている．併せて遺伝や再生医療のトランスレーショナルリサーチ，さらに最近は生命科学の基礎研究も行っている．日本小児眼科学会理事長として，小児眼科医療の学問振興に努めるとともに，学会の専門家と一緒に『小児眼科学』（三輪書店）や本書のような書籍を刊行している．

未熟児網膜症

発　行	2018 年 10 月 15 日　第 1 版第 1 刷 ©
編　集	東　範行
発行者	青山　智
発行所	株式会社 三輪書店
	〒 113-0033 東京都文京区本郷 6-17-9 本郷綱ビル
	TEL 03-3816-7796　FAX 03-3816-7756
	http://www.miwapubl.com
装　丁	bookwall
印刷所	シナノ印刷 株式会社

本書の無断複写・複製・転載は，著作権・出版権の侵害となることがありますのでご注意ください．

ISBN 978-4-89590-643-2　C3047

JCOPY　＜（社）出版者著作権管理機構　委託出版物＞

本書の無断複製は著作権法上での例外を除き禁じられています．複製される場合は，そのつど事前に，（社）出版者著作権管理機構（電話 03-3513-6969，FAX 03-3513-6979，e-mail: info@jcopy.or.jp）の許諾を得てください．